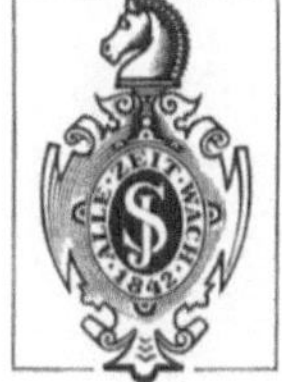

Fibrinklebung

Herausgegeben von J. Scheele

Mit 148 Abbildungen

Springer-Verlag
Berlin Heidelberg New York Tokyo 1984

Priv. Doz. Dr. J. Scheele
Chirurgische Klinik mit Poliklinik der Universität Erlangen-Nürnberg,
Maximiliansplatz, D-8520 Erlangen

ISBN-13: 978-3-540-13285-1   e-ISBN-13: 978-3-642-69655-8
DOI: 10.1007/978-3-642-69655-8

CIP-Kurztitelaufnahme der Deutschen Bibliothek

Fibrinklebung: hrsg. von J. Scheele. –
Berlin ; Heidelberg ; New York ; Tokyo :
Springer, 1984. – ca. 288 S. : Ill.

NE: Scheele, Johannes [Hrsg.]

Gesamtherstellung: Graphischer Betrieb Konrad Triltsch, 8700 Würzburg
2127/3130-543210

Vorwort

Blutgerinnung und Wundheilung sind Grundvoraussetzung erfolgreicher chirurgischer Tätigkeit. Zentraler Bestandteil dieser beiden reparativen Leistungen des menschlichen Organismus ist die Bildung von Fibrin. Es stabilisiert die initial thrombozytäre Haemostase, führt zu einem vorläufigen Wundverschluß unter Ausbildung einer Infektionsbarriere und fördert durch Stimulation des Fibroplastenwachstums und der nachfolgenden Kollagensynthese die narbige Heilung.

Seit nahezu 80 Jahren wurde versucht, diese Fibrinwirkungen durch lokale Applikation von Plasmapräparaten therapeutisch zu nutzen. Eine breitere Anwendung war jedoch erst möglich, als Anfang der 70er Jahre die Herstellung entsprechender Gerinnungsfaktoren — insbesondere des Fibrinogens — in ausreichender Menge, Konzentration und Reinheit gelang. Nach ersten Erfolgsberichten österreichischer Arbeitsgruppen wurde diese neue Technik seit 1976 auch an deutschen Kliniken erprobt. Inzwischen hat sie in nahezu allen Bereichen der operativen Medizin Verbreitung gefunden, auch an kleineren und mittleren Krankenhäusern.

In den Anfangsjahren war die Einstellung gegenüber dieser sogenannten „Fibrinklebung" häufig emotional betont. Übertriebenen Erwartungen und gelegentlich überschießender Experimentierfreude stand bei der Mehrzahl der Chirurgen skeptische Ablehnung gegenüber.

Mittlerweile haben sich jedoch in vielen operativen Fachdisziplinen gesicherte Anwendungsgebiete und Indikationen herauskristallisiert, bei denen die Fibrinklebung teils eine operationstechnische Erleichterung, teils höhere postoperative Sicherheit, in Einzelfällen auch neuartige Therapieverfahren möglich machte.

Im Oktober 1982 habe ich zu einem kritischen Meinungsaustausch über diese relativ neue Technik nach Erlangen eingeladen. Das Ergebnis dieser Tagung, das nun in aktualisierter Form als Buch vorliegt, soll Grundlagen, methodische Detailkenntnisse, erprobte klinische Indikationen und Grenzen der Fibrinklebung vermitteln. Nicht zuletzt wird auch auf mögliche Nebenwirkungen und eine Kosten/Nutzenanalyse eingegangen.

Mein Dank gilt allen Autoren für ihre straff gegliederten und aufgrund des hervorragenden Bildmaterials sehr anschaulichen Beiträge. Sie machen deutlich, daß die Fibrinklebung exaktes chirurgisches Arbeiten nicht ersetzen kann. Nicht zuletzt aus Kostengründen sollte sie auch nicht unkritisch und allzu großzügig als Alternative bewährter Methoden angewandt und gelegentlich überfordert werden. Bei einer Vielzahl von Indikationen ermöglicht sie jedoch als sinnvolle Bereicherung des bisherigen operationstechnischen Repertoirs eine weitere Verbesserung unserer Therapieergebnisse.

Erlangen, im Januar 1984   F. P. GALL

Inhaltsverzeichnis

III. Verdauungstrakt
Moderator: F. P. Gall

IV. Thoraxchirurgie
Moderatoren: R. W. Hacker und J. Viereck

V. Unfallchirurgie und Orthopädie
Moderator: H. BECK

VI. Chirurgie im Kopf-Hals-Bereich. Plastische Chirurgie
Moderator: H. GASTPAR

Mitarbeiterverzeichnis

AKUAMOA-BOATENG, E., Dr. Dr., Knappschaftskrankenhaus Bochum-Langendreer, Universitätsklinik, Abt. für Mund-, Kiefer- und Gesichtschirurgie, In der Schornau 23/25, D-4630 Bochum 7

ALDERI, G., Priv.-Doz., Dr., II. Chirurgische Abteilung, Regionalspital Monza, Via Solferino 16, I-20052 Monza, Lombardei

ARNDT, M., Dr., Chirurgische Klinik und Poliklinik der Westfälischen Wilhelms-Universität, Jungeblodtplatz 1, D-4400 Münster

ASCHERL, R., Dr., Institut für Experimentelle Chirurgie, Technische Universität München, Ismaninger Str. 22, D-8000 München 80

BECK, H., Prof. Dr., Chirurgische Klinik mit Poliklinik der Universität Erlangen-Nürnberg, Maximiliansplatz, D-8520 Erlangen

BERNETT, P., Prof. Dr., Institut für Sporttraumatologie der Technischen Universität, Ismaninger Straße 22, D-8000 München 80

BLEYL, U., Prof. Dr., Pathologisches Institut, Klinikum Mannheim der Universität Heidelberg, Theodor-Kutzer-Ufer, D-6800 Mannheim

BLÜMEL, G., Prof. Dr., Institut für Experimentelle Chirurgie, Technische Universität, Ismaninger Straße 22, D-8000 München 80

BÖHLER, N., Dr., Orthopädische Universitätsklinik, Garnisonsgasse 13, A-1097 Wien

BÖHMER, J., Dr., Knappschaftskrankenhaus Bochum-Langendreer, Universitätsklinik Abt. für Mund-, Kiefer- und Gesichtschirurgie, In der Schornau 23/25, D-4630 Bochum 7

BÖTTICHER, R., Prof. Dr., Chirurgische Klinik I, Stadtkrankenhaus, Jakob-Henle-Str. 1, D-8510 Fürth

BORST, G. H., Prof. Dr., Klinik für Thorax-, Herz- und Gefäßchirurgie, Med. Hochschule, Karl-Wiechert-Allee 9, D-3000 Hannover

BRANDS, W., Dr., Kinderchirurgische Klinik, Klinikum Mannheim der Universität Heidelberg, Theodor-Kutzer-Ufer, D-6800 Mannheim

BRAUN, Priv.-Doz., Dr. A., Orthopädische Klinik und Poliklinik der Universität, Schlierbacher Landstr. 200 A, D-6900 Heidelberg

BRÜCKNER, W., Prof. Dr., Chirurgische Universitäts-Poliklinik, Pettenkofer Str. 8 a, D-8000 München 2

BUCHWALD, J., Dr., Chirurgische Klinik mit Poliklinik der Universität, Abteilung für Thoraxchirurgie, Josef-Schneider-Str. 2, D-8700 Würzburg

BUGATTI, A., Dr., II. Chirurgische Abteilung, Regionalspital Monza, Via Solferino 16, I-20052 Monza/Lombardei

BUSCHMANN, W., Prof. Dr., Universitätsklinik und Poliklinik für Augenkranke, Kopfklinik, Josef-Schneider-Str. 11, D-8700 Würzburg

DAUM, R., Prof. Dr., Klinikum der Universität, Zentrum Chirurgie, Abt. Kinderchirurgie, Im Neuenheimer Feld 110, D-6900 Heidelberg 1

DINGELDEIN, E., Dr., Fa. E. Merck, Frankfurter Straße 250, D-6100 Darmstadt

DUSPIVA, W., Priv.-Doz. Dr., II. Chirurgische Klinik, Städt. Krankenhaus, Krumenauer Str. 25, D-8070 Ingolstadt

ECKERT, P., Prof. Dr., Chirurgische Klinik, Städt. Krankenhaus Winterberg, Theodor-Heuß-Str. 120, D-6600 Saarbrücken

EDINGER, D., Dr. Dr., Universitäts-Klinik und Poliklinik für Kieferchirurgie, Bleicherwall 2, 8700 Würzburg

EMDE, J. von der, Prof. Dr., Chirurgische Klinik mit Poliklinik der Universität Erlangen-Nürnberg, Maximiliansplatz, D-8520 Erlangen

ERHARD, W., Dr., Institut für Experimentelle Chirurgie, Technische Universität, Ismaninger Str. 22, 8000 München 80

GALL, F. P., Prof. Dr., Chirurgische Klinik mit Poliklinik der Universität Erlangen-Nürnberg, Maximiliansplatz, D-8520 Erlangen

GASTPAR, H, Prof. Dr., HNO-Klinik der Universitätskliniken, Pettenkofer Str. 8 a, D-8000 München 2

GAUDERNAK, T., Dr., Unfallkrankenhaus Lorenz-Böhler, Donaueschingenstr. 13, A-1220 Wien

GEISSDÖRFER, K., Dr., Institut für Experimentelle Chirurgie, Technische Universität, Ismaninger Str. 22, 8000 München 80

GLÜCKERT, K., Dr., Orthopädische Universitätsklinik Waldkrankenhaus St. Marien, Rathsberger Str. 57, D-8520 Erlangen

GÖRNER, G., Chirurgische Klinik, Klinikum Mannheim der Universität Heidelberg, Theodor-Kutzer-Ufer, D-6800 Mannheim

GSCHREY, G., Dr., Universitäts-Klinik und Poliklinik für Hals-, Nasen- und Ohrenkranke, Waldstr. 1, D-8520 Erlangen

GÜSSBACHER, G., Dr., Orthopädische Klinik und Poliklinik der Universität, Schlierbacher Landstr. 200 A, D-6900 Heidelberg

HAAS, S., Priv.-Doz. Dr., Institut für Experimentelle Chirurgie, Technische Universität, Ismaninger Str. 22, D-8000 München 80

HACKER, W., Prof. Dr., Chirurgische Klinik mit Poliklinik der Universität Erlangen-Nürnberg, Maximiliansplatz, D-8520 Erlangen

HAID, T., Priv.-Doz. Dr., Universitätsklinik und Poliklinik für Hals-, Nasen- und Ohrenheilkunde, Waldstr. 1, D-8520 Erlangen

HARTEL, W., Prof. Dr., Chirurgische Abteilung, Bundeswehrkrankenhaus, Oberer Eselsberg 40, D-7900 Ulm

HAVERICH, A., Dr., Klinik für Thorax-, Herz- u. Gefäßchirurgie, Medizinische Hochschule, Karl-Wiechert-Allee 9, D-3000 Hannover

HEINE, W. D., Prof. Dr., Pathologisches Institut des Leopoldina-Krankenhauses der Stadt Schweinfurt, D-8720 Schweinfurt

HELLBERG, K., Prof. Dr., Universitäts-Klinik für Thorax-, Herz- und Gefäßchirurgie, Robert-Koch-Straße 40, D-3400 Göttingen

HENNING, K., Dr., Urologische Abteilung des Landeskrankenhauses Klagenfurt, St. Veiterstr. 47, A-9010 Klagenfurt

HOEVELS, J., Priv.-Doz. Dr., Institut für klinische Radiologie, Klinikum Mannheim der Universität Heidelberg, Theodor-Kutzer-Ufer, D-6800 Mannheim

HRSTKA, J., Dr., Pathologisches Institut, Klinikum Mannheim der Universität Heidelberg, Theodor-Kutzer-Ufer, D-6800 Mannheim

IPPISCH, A., Dr., Institut für Experimentelle Chirurgie, Technische Universität, Ismaninger Str. 22, D-8000 München 80

JOPPICH, I., Prof. Dr., Kinderchirurgische Klinik, Klinikum Mannheim der Universität Heidelberg, Theodor-Kutzer-Ufer, D-6800 Mannheim

KESSLER, B., PD Dr., Chirurgische Klinik und Poliklinik der Westfälischen Wilhelms-Universität, Jungenblodtplatz 1, D-4400 Münster

KLEINSCHMIDT, J., Dr., Chirurgische Universitäts-Poliklinik, Pettenkofer Str. 8a, D-8000 München 2

KOCH, R.-D., Dr., Krankenhaus St. Marienwörth, Chirurgische Abteilung, Mühlenstr. 39, D-6550 Bad Kreuznach

KÖVEKER, G., Dr., Universitäts-Klinik für Thorax-, Herz- und Gefäßchirurgie, Robert-Koch-Str. 40, D-3400 Göttingen

LAMERS, B., Dr., Universitätsklinikum Essen, Neurochirurgische Klinik und Poliklinik, Hufelandstr. 55, D-4300 Essen

LECHNER, F., Prof. Dr., Chirurgische Abteilung, Kreiskrankenhaus, Auenstr. 6, D-8100 Garmisch-Partenkirchen

LEITZ, K. H., Prof. Dr., Universitäts-Klinik für Thorax-, Herz- und Gefäßchirurgie, Robert-Koch-Straße 40, D-3400 Göttingen

LINK, W., Dr., Chirurgische Klinik mit Poliklinik der Universität Erlangen-Nürnberg, Maximiliansplatz, D-8520 Erlangen

MARCZELL, A., Hanusch-Krankenhaus, Chirurgische Abteilung, Heinrich-Collin-Str. 30, A-1140 Wien

MEHDORN, H. M., Dr., Universitätsklinikum Essen, Neurochirurgische Klinik und Poliklinik, Hufelandstr. 55, D-4300 Essen

MENGES, H.-W., Dr., Chirurgische Klinik, Klinikum Mannheim der Universität Heidelberg, Theodor-Kutzer-Ufer, D-6800 Mannheim

MENNICKEN, C., Dr., Chirurgische Klinik, Klinikum Mannheim der Universität Heidelberg, Theodor-Kutzer-Ufer, D-6800 Mannheim

NAUMANN, C., Priv.-Doz. Dr., Universitätsklinik und Poliklinik für Hals-, Nasen- und Ohrenheilkunde, Kopfklinikum, D-8700 Würzburg

NECKEL, C., Dr., Universitäts-Klinik und Poliklinik für Kieferchirurgie, Bleicherwall 2, D-8700 Würzburg

NOCITI, V., Prof. Dr., II. Chirurgische Abteilung, Regionalspital Monza, Via Solferino 16, I-20052 Monza/Lombardei

ÖHLERT, H., Prof. Dr., Klinik für Thorax-, Herz- und Gefäßchirurgie, Medizinische Hochschule, Karl-Wiechert-Allee 9, D-3000 Hannover

OSTER, H., Dr., Universitäts-Klinik für Thorax-, Herz- und Gefäßchirurgie, Robert-Koch-Straße 40, D-3400 Göttingen

PAAR, O., Dr., Institut für Sporttraumatologie der Technischen Universität, Ismaninger Str. 22, D-8000 München 80

PANIS, R., Dr., HNO-Abteilung, Elisabethenkrankenhaus, Elisabethenstr. 15, D-7980 Ravensburg

PEREGO, P., Dr., II. Chirurgische Abteilung, Regionalspital Monza, Via Solferino 16, I-20052 Monza, Lombardei

PESCH, H.-J., Prof. Dr., Pathologisches Institut der Universität, Krankenhausstr. 8–10, D-8520 Erlangen

PFIESTER, P., Dr., Pathologisches Institut, Klinikum Mannheim der Universität Heidelberg, Theodor-Kutzer-Ufer, D-6800 Mannheim

PFISTER, R., Dr., Universitätsklinik und Poliklinik für Hals-, Nasen- und Ohrenheilkunde, Waldstr. 1, D-8520 Erlangen

PFISTERER, M., Chirurgische Klinik, Klinikum Mannheim der Universität Heidelberg, Theodor-Kutzer-Ufer, D-6800 Mannheim

REDL, H., Dr., Ludwig-Boltzmann-Institut für experimentelle Traumatologie, Donaueschingenstr. 13, A-1220 Wien

REUTHER, J., Prof. Dr., Universitäts-Klinik und Poliklinik für Kieferchirurgie, Bleicherwall 2, D-8700 Würzburg

RICHTER, K., Dr., Universitäts-Kinderklinik und Poliklinik, Loschgestr. 15, D-8520 Erlangen

RICHTER, T., Priv.-Doz. Dr., Zentrale Tierexperimentelle Abteilung der Kliniken der Westfälischen Wilhelms-Universität, Domakstr. 15 a, D-4400 Münster

ROOSEN, C., Dr., Universitätsklinikum Essen, Neurochirurgische Klinik und Poliklinik, Hufelandstr. 55, D-4300 Essen

ROTH, H., Dr., Klinikum der Universität, Zentrum Chirurgie, Abteilung Kinderchirurgie, Im Neuenheimer Feld 110, D-6900 Heidelberg

SAGGAU, W., Prof. Dr., Klinikum der Universität Heidelberg, Chirurgische Klinik, Abteilung für Spez. Thoraxchirurgie, Im Neuenheimer Feld 110, D-6900 Heidelberg 1

SCHARGUS, G., Prof. Dr., Universitäts-Klinik und Poliklinik für Kieferchirurgie, Bleicherwall 2, D-8700 Würzburg

SCHEELE, J., Priv.-Doz. Dr., Chirurgische Klinik mit Poliklinik der Universität Erlangen-Nürnberg, Maximiliansplatz, D-8520 Erlangen

SCHERER, M., Institut für Experimentelle Chirurgie, Technische Universität, Ismaninger Str. 22, D-8000 München 80

SCHMELLER, M.-L., Dr., Institut für Experimentelle Chirurgie, Technische Universität, Ismaninger Straße 22, D-8000 München

SCHRICKER, K. T., Prof. Dr., Chirurgische Klinik mit Poliklinik der Universität Erlangen-Nürnberg, Krankenhausstr. 12, D-8520 Erlangen

SEELICH, T., Dr., Ludwig-Boltzmann-Institut für experimentelle Traumatologie, Donaueschingenstr. 13, A-1220 Wien

SEGERER, H., Dr., Universitäts-Kinderklinik und Poliklinik, Loschgestr. 15, D-8520 Erlangen

SPÄTH, J., Dr., Klinikum der Universität Heidelberg, Chirurgische Klinik, Abteilung für Spez. Thoraxchirurgie, Im Neuenheimer Feld 110, D-6900 Heidelberg

SPILKER, G., Priv.-Doz. Dr., Chirurgische Klinik und Poliklinik rechts der Isar, Technische Universität, Ismaninger Str. 22, D-8000 München 80

STAINDL, O., Univ.-Doz. Dr., A. Ö. Landeskrankenanstalten HNO-Abteilung, Müllner Hauptstr. 48, A-5020 Salzburg

STEMBERGER, A., Dr., Institut für Experimentelle Chirurgie, Technische Universität, Ismaninger Str. 22, D-8000 München 80

STORZ, L. W., Dr., Chirurgische Klinik, Klinikum Mannheim der Universität Heidelberg, Theodor-Kutzer-Ufer, D-6800 Mannheim

STÜBINGER, B., Dr., Chirurgische Klinik und Poliklinik der Technischen Universität, Ismaninger Str. 22, D-8000 München 80

TORKA, M., Dr., Chirurgische Klinik mit Poliklinik der Universität Erlangen-Nürnberg, Maximiliansplatz, D-8520 Erlangen

TÜRK, R., Dr., Institut für Experimentelle Chirurgie, Technische Universität, Ismaninger Str. 22, D-8000 München 80

URLESBERGER, H., Prim. Dr., Urologische Abteilung des Landeskrankenhauses Klagenfurt, St. Veiterstr. 47, A-9010 Klagenfurt

VIVIE, E. R. DE, Prof. Dr., Universitäts-Klinik für Thorax-, Herz- und Gefäßchirurgie, Robert-Koch-Straße 40, D-3400 Göttingen

WAHLIG, H., Dr., Fa. E. Merck, Frankfurter Straße 250, D-6100 Darmstadt

WALDBAUR, H., Prof. Dr., Neurochirurgische Klinik mit Poliklinik der Universität Erlangen-Nürnberg, Schwabachanlage 6, D-8520 Erlangen

WALTERBUSCH, G., Dr., Klinik für Thorax-, Herz- und Gefäßchirurgie, Medizinische Hochschule, Karl-Wiechert-Allee 9, D-3000 Hannover 61

WEICHENMEIER, J., Dr., Institut für Experimentelle Chirurgie, Technische Universität, Ismaninger Str. 22, D-8000 München 80

WEIDENBECHER, M., Prof. Dr., Universitätsklinik und Poliklinik für Hals-, Nasen- und Ohrenheilkunde, Waldstr. 1, D-8520 Erlangen

WEIDRINGER, J. W., Dr., Institut für Experimentelle Chirurgie, Technische Universität, Ismaninger Str. 22, D-8000 München 80

WIESELOH, G., Prof. Dr., Orthopädische Universitäts-Klinik, Waldkrankenhaus St. Marien, Rathberger Str. 57, D-8520 Erlangen

WIERICH, W., Dr., Knappschafts-Krankenhaus Bochum-Langendreer, Universitätsklinik, Abteilung für Mund-, Kiefer- und Gesichtschirurgie, In der Schornau 23/25, D-4630 Bochum

WOLF, N., Dr., Chirurgische Klinik mit Poliklinik der Universität Erlangen-Nürnberg, Maximiliansplatz, D-8520 Erlangen

WÜNSCH, P. H., Dr., Pathologisches Institut der Universität, Josef-Schneider Str. 11, D-8700 Würzburg

ZIMMERMANN, E., Prof. Dr., Physiologisches Institut II, Abteilung für Molekularbiologie, Robert-Koch-Str. 28, D-4400 Münster

I. Theoretische Grundlagen

Moderator: G. BLÜMEL

Theoretische Aspekte der Fibrinklebetechnik

A. STEMBERGER und G. BLÜMEL

Über die Verwendung von Fibrin in der Humanmedizin berichtete Bergel im Jahre 1909 [1]. Fibrin wurde als Derivat der Leukozyten angesehen, dem eine „überaus bedeutsame Rolle als Schutz- und Heilmittel im Körperhaushalt" zugeschrieben wurde. Ausgehend von experimentell gesetzten Verletzungen erkannte Bergel bereits die Funktion des Fibrin(ogens), da Gewebeläsionen durch Fibrin repariert werden und, wie er schreibt, „Heilungsvorgänge, mit Hilfe derer der reaktionsfähige Körper selbst die Heilung zustande bringt, nachgeahmt werden können". Fibrin in Form von Tampons oder Plättchen wurden bereits 1915 von Grey [8] bzw. 1916 von Harvey [9] zur Einleitung der Hämostase bei Blutungen aus parenchymatösen Organen verwendet. Harvey konnte nach eingehenden experimentellen Studien den Nachweis erbringen, daß Fibrin ebenso resorbiert wird wie bei der physiologischen Wundheilung mit körpereigenem Fibrin(ogen). Die von Harvey gemachte Beobachtung, daß heterologes Fibrin nach 2 Wochen eine Fremdkörperreaktion auslöst, ist als Hinweis zu verstehen, artfremde Plasmaproteine nur nach Abwägung aller Risiken zu verwenden.

Die Technik der Fibrinklebung wurde während des 2. Weltkrieges bereits 1943 von Michael u. Abbott [13] sowie 1944 von Cronkite et al. [4] zur Hauttransplantation und Nervenklebung, sowie 1944 in einer weiteren Publikation von Cronkite et al. [5] zur Blutstillung in Kombination mit resorbierbarer Zellulose beschrieben. Grundlegende Arbeiten von Cohn [3] zur Herstellung von Plasmafraktionen im industriellen Maßstab haben diese Arbeiten stimuliert.

Mit der Arbeit von Matras et al. [12] wurde die lokale Anwendung von Plasmafraktionen zur Gewebeklebung erneut aufgegriffen. Die sich ergebende Problematik wurde in den letzten 10 Jahren intensiv von einer Reihe von Arbeitsgruppen bearbeitet, die in der Zwischenzeit zur Publikation von über 400 Arbeiten geführt haben (Stand 1. 6. 1982).

Welche Forderungen sind an Gewebekleber zu stellen:
- Ersatz von Nahtmaterial
- Verschluß von nicht (blut)trockenen Wunden
- Lokales Hämostyptikum
- Keine Fremdkörperreaktionen.

Das Prinzip der Fibrinklebung ist die Nachahmung der Endphase der plasmatischen Blutgerinnung; in praxi wird eine hochkonzentrierte Fibrinogenlösung mit einer Thrombinlösung zur Gerinnung gebracht. Wie beim Ablauf der physiologischen Gerinnung ist Kalzium notwendig, da der fibrinstabilisierende Faktor (Faktor XIII) in einer kalziumabhängigen Reaktion durch Thrombin aktiviert wird und für die Fibrinvernetzung in der Interaktion mit Plasmaproteinen eine entscheidende Rolle spielt (Abb. 1).

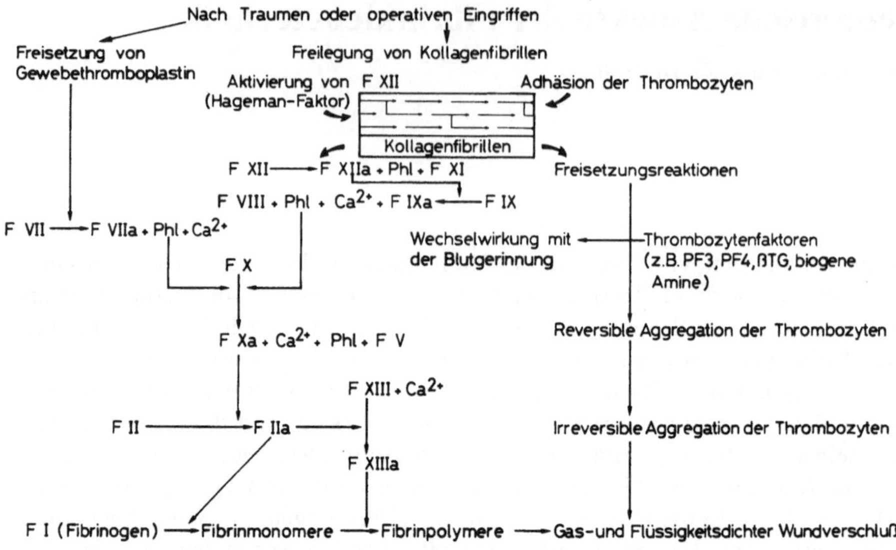

Abb. 1. Ablauf der plasmatischen Blutgerinnung unter Berücksichtigung der kollageninduzierten Hämostase

Werden Gewebe wie durchtrennte Nervenstränge oder abgescherte Knorpel fibrinverklebt, ist die resultierende Festigkeit im Falle rückgeklebter Knorpel nicht höher als 400–500 pond/cm² [15].

In vivo nehmen diese Festigkeiten rasch ab, da gewebe-, plasma- und zellständige Enzyme den vorzeitigen Fibrinabbau einleiten. Es hat sich daher als notwendig erwiesen, dem Klebergemisch lokal einen Fibrinolyseinhibitor mit polyvalentem Charakter wie Aprotinin zuzusetzen. Der folgende Beitrag wird auf diesen wichtigen Teilaspekt gesondert eingehen.

Klinische Erfahrungen haben gezeigt, daß eine intakte Blutgerinnung nach Verletzungen oder Operationen maßgeblich an der Wundheilung beteiligt ist. Ein intakter Gerinnungspfropf triggert den Ablauf der Wundheilung. Plasma oder freigesetzte zelluläre Faktoren werden teilweise mechanisch in das Gerinnsel eingebaut oder direkt an Strukturen wie Fibrin fixiert und stimulieren, wie Thrombin, das Fibroblastenwachstum [11]. Fibrin dient dabei als Leitschiene für die einsprossenden Fibroblasten [2]. Inwieweit Fibrinonectin als sog. „molecular glue" die Gewebsneubildung steuert, ist noch nicht vollständig geklärt [6].

Durch die lokale Anwendung von Gerinnungsfaktoren wird die Blutgerinnung beschleunigt und bei Patienten mit iatrogenen wie hereditären Blutungsübeln die Hämostase teilweise erst ermöglicht. Hier hat es sich als notwendig erwiesen, die Fibrinklebung mit resorbierbaren Trägern auf der Basis von Kollagen zu kombinieren [16]. Kollagen besitzt eine ausgeprägte Wirkung auf die Blutgerinnung (Abb. 1), die aber nach Heparinisierung oder hereditären Blutungskomplikationen nur schwach ausgeprägt ist. Erst durch die Kombination der Gerinnungsfaktoren mit Kollagen ist die sichere Hämostase gewährleistet. Die kollagenen Wundauflagen werden in der Regel innerhalb von 5 Wochen ohne Fremdkörperreaktionen resorbiert [7, 10, 14].

Die Fibrinklebung wird heute in vielen Bereichen der Medizin verwendet, wie die nachfolgenden Arbeiten zeigen. Sie kann überall da eingesetzt werden, wo die zu erwartende Festigkeit zur Gewebeklebung ausreicht, wie z. B. zur Rückklebung traumatisch abgescherter Knorpel. Mit dieser Technik wird der gas- und flüssigkeitsdichte Wundverschluß erleichtert; diese Technik ist somit als Adjuvans zur Therapie ebenso geeignet wie zur lokalen Blutstillung. Im Gegensatz zu den klassischen Gewebeklebern wie Cyanoarylat oder dem Resorcin-Formaldehyd-Gelatine-System wird keine Fremdkörperreaktion ausgelöst, im Gegenteil, die lokal applizierten Gerinnungsfaktoren stimulieren die Wundheilung.

Danksagung. Ein Teil der eigenen Arbeiten wurde aus Mitteln der Wilhelm-Sander-Stiftung finanziert.

Literatur

1. Bergel S (1909) Über Wirkungen des Fibrins. Dtsch Med Wochenschr 35:663–665
2. Brändstedt S, Frank F, Olson PS (1980) The fibrin net formed in a wound appears to act as a scaffold for migrating fibroblast. Eur Surg Res 12:18–21
3. Cohn EJ (1941) The properties and functions of plasma proteins, with a consideration of the methods for their separation and purification. Chem Rev 28:395–417
4. Cronkite EP, Lozner EL, Deaver JM (1944a) Use of thrombin and fibrinogen in skin grafting. JAMA 124:976
5. Cronkite EP, Deaver JM, Lozner EL (1944b) Experiences with use of thrombin with and without soluble cellulose for local hemostasis. War Med 5:80–82
6. Mc Donagh J (1981) Fibronectin – A molecular glue. Arch Pathol Lab Med 105:393–396
7. Fritsche H-M, Jakob H, Stemberger A, Wriedt-Lübbe I, Haas S, Spilker G, Blümel G (1980) Tierexperimentelle Studie zur Versiegelung blutender Leberparenchymdefekte mittels Fibrinkleber und resorbierbaren Wundauflagen. In: Zelder, Fischer, u.a. (Hrsg.) Experimentelle und klinische Hepatologie. Thieme, Stuttgart, S 29–35
8. Grey EC (1915) Fibrin as a hemostatic in cerebral surgery. Surg Gynec Obstet 21: 452–454
9. Harvey SC (1916) The use of fibrin paper and forms in surgery. Boston Med Surg J 174: 658–659
10. Höllerl G, Höfler H, Stenzl W, Tscheliessnigg KH, Herrmann W, Dacar D (1980) Infrarot-Kontakt-Koagulation und Fibrinklebung an Leber und Milz. In: 21. Tagung der Österreichischen Gesellschaft für Chirurgie. Aktuelle Chirurgische Onkologie 1980. Pharmazeutische Verlagsgesellschaft, Wien
11. Hörmann H, Kühn K (1977) Das Zusammenspiel von humoralen Faktoren, extrazellulärer Matrix und von Zellen bei der Wundheilung. Fortschr Med 95:1299–1304
12. Matras H, Dinges HP, Lassmann H, Mamoli B (1972) Zur nahtlosen interfaszikulären Nerventransplantation im Tierexperiment. Wien Med Wochenschr 122:517–522
13. Michael G, Abbott W (1943) The use of human fibrinogen in reconstructive surgery. JAMA 123:279
14. Remberger K, Hübner G (1979) Experimentelle Untersuchungen über Zell- und Gewebsreaktionen nach Implantation von xenogenem Kollagenschaum. Res Exp Med (Berl) 175: 67–69
15. Stemberger A, Fritsche H-M, Primbs P, Blümel G (1978) Fibrinogenkonzentrate und Kollagenschwämme zur Gewebeklebung. Med Welt 29:720–724
16. Stemberger A, Wriedt-Lübbe I, Fritsche H-M, Jakob H, Blümel G (1979) Biochemische und physiologische Aspekte der Fibrinklebung. In: Schimpf (Hrsg.) Fibrinogen, Fibrin und Fibrinkleber. Schattauer, Stuttgart, S 209–216

Zur Frage des Inhibitorzusatzes bei der Fibrinklebung

S. Haas, A. Stemberger, W. Duspiva, J. W. Weidringer, A. Ippisch
und G. Blümel

Einleitung

Die Fibrinklebung hat während der letzten Jahre in der operativen Medizin einen
hohen Stellenwert erreicht, und die Kliniker, die diese Methode jemals verwendet
haben, mögen die Vorteile dieser Technik nicht mehr missen. In zahlreichen Arbeiten wird die Brauchbarkeit der Fibrinklebung zur Gewebevereinigung und zur
Blutstillung beschrieben [1–10, 12, 13]. Die Idee, zur Gewebevereinigung Fibrin zu
verwenden, reicht schon viele Jahre zurück, jedoch entsprachen die damaligen
Ergebnisse nicht immer den erzielbaren Erfolgen. Einer der Hauptgründe hierfür
war, daß in vielen Fällen das aufgebrachte Fibrin durch vorzeitige Fibrinolyse aufgelöst wurde, und somit unerwünschte Nachblutungen bzw. Wunddehiszenzen auftraten. Um das aufgebrachte Fibringerinnsel vor einer verfrühten Lyse zu schützen,
war es notwendig, dem Klebesystem Fibrinolyseinhibitoren zuzufügen. Es war das
Ziel unserer Arbeitsgruppe, die Interaktion von gewebeständiger Fibrinolyse und
verschiedenen Inhibitoren zu untersuchen. Zu dieser Fragestellung wurden folgende experimentelle Studien durchgeführt.

Material, Methodik und Ergebnisse – Studie I

Als Versuchstier wählten wir die Ratte, weil die Verteilung und der Gehalt an ge-
webeständigen Plasminogenaktivatoren weitgehend ähnlich sind wie beim Menschen.

Der etwa 1,5 mm dicke, aus drei Faszikeln bestehende N. ischiadicus wurde
freipräpariert und durchtrennt. Die Faszikelgruppen wurden spannungsfrei adaptiert, so daß die beiden Kleberkomponenten Thrombin und Fibrinogenkryopräzipi-
tat auf den Perineuriumschlauch aufgetropft werden konnten. Anschließend wurden die Nervenstümpfe noch ungefähr 1 min lang bis zur mikroskopisch sichtbaren
Fibrinbildung adaptiert. Bei Operationsende waren die Nervenstümpfe lückenlos
aneinandergefügt. 24 h post operationem fanden wir jedoch sehr häufig dehiszente
Anastomosen. Durch Zugabe von Fibrinolyseinhibitoren zum Klebergemisch
konnte eine sichtbare Stabilisierung der Anastomosen erreicht werden. Um quanti-
tative Aussagen über die Wirksamkeit verschiedener Inhibitoren machen zu
können, wurde die mechanische Belastbarkeit der anastomosierten Nerven mit und
ohne Hemmkörperzusatz untersucht.

Abbildung 1 zeigt die Ergebnisse der Reißfestigkeitsmessungen bei Operationsende (0,5 h) und 24 h nach der Anastomosierung. Die in der Gruppe ohne Inhibi-
torzugabe gemessene gute mechanische Belastbarkeit von 32,9 p unmittelbar nach
der Operation ist am folgenden Tag hochsignifikant auf 8,6 p vermindert (Abb. 1
oben links).

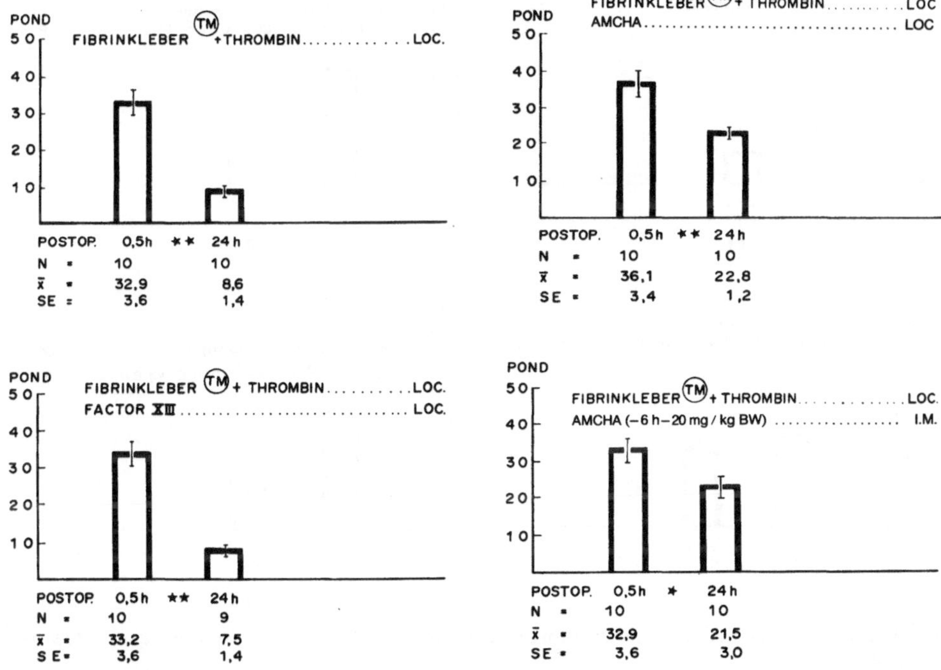

Abb. 1. Einfluß verschiedener Zubereitungen des Fibrinklebers auf die Reißfestigkeit anastomosierter Nerven

Dieser hochsignifikante Abfall der Reißfestigkeit kann auch durch lokale Zugabe von Faktor XIII zum Kleber nicht verhindert werden (Abb. 1 unten links). Durch lokale Zugabe von AMCHA zum Klebergemisch läßt sich die Abnahme der mechanischen Belastbarkeit 24 h post operationem etwas vermindern, der Abfall ist aber immer noch hochsignifikant (Abb. 1 oben rechts). Eine signifikante Abnahme der Reißfestigkeit fanden wir auch nach 6stündlicher intramuskulärer Gabe vom AMCHA (Abb. 1 unten rechts).

Eine ausreichende Stabilisierung der Anastomosenstelle konnte nur durch lokale Zugabe von Aprotinin zum Klebergemisch erreicht werden (Abb. 2 links unten). Eine 4stündliche parenterale Gabe von Trasylol, auch in Konzentrationen von jeweils 40 000 KIE/kg KGw, konnte einen hochsignifikanten Abfall der mechanischen Belastbarkeit 24 h nach der Operation nicht verhindern (Abb. 2 rechts oben und rechts unten).

Material, Methodik und Ergebnisse – Studie II

In einer weiteren Untersuchungsreihe wurden die Inhibitoren Aprotinin (Trasylol), trans-AMCHA (Ugurol), C-1-Inaktivator (Immuno GmbH) und Foy (Sanol-Schwarz GmbH) am Modell der Nervenklebung vergleichend getestet. Der N. ischiadicus der Ratte wurde durchtrennt und unter dem Operationsmikroskop

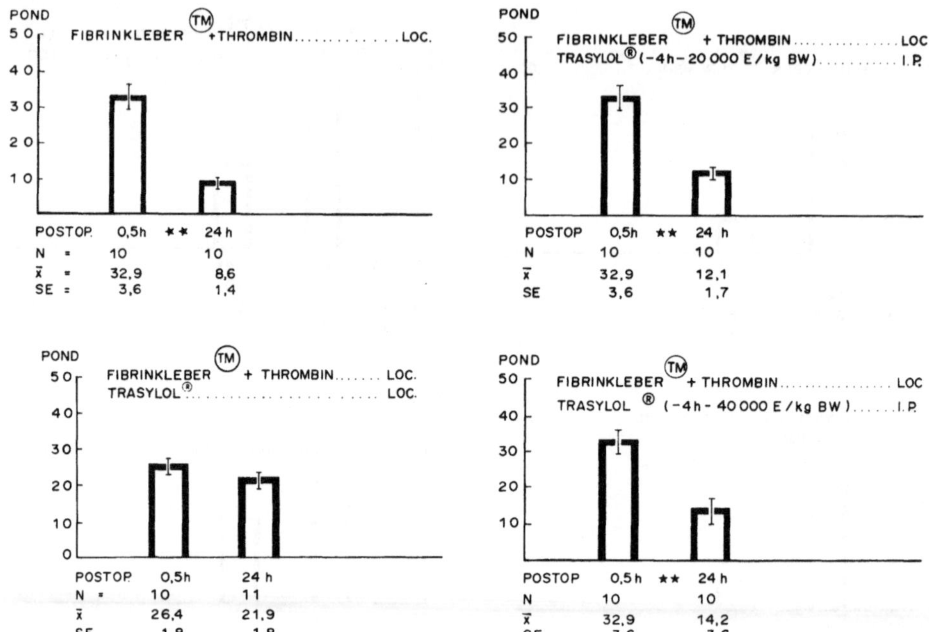

Abb. 2. Einfluß verschiedener Zubereitungen des Fibrinklebers auf die Reißfestigkeit anastomosierter Nerven

Tabelle 1. Fibrinkleberkomponenten

Komponente I	Fibrinkleber human tiefgefroren (Immuno GmbH)
Komponente II	Topostasin (Hoffmann La Roche) 500 NIH Thrombin per ml II a Ringer-Laktat II b 6670 kIE Aprotinin II c 32 mg trans-AMCHA II d 6670 kIE Aprotinin und 32 mg trans-AMCHA II e 305 Plasmaeinheiten C-1-Inaktivator II f 13,4 mg Foy[a] II g 305 Plasmaeinheiten C-1-Inaktivator und 13,4 mg Foy[a]

[a] Foy konnte als Thrombininhibitor nur auf den mit II a bzw. II e polymerisierten Fibrinfilm aufgetragen werden

mit der Technik der Fibrinklebung und verschiedenen Thrombin-Fibrinolyse-Inhibitorgemischen, wie in Tabelle 1 angegeben, adaptiert. 24 h post operationem wurden die geklebten Nerven entnommen und einer Zugfestigkeit unterzogen.

Die Festigkeit der geklebten Nerven konnte, wie die in Abb. 3 dargestellten Resultate zeigen, durch Aprotinin, C-1-Inaktivator oder trans-AMCHA hochsignifikant erhöht werden.

Interessant ist der Befund, daß nach Applikation von C-1-Inaktivator eine hochsignifikante Inhibierung gewebeständiger Proteasen beobachtet wurde, trotz der nachgewiesenen partiellen Hemmung von Thrombin. Foy konnte als syntheti-

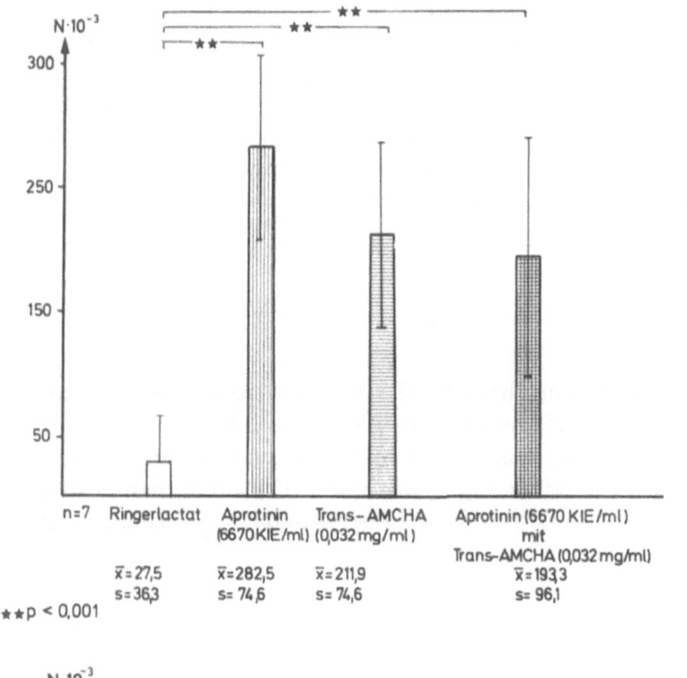

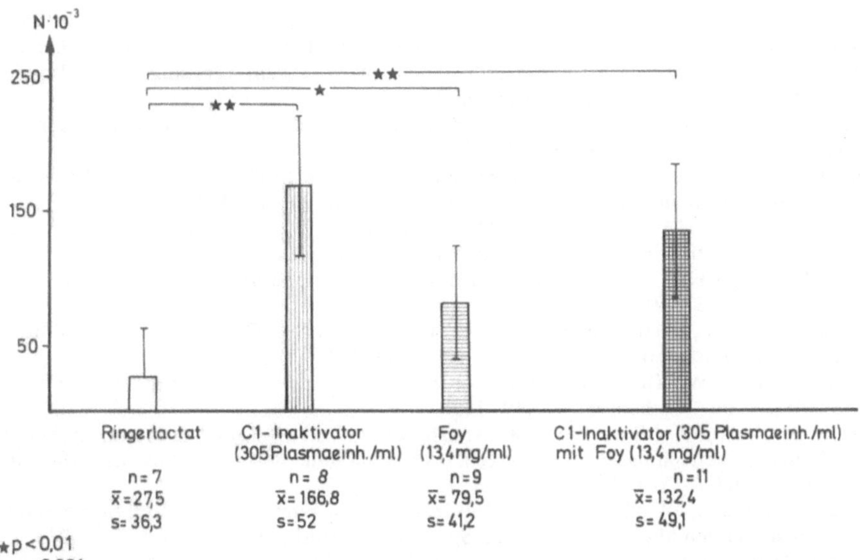

Abb. 3. Einfluß verschiedener Fibrinolyseinhibitoren auf die Festigkeit des fibrinverklebten N. ischiadicus der Ratte

scher polyvalenter Proteaseninhibitor und entsprechender Thrombinhemmung erst nach der einsetzenden Gerinnung auf den polymerisierten Fibrinfilm aufgebracht werden. Es wurde im Vergleich mit der Ringer-Laktatgruppe nur eine signifikante Verbesserung der Zugfestigkeit gemessen. Von den getesteten Inhibitoren konnte Aprotinin den gestellten Anforderungen bezüglich der Inhibierung gewebeständiger Proteasen am besten genügen, wobei Mischungen wie Aprotinin – trans-AMCHA oder C-1-Inaktivator – Foy die Festigkeit der geklebten Nerven nicht weiter verbessern konnten.

Schlußfolgerung

Durch die experimentellen Untersuchungen sollte gezeigt werden, daß im Rahmen der Fibrinklebung auf eine lokale Zugabe von Fibrinolyseinhibitoren in keinem Fall verzichtet werden sollte. Der Zusatz von Aprotinin zum Klebergemisch hat sich am besten bewährt, und der Zusatz von 6670 kIE Aprotinin/ml ist ausreichend, um Klebungen auch an Organen mit hohem Gehalt an Plasminogenaktivatoren durchführen zu können.

Literatur

1. Braun F, Holle J, Kovac W, Lindner A, Spängler HP (1975) Untersuchungen über die Replantation autologer Vollhaut mit Hilfe hochkonzentriertem Fibrinogen und Blutgerinnungsfaktor XIII. Wien Med Wochenschr 24:213–219
2. Henning K, Rauchenwald K, Urlesberger H (1977) Anwendung eines Fibrinklebers in der Nierentraumatologie. Helv Chir Acta 44:329–332
3. Kletter G, Matras H, Dinges H-P (1978) Zur partiellen Klebung von Mikrogefäßanastomosen im intrakraniellen Bereich. Wien Klin Wochenschr 90:415–419
4. Matras H, Dinges H-P, Lassmann H, Mamoli B (1972) Zur nahtlosen interfaszikulären Nerventransplantation im Tierexperiment. Wien Klin Wochenschr 37:517–523
5. Matras H, Dinges H-P, Mamoli B, Lassmann H (1973) Non-sutured nerve transplantation. J Max-Fac Surg 1:37–40
6. Matras H, Braun F, Lassmann H, Ammerer H-P, Mamoli B (1973) Plasma clot welding of nerves (experimental report). J Max-Fac Surg 1:236–247
7. Matras H, Jesch W, Kletter G, Dinges H-P (1978) Spinale Duraklebung mit „Fibrinkleber". Wien Klin Wochenschr 90:419–425
8. Scheele J, Herzog J, Mühe E (1978) Anastomosensicherung am Verdauungstrakt mit Fibrinkleber. Nahttechnische Grundlagen, experimentelle Befunde, klinische Erfahrungen. Zbl Chir 103:1325–1336
9. Scheele J, Mühe E, Wopfner F (1978) Fibrinklebung – Eine neue Behandlungsmethode beim persistierenden und rezidivierenden Spontanpneumothorax. Chirurg 49:236–243
10. Spängler H-P, Braun F, Holle J, Moritz E, Wolner E (1976) Die lokale Anwendung von Fibrinogen und Kollagen zur Blutstillung in der Herzchirurgie. Wien Med Wochenschr 7:86–89
11. Stemberger A, Blasini R, Wriedt-Lübbe I, Blümel G (1978) Chromogene Substrate zum histochemischen Nachweis gewebeständiger Enzyme. In: Breddin HK von (Hrsg) Prostaglandine und Plättchenfunktion. Schattauer, Stuttgart New York, S 315–318
12. Stemberger A, Fritsche A-M, Primbs P, Blümel G (1978) Fibrinogenkonzentrate und Kollagenschwämme zur Gewebeklebung. Med Welt 29:720–724
13. Stemberger A, Hebeler W, Duspiva W, Blümel G (1978) Fibrinogen cold-insoluble globulin mixtures as tissue adhesives. Thromb Res 12:907–910

Applikationstechniken

T. SEELICH und H. REDL

Der Fibrinkleber (Fibrinkleber Human Immuno, Tissucol, Tisseel) ist ein Zweikomponentenkleber. Bei der Anwendung werden die beiden (flüssigen) Komponenten miteinander vermischt, wodurch es zu folgenden Reaktionen kommt:

1. Umwandlung des in hoher Konzentration vorliegenden Fibrinogens in Fibrin (Gerinnung),
2. Aktivierung von Faktor XIII, dadurch
3. Vernetzung des Fibrins und Fibronectins [3, 7].

Zusätzlich erscheint aufgrund der Arbeiten von Duckert u. Nyman [1] sowie Mosher et al. [4] eine F-XIII-katalysierte Vernetzung des im Kleber enthaltenen Fibrins und Fibronectins mit dem Kollagen des Bindegewebes möglich. Dies könnte die gute Haftfähigkeit des verfestigten Klebers am Gewebe zum Teil erklären. Während der Wundheilung wird der Kleber vollkommen abgebaut und resorbiert. Die zugrundeliegenden Mechanismen sind Lyse, aber auch Phagozytose [5]. Der Abbau des Klebers wird durch seinen Gehalt an Aprotinin verzögert [8].

Es erscheint klar, daß die erwähnten Reaktionen der Gerinnung und Vernetzung nur dann optimal ablaufen können, wenn die beiden Komponenten vor Einsetzen der Gerinnung vollständig durchmischt auf das Gewebe aufgetragen werden. Dieser wesentlichen Voraussetzung wurde besonders in der Frühzeit der Fibrinklebung nicht immer genügend Aufmerksamkeit gewidmet.

In der sogenannten „klassischen Methode" werden hohe Thrombinkonzentrationen (mehrere 100 IE/ml) verwendet und die beiden Komponenten nacheinander auf die Klebestelle aufgetragen, bzw. eine der beiden Komponenten auf jeweils eine der beiden zu verklebenden Flächen aufgebracht.

Obwohl mit dieser Methode auf vielen Gebieten gute Ergebnisse erzielt wurden, bleibt doch der Einwand bestehen, daß bei Verwendung hoher Thrombinkonzentrationen die äußerst rasche Gerinnung an der Grenzfläche der beiden Komponenten die weitere Durchmischung verhindert, wodurch inhomogene Clots relativ geringer Festigkeit entstehen. Man braucht nur einmal zu versuchen, einen Tropfen Tissucol-Lösung mit einem Tropfen hochkonzentrierter Thrombinlösung zu vermischen, um zu sehen, daß dies ohne immer wieder neue Zerstörung des bereits aufgebauten Fibringerüstes nicht möglich ist.

Um diese Nachteile zu vermeiden, wurde die Vormischtechnik ausgearbeitet und erstmalig von Kuderna [2] in der Nervenklebung am Menschen angewandt.

Bei dieser Methode verwendet man niedrige Thrombinkonzentrationen (etwa 4 IE/ml). Dies erlaubt das völlige Durchmischen der beiden Komponenten und das Auftragen des homogenen Gemisches vor dessen Verfestigung auf die Klebestelle. Auf diese Weise werden vollkommen homogene Clots maximaler Festigkeit erhalten. Die Befürchtung, die Verwendung nur einiger Einheiten Thrombin pro ml

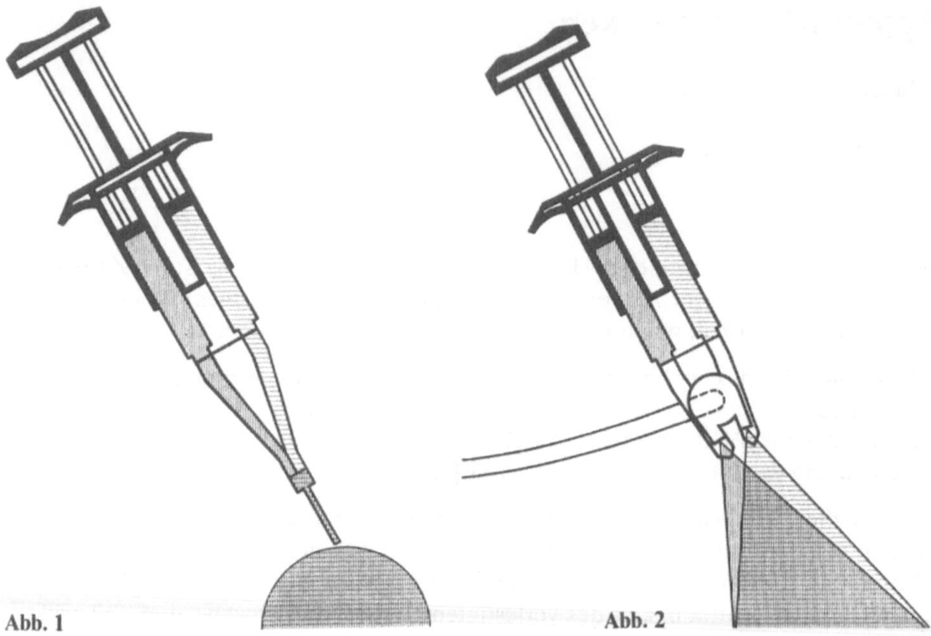

Abb. 1   Abb. 2

Abb. 1. Durchmischung und Auftragung der Kleberkomponenten mittels Duploject mit aufgesetzter Mischkanüle, schematische Darstellung

Abb. 2. Aufsprühen der Kleberkomponenten mittels steriler Preßluft. Duploject mit aufgesetztem Sprühkopf, schematische Darstellung

könnte zu unvollständiger Gerinnung oder Vernetzung führen, ist unbegründet. Eigene In-vitro-Versuche haben gezeigt, daß mit niedrigen Thrombinkonzentrationen sogar eine etwas höhere Fibrinvernetzung erreicht wird als mit hohen Thrombinkonzentrationen [8].

Ein Nachteil der Methode ist allerdings, daß sie relativ rasches Arbeiten erfordert (die Gerinnungszeit bei Verwendung von 4 IE/ml beträgt etwa 1 min); andererseits erfolgt die Gerinnung zu langsam, um die Methode zur Stillung von Blutungen anwenden zu können.

Um die Durchmischung und Auftragung der beiden Komponenten zu vereinfachen und zu verbessern, wurde in der Folge das Doppelspritzensystem Duploject entwickelt (Abb. 1 u. 2). Die Dosierung der beiden Komponenten im gewünschten Verhältnis (1 + 1) erfolgt automatisch; die Durchmischung und Auftragung erfolgt wahlweise entweder durch eine Kanüle oder durch Sprühen mittels steriler Preßluft. Beide Auftragungsmethoden können sowohl mit hohen (z. B. 500 IE/ml) als auch mit niedrigen (z. B. 4 IE/ml) Thrombinkonzentrationen durchgeführt werden.

Beim Auftragen mittels Kanüle kommen die beiden Komponenten erst in dieser miteinander in Kontakt. Die Durchflußgeschwindigkeit durch die Kanüle ist so hoch, daß selbst bei Verwendung hoher Thrombinkonzentrationen (z. B. 500 IE/ml), d. h. sehr kurzen Gerinnungszeiten, sich das Gemisch erst nach Austritt aus der Kanüle verfestigt. Wird die Auftragung unterbrochen, so muß im allgemeinen nur die gebrauchte Kanüle durch eine neue ersetzt werden.

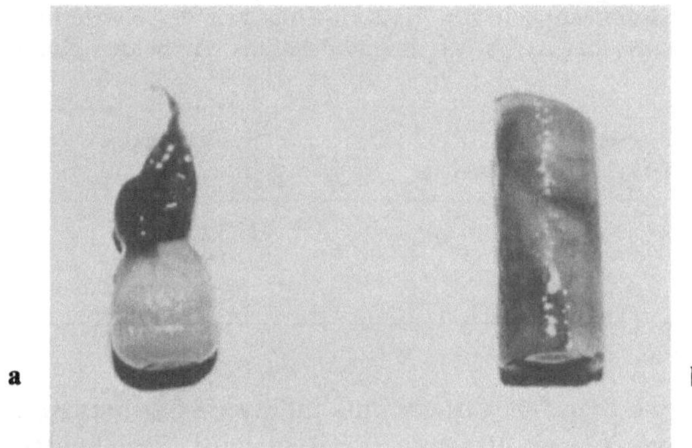

Abb. 3a, b. Einfluß der Applikationsweise auf die Qualität des entstehenden Clots. Zur Sichtbarmachung der Durchmischung enthielt die Thrombinlösung (500 IE/ml) zusätzlich einen Farbstoff (Evans Blue, 80 μg/ml). **a** Sequentielle Applikation aus zwei getrennten Spritzen: schlechte Durchmischung, der entstandene Clot enthält außerdem eine Flüssigkeitsblase. **b** Applikation mittels Duploject mit aufgesetzter Mischkanüle: nahezu vollkommene Durchmischung. (Nach [6])

Redl et al. [6] haben die Wirksamkeit von Duploject genauer untersucht. Die Durchmischung der beiden Komponenten nach Austritt aus der Kanüle ist nahezu vollkommen, wie sich in einfacher Weise durch Versetzen einer der beiden Komponenten mit einem Farbstoff zeigen läßt (Abb. 3).

Messungen der Reißfestigkeit von Rattenhautklebungen haben gezeigt, daß nach der Vormischtechnik und nach Anwendung von Duploject mit Kanüle ähnliche, deutlich höhere Werte erhalten werden als nach getrenntem Auftragen der beiden Komponenten (Tabelle 1).

Schließlich wurde gefunden, daß das bisher allgemein übliche Mischungsverhältnis der beiden Komponenten (1 + 1) als optimal angesehen werden kann. Zwar sinkt die Reißfestigkeit des verfestigten Klebers mit Verdünnung der 1. Komponenten (Tissucol)-Lösung stark ab [8], eine Konzentrationserhöhung durch Änderung des Mischungsverhältnisses der beiden Komponenten führte jedoch zu keiner weiteren Steigerung der Reißfestigkeit (Tabelle 2).

Bei Verwendung von Duploject mit aufgesetztem Sprühkopf wird dieser über einen Schlauch an eine sterile Preßluftquelle, wie sie üblicherweise in Operationsräumen vorhanden ist, angeschlossen. Eventuell kann auch ein anderes Treibgas

Tabelle 1. Relative Reißfestigkeit von Rattenhautklebungen in Abhängigkeit von der Applikationsmethode. (Aus: Redl H, Schlag G: Fibrinkleber – Methoden der Anwendung. Im Druck)

Methode	Thrombin-konzentration (IE/ml)	Reißfestigkeit (p)	n
Vormischtechnik	4	115 ± 25	7
Duploject + Kanüle	500	112 ± 25	10
Sequentielle Auftragung	500	74 ± 38	6

Tabelle 2. Abhängigkeit der relativen Reißfestigkeit von Tissucol-Clots von der Konzentration der 1. Komponente (Tissucol-Lösung) bzw. vom Mischungsverhältnis der beiden Komponenten. (Nach [6])

Konzentration Tissucol-Lsg.	Mischungsverhältnis Tissucol-Lsg./Thrombin-Lsg.	Reißfestigkeit (p)
konzentriert	1:1	117 ± 14
1:3 verdünnt	1:1	19 ± 3
konzentriert	3:1	86 ± 9

aus einer Druckflasche verwendet werden. Der Druck muß auf etwa 2 bar reduziert werden, wodurch ein Gasfluß von etwa 5–10 l/min erhalten wird. Die beiden Komponenten des Klebers werden mittels Doppelspritze separat in den kontinuierlichen Gasstrom ausgedrückt und in zwei zusammenfallenden Sprühkegeln fein zerstäubt. Die beiden Komponenten kommen so frühestens in der Luft miteinander in Kontakt, im wesentlichen erfolgt die (sehr gute) Durchmischung jedoch auf der zu beschichtenden Fläche. Auf diese Weise können größere Flächen rasch mit einer dünnen, gleichmäßigen Schicht des Klebers versehen werden. Die Wahl der Thrombinkonzentration bleibt dabei wiederum frei und hängt nur von der gewünschten Gerinnungszeit ab. Die Sprühapparatur bietet den zusätzlichen Vorteil, daß vor der Auftragung der beiden Komponenten Körperflüssigkeit weggeblasen, d.h. die zu beschichtende Fläche getrocknet werden kann, wodurch die Haftfähigkeit des Klebers verbessert wird.

Die Sprühapparatur wird durch ein weiteres Gerät (Tissomat) ergänzt (Abb. 4). Das Gerät ermöglicht die Einstellung des gewünschten Luftdrucks und hat einen Fußschalter zum Ein- oder Ausschalten des Luftstroms. So kann auch das Aufsprühen der beiden Komponenten mit einer Hand erfolgen. Der Verbindungsschlauch zwischen Tissomat und Sprühkopf ist mit einem Sterilfilter versehen.

Es ist in diesem Rahmen nicht möglich, alle Experimente zu beschreiben und zu diskutieren, die im Hinblick auf eine Optimierung der Fibrinkleber-Applikation durchgeführt wurden. Die praktische Erfahrung hat gezeigt, daß folgende Punkte für eine erfolgreiche Anwendung wesentlich sind:

1. Die beiden Komponenten müssen vor Anwendung vollkommen gelöst und zumindest die Tissucol-Lösung sollte auf etwa 37 °C erwärmt sein.
2. Die Wund- oder Gewebeflächen sollten vor der Applikation möglichst von überschüssiger Flüssigkeit befreit werden, da dadurch die Haftfähigkeit verbessert wird.
3. Eine möglichst gute Durchmischung der beiden Komponenten ist anzustreben.
4. Beim Vereinigen von Gewebeteilen sollte der Kleber als dünner Film aufgetragen werden, um die Wundheilung zu optimieren.
5. Die Gerinnungszeit hängt von der verwendeten Thrombinkonzentration ab und muß der Applikationsmethode und den sonstigen Erfordernissen angepaßt werden; z. B. muß bei Anwendung der Vormischtechnik eine niedrige Thrombinkonzentration (4 IE/ml) verwendet werden, während die Applikation mittels Duploject – mit Mischkanüle oder durch Sprühen – mit jeder Thrombinkonzentration möglich ist. Langsame Gerinnung ermöglicht das nachträgliche Adap-

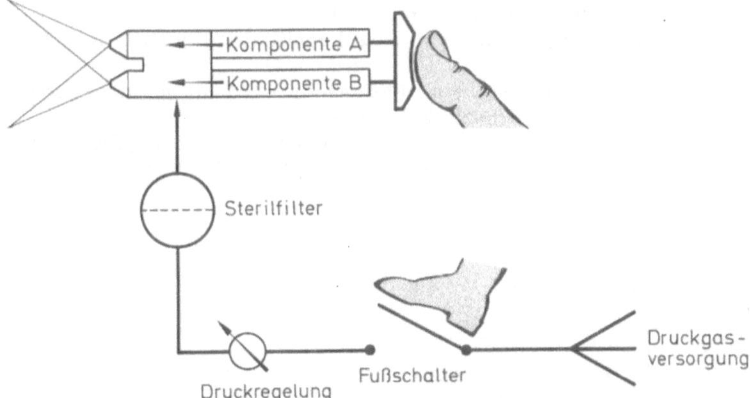

Abb. 4. Schematische Darstellung der kompletten Sprüheinrichtung bestehend aus Duploject mit Sprühkopf und Tissomat. Durch Drücken des Fußschalters wird die Gasleitung geöffnet. Der Druck bzw. die Durchflußgeschwindigkeit kann auf einen gewünschten Wert eingestellt werden. Das Gas gelangt über ein Sterilfilter in den Sprühkopf. Mit Hilfe des Gasstromes kann noch vor Auftragung der Kleberkomponenten überschüssige Flüssigkeit von der Wundfläche weggeblasen werden. Werden die beiden Kleberkomponenten in den kontinuierlichen Gasstrom gedrückt, so werden sie in zwei zusammenfallenden Kegeln fein versprüht und bilden auf der Wundfläche einen dünnen Film. (Nach [6])

tieren der zusammengefügten Teile; zur Stillung von Sickerblutungen müssen hohe Thrombinkonzentrationen verwendet werden, wobei sich die Sprühmethode besonders gut bewährt hat. Die sequentielle Auftragung der beiden Komponenten wird trotz ihrer grundsätzlichen Nachteile bei einigen Spezialgebieten – wie z. B. zum Abdichten von Gefäßprothesen – ihre Berechtigung behalten.

6. Unabhängig von der verwendeten Thrombinkonzentration müssen verklebte Teile nach Einsetzen der Gerinnung noch einige Minuten lang spannungsfrei gehalten werden.

7. Der Abbau des Klebers im Körper hängt außer von der fibrinolytischen Aktivität im Anwendungsbereich und der verwendeten Aprotininkonzentration auch von der mehr oder weniger guten Durchmischung der beiden Komponenten ab. Dies gilt im besonderen Maße für den tiefgefrorenen Kleber, da ja hier das Aprotinin in der 2. Komponente (der Thrombinlösung) enthalten ist.

Literatur

1. Duckert F, Nyman D (1978) Factor XIII, fibrinogen and collagen. In: Collagen-platelet interaction. Proceedings of the First Munich Symposium on Biology of Connective Tissue, Munich, July 1976. Schattauer, Stuttgart New York, pp 391–396
2. Kuderna H (1979) Nervenklebung. Dtsch Z Mund-Kiefer-Gesichts-Chir 3 [Suppl] 32 S–35 S
3. Mosher DF (1975) Crosslinking of cold insoluble globulin by fibrin-stabilizing factor. J Biol Chem 250:6614–6621
4. Mosher DF, Schad PE, Kleinmann HK (1979) Crosslinking of fibronectin to collagen by blood coagulation factor XIII a. J Clin Invest 64:781–787

5. Pflüger H, Stackl W, Kerjaschki D, Weissel M (1981) Partial rat kidney resection using autologous fibrinogen thrombin adhesive system. Urol Res 9:105–110
6. Redl H, Schlag G, Dinges HP (1982) Methods of fibrin seal application. Thorac Cardiovasc Surg 30:223–227
7. Seelich T, Redl H (1979) Das Fibrinklebesystem. Biochemische Grundlagen der Klebemethode. Dtsch Z Mund-Kiefer-Gesichts-Chir 3 [Suppl] 32 S–35 S
8. Seelich T, Redl H (1980) Theoretische Grundlagen des Fibrinklebers. In: Schimpf K (Hrsg) Fibrinogen, Fibrin, und Fibrinkleber. Schattauer, Stuttgart New York, S 199–208

Erprobung neuartiger Klebevarianten im Tierexperiment

B. Kessler, M. Arndt und R. E. Zimmermann

Einleitung

Hier seien kurz die Probleme umrissen, die nach unseren Erfahrungen beim Gebrauch der zur Verfügung stehenden biogenen Klebematerialien auftreten können. Die gezielte Versiegelung nicht mehr einsehbarer Wundflächen, wie z. B. die Hinterwand tiefer Rektumanastomosen, ist mit dem Flüssigkleber nicht möglich, ebensowenig der rasche, präoperativ nicht geplante Einsatz, da die tiefgefrorene Fibrinogenlösung nur langsam aufgetaut werden kann. Probleme ergeben sich auch bei stärker blutenden Wundflächen durch das teilweise Hinwegschwemmen vor allem der Thrombinlösung und die dann unvollständige Fibrinpolymerisation. Wird der Kleber, um dies zu vermeiden, auf Kollagenvliese aufgetragen, so ist eine starke Formänderung des Vlieses durch die Auflösung des Proteins an der Oberfläche zu beobachten, das Material wird klebrig und dadurch schwer zu handhaben. Wir nahmen diese Beobachtungen zum Anlaß, Klebermodifikationen herzustellen und im Tierexperiment auf ihre Tauglichkeit hin zu überprüfen. Neben der Anwendungstechnik interessierte uns dabei die Gewebeständigkeit der Kleber und die immunologische Verträglichkeit heterologer Materialien (Tabelle 1).

Anwendungstechnik

Um für alle Situationen eine sichere und technisch einfache Kleberanwendung zu gewährleisten, entwickelten wir als Ergänzung zur flüssigen 2-Komponentenform auf der Grundlage von Kollagenvliesen einen Trockenkleber. Kollagen wurde deswegen gewählt, weil es adhäsive Eigenschaften aufweist, sich in Körperhöhlen inert verhält und nur langsam durch Proteasen abgebaut wird. Auf Vliese mit einer Schichtdicke von 3–4 mm wurden Thrombin, Fibrinogen und der Inhibitor in dünnen Schichten aufgetragen und das Material gefriergetrocknet. Dabei versahen wir nur eine Seite des Kollagens mit den Faktoren, um unerwünschte Verklebungen durch die Außenfläche zu vermeiden. Das Material ist flexibel, läßt sich in jede gewünschte Form und Größe zurechtschneiden und kann unter normalen Bedingungen gekühlt gelagert werden, Auftauzeiten und Komponentenvermischung entfallen also. Das imprägnierte Vlies kann ohne Schwierigkeiten mit dem Finger manschettenförmig um jede Anastomose herumgelegt werden; durch die an der Oberfläche vorhandene Flüssigkeit kommt es zu einer sofortigen Aktivierung der einzelnen Komponenten und zu einem festen Kontakt mit der gesamten Wundfläche (Abb. 1a).

Als weitere Modifikation wurden Kollagenflocken in Fibrinogenlösungen verschäumt und lyophilisiert. Das leicht bröckelnde Material kann zu kleinsten

Tabelle 1. Zusammenstellung der an Ratte und Hund vorgenommenen Eingriffe. (n = Anzahl der Operationen)

Unterteilung der Versuchsserien:

  I. Ratten (n = 120)
    a) Kolonanastomosen ohne Kleber (n = 30)
    b) Kolonanastomosen mit homologem Kleber
    c) Kolonanastomosen mit heterologem Kleber
    d) Kolonanastomosen mit fluoreszenzmarkiertem Kleber   } n = 90
    e) Kolonanastomosen mit modifizierten Klebern
 II. Ratten (n = 60)
    Druckmessung von Kolonanastomosen
    a) ohne Fibrinkleber (n = 30)
    b) mit Fibrinkleber (n = 30)
III. Eingriffe am Hund (n = 104)
    a) Kolonanastomosen (n = 32)
    b) Ösophagusanastomosen (n = 18)
    c) Pankreasteilresektionen (n = 18)
    d) Gallenblasenteilresektionen (n = 16)
    e) Arterienanastomosen (n = 10)
    f) Venenanastomosen (n = 10)
    a–f mit 1. homologem fluoresz. markiertem Kleber
          2. homologem fluoresz. markiertem Kleber auf Kollagenvlies
          3. homologem fluoresz. markiertem mod. Kleber auf Kollagenvlies
          4. homologem fluoresz. markiertem Kleber auf Kollagenflocculi
          5. heterologem fluoresz. markiertem Kleber auf Kollagenvlies

---

Stücken verarbeitet und zur Abdeckung großer Wundflächen verwendet werden. Wir erprobten diese Form nach Pankreasteilresektionen am Hund mit gutem Erfolg. Die makroskopischen und histologischen Ergebnisse zeigten, daß der Trockenkleber sich in den positiven Wirkungen auf die Wundheilung nicht vom Flüssigkleber unterscheidet (Abb. 1 b, c).

Gewebeständigkeit

Eine wichtige Forderung an den Fibrinkleber, zumindest was dessen Einsatz in der Bauchchirurgie betrifft, ist die nach einer ausreichend langen Verweildauer am Applikationsort, um die Nahtsicherung während der am meisten von Insuffizienz bedrohten ersten postoperativen Woche zu gewährleisten. Es galt, durch geeignete

---

Abb. 1a–c. Anwendung des Trockenklebers bei Anastomosen. **a** Kolonanastomose des Hundes nach Ummantelung mit dem Trockenkleber. **b** Ösophagusanastomose des Hundes, mit dem Trockenkleber abgesichert, am 8. postoperativen Tage. Anastomose vollständig verheilt, noch Reste des Kollagens sichtbar. **c** Histologisches Bild einer Kolonanastomose des Hundes, die mit Trockenkleber abgesichert wurde, nach 12 Tagen: Bindegewebsaktivierung und herdförmige Lückenbildungen nach erfolgter Kollagenresorption in den äußeren Darmwandabschnitten. Keine wesentliche Entzündung

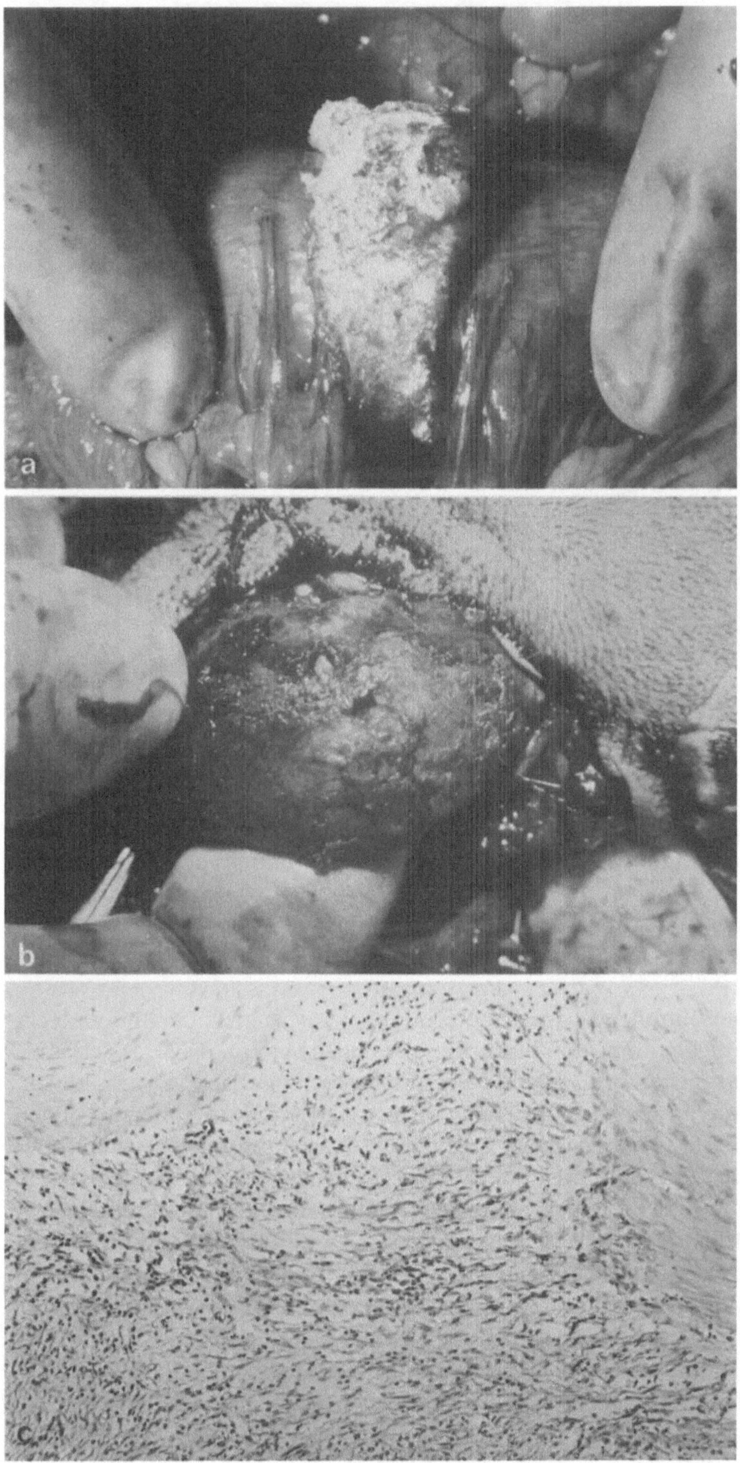

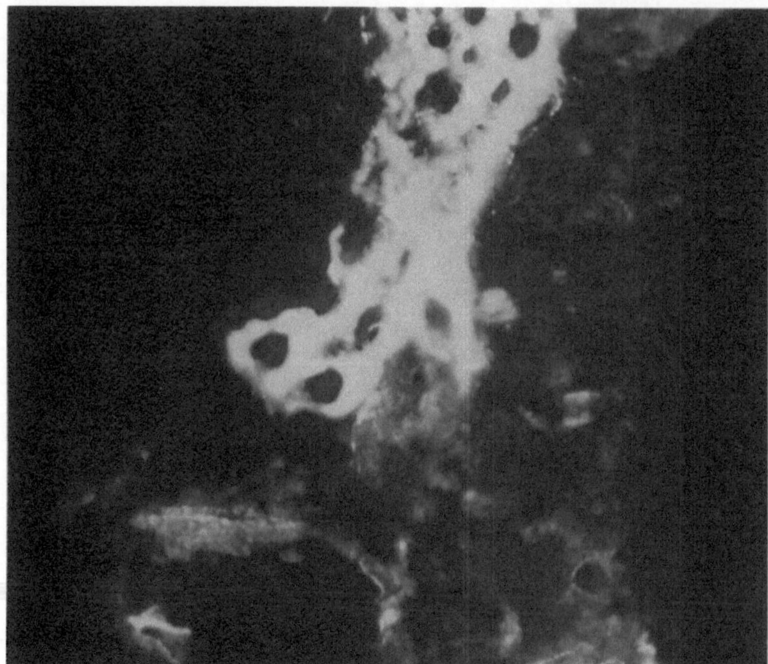

Abb. 2. Fluoreszenzoptisches Bild des Klebers

Methoden das aufgetragene Fibrin nachzuweisen, das Ausmaß der lytischen Aktivitäten herauszufinden und den Kleber durch geeignete Maßnahmen vor einem zu raschen Abbau zu schützen.

Um Verweildauer und Abbau des applizierten Fibrins zu kontrollieren, wählten wir die Methode des direkten Fluoreszenznachweises durch Kopplung des Klebers an Flu-ram (Abb. 2).

Erlischt die Eigenfluoreszenz, ist das Fibrin abgebaut. Mittels der Immuntechnik ist es zudem möglich, die im Blut zirkulierenden Abbauprodukte zu erfassen und so wichtige Aussagen über Lyse und Resorptionsgeschwindigkeit zu erhalten.

Zur Bestimmung proteolytischer Aktivitäten wurden die zu untersuchenden Lösungen in einem feststehenden Mengenverhältnis zu chromogenem Substrat gegeben, der Ansatz kontinuierlich im Fotometer gemessen. Die proteolytische Aktivität läßt sich aus der Steigerung der Extinktion in einer bestimmten Zeit errechnen (Abb. 3). Unsere Meßergebnisse zeigen, daß die präoperativ im Bauchraum vorhandenen lytischen Aktivitäten praktisch zu vernachlässigen sind, ebenso die bei komplikationslosen postoperativen Verläufen. Hohe Werte wiesen der Dickdarminhalt und die Peritonealflüssigkeit bei diffuser Peritonitis, abszedierender Pankreatitis, nach intraoperativer Kontamination mit Darminhalt und nach gedeckten Nahtinsuffizienzen auf (Abb. 4).

Der plasminolytische Abbau des Fibrins wird in vitro durch Zugabe des Proteaseninhibitors Aprotinin wirksam unterbrochen. Aus diesem Grunde fügten

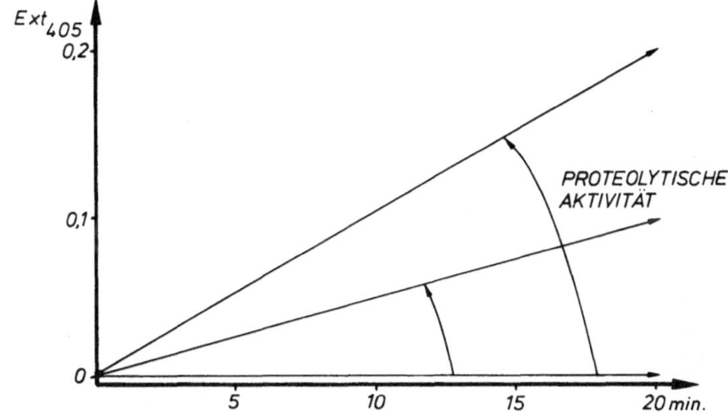

Abb. 3. Registrierung der Umsatzleistung in der Zeit

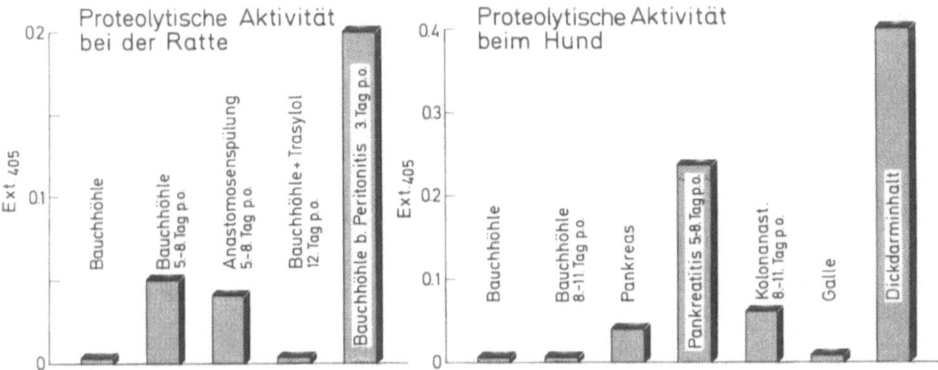

Abb. 4. Meßergebnisse der lytischen Aktivitäten bei Ratte und Hund

wir der Fibrinogenlösung nach der Markierung mit Flu-ram den Inhibitor zu. Als ausreichend erwies sich dabei eine Menge von 3000 E pro ml Fibrinogen (70 mg). Zunächst wurde der Inhibitor mit dem Fibrinogen kovalent verknüpft; da die Präparation eines solchen Klebers zu zeitaufwendig und kostspielig war, wählten wir für die weiteren Versuche die einfache Beigabe des Inhibitors in die Fibrinogenlösung. Entsprechend dem im Handel befindlichen Präparat wurde durch die Zugabe von Faktor XIII die Fibrinbildung unterstützt. Durch die Vermischung mit Fibronectin sollte eine Verbesserung der Haftfestigkeit des Fibrinnetzes an der Gewebeunterlage erreicht werden. Durch diese Eingriffe am Fibrinogen kam es zu einer leichten Veränderung der elektrophoretischen Beweglichkeit, die die Anwendung des Klebers aber in keiner Weise beeinträchtigte (Abb. 5). Um bereits wesentliche Aussagen über die Stabilität gegenüber Proteasen machen zu können, untersuchten wir die so vorbereiteten Kleber in vitro auf die mögliche Abbaugeschwindigkeit mit Plasmin. Dazu wurden Ansätze mit vergleichbaren Fibrinmengen nach der Fluoreszenzmarkierung bei 37 °C inkubiert; aus der meßbaren Fluoreszenz im

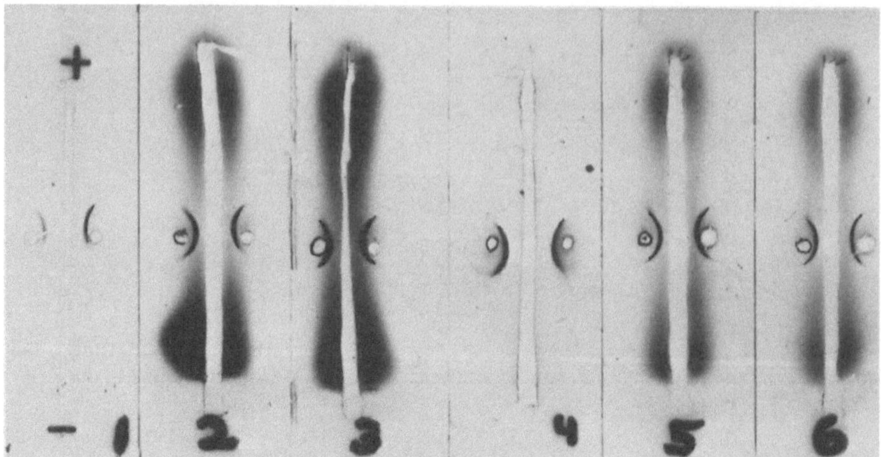

Abb. 5. Immunelektrophoretische Untersuchung verschiedener Fibrinogenpräparate. Position 1: Fibrinogen, human; Position 2: Fibrinogen, Hund; Position 3: +Fluram; Position 4: +Inhibitor; Position 5: +Faktor XIII; Position 6: +Fibronectin

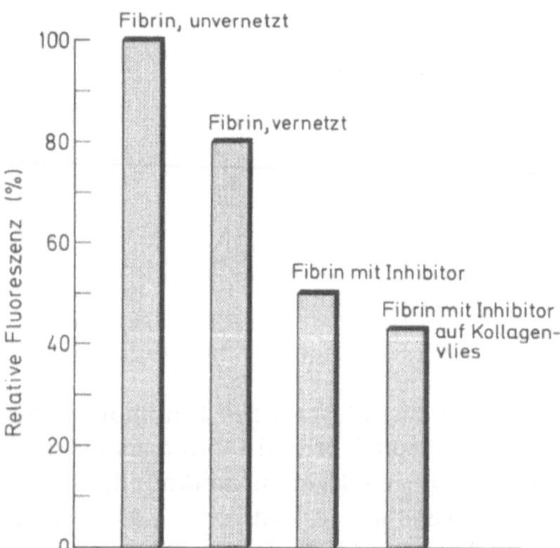

Abb. 6. Nachweis der Substrateigenschaften verschiedener fluoreszenter Fibrine für das Enzym Plasmin (relative Fluoreszenz im Testüberstand)

Überstand des Ansatzes nach 60 min Inkubationsdauer konnte auf die proteolytische Resistenz geschlossen werden. Das Ergebnis zeigt, daß der entscheidende Schutz des Fibrins im Zusatz von Proteaseninhibitoren besteht, flankierende Maßnahmen sind die Vernetzung durch den Faktor XIII und das Auftragen auf Kollagenvliese (Abb. 6).

Bestätigt wurden diese Beobachtungen durch den fluoreszenzoptischen Nachweis der tierexperimentell eingesetzten Kleber. Geschah dies ohne Aprotininzusatz, gelang der Nachweis nur während der ersten beiden postoperativen Tage, wurde die Thrombinlösung mit dem Inhibitor vermischt, wie dies üblicherweise geschieht, war die Fluoreszenz am 5. postoperativen Tage erloschen. Erst die Zugabe des Inhibitors zum Fibrinogen, entweder in Form der kovalenten Verknüpfung oder aber der gleichmäßigen Vermischung führte auch in aggressivem lytischen Milieu zum sicheren Klebernachweis während der ersten 8–10 postoperativen Tage.

Immunologische Verträglichkeit

Heterologe Materialien hätten neben einer sicher kostengünstigeren Herstellung den wichtigen Vorteil, daß eine Hepatitisübertragung ausgeschlossen wird. Um die Frage nach immunologischen Nebenreaktionen beantworten zu können, setzten wir im Tierexperiment homologe und heterologe Fibrinkleber zur Wundsicherung ein. Die makroskopischen und histologischen Befunde ergaben, daß sich homologe und heterologe Fibrine in keiner Weise in ihrem positiven Effekt auf die Wundheilung unterscheiden. Der Einsatz der Immuntechnik erlaubte uns darüber hinaus noch folgende Aussagen:

Nach Verwendung von Humankleber bei Hunden konnten zwischen dem 3. bis 5. postoperativen Tage hinreichende Mengen von im Blut zirkulierenden Fibrinabbauprodukten nachgewiesen werden, in keinem Falle kam es jedoch zur Bildung von Antikörpern. Erst nach vorheriger Sensibilisierung der Tiere durch subkutane Applikation menschlichen Fibrinogens war der Nachweis zirkulierender Antikörper im Hundeplasma positiv (Abb. 7).

Diese Ergebnisse erlauben folgende Schlußfolgerungen: Quantität und Qualität des aufgetragenen Fibrinfilmes, die lytische Aktivität im Operationsbereich und die

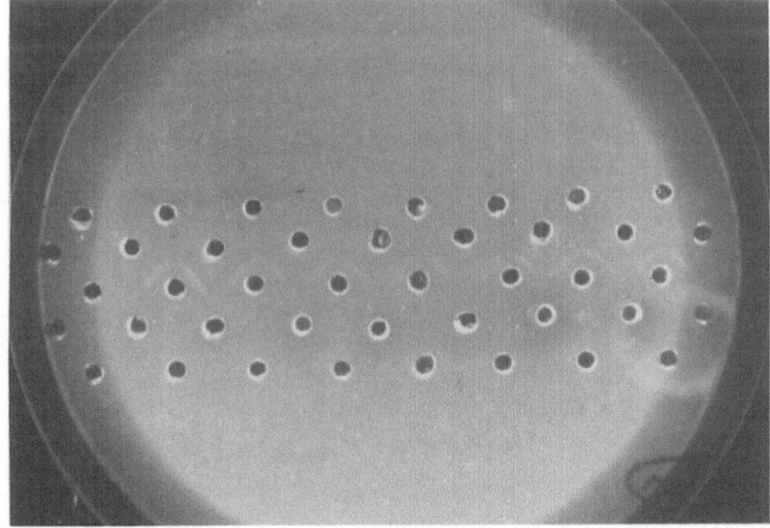

Abb. 7. Nachweis zirkulierender Antikörper im Hundeplasma nach subkutaner Applikation von Humanfibrinogen mit Freunds Adjuvans

resorbierende Wundfläche entscheiden über Abbaugeschwindigkeit und Abbaumenge und damit über das Angebot an antigenem Material. Es besteht zwar die prinzipielle Möglichkeit, daß gegen einen heterologen Kleber immunologische Reaktionen dann eintreten, wenn über eine längere Inkubationsdauer hinreichende Mengen an Antigenen zur Verfügung stehen. In der Praxis der Fibrinkleberanwendung werden diese Bedingungen aber nicht erfüllt, weder von der dazu notwendigen Häufigkeit der Anwendung noch von der resorbierbaren Menge her.

Unsere Ergebnisse können wie folgt kurz zusammengefaßt werden:
1. Der Trockenkleber scheint uns eine sinnvolle Ergänzung zum 2-Komponenten-Flüssigkleber zu sein.
2. Den entscheidenden Schutz gegenüber Proteasen erhält der Kleber durch den Einbau des Inhibitors in das Fibrinogen.
3. Heterologe Klebematerialien ließen sich ohne die Gefahr immunologischer Nebenreaktionen auch im Humanbereich einsetzen.

Elimination des Fibrins

U. Bleyl*

Fibrin tritt in der Blutbahn bekanntlich in verschiedenen Formen auf, als lösliches zirkulierendes Fibrin (Fibrinmonomer, Fibrinmonomer-Fibrinogen-Komplex bzw. Fibrinoligomer) und als unlösliches, hochpolymeres, periodenkoinzident quervernetztes, „korpuskuläres" und dadurch zunehmend zirkulationsunfähiges Derivat. Die Elimination dieser heterogenen Fibrinformen folgt entsprechend der unterschiedlichen Löslichkeit dieser Derivate wesensverschiedenen Prinzipien.

Elimination von löslichem Fibrin

Die Elimination von intravasal zirkulierendem, löslichem Fibrin obliegt zum einem dem (endovasalen) retikuloendothelialen System (RES). Indizien für eine Elimination von löslichen, intravasal zirkulierenden Fibrinomeren durch Zellen des RES hatten sich bereits 1969 ergeben, als es gelang, thrombininduzierte Fibrinmonomer-Fibrinogen-Komplexe mit Hilfe der sog. alkoholischen Parakoagulation an der Oberfläche der RES-Zellen der Milz nachzuweisen [6]. Dabei waren nach Alkoholfixierung in der Milz myzelartig parakoagulierte filamentäre Strukturen sichtbar geworden (Abb. 1), die mit isothiocyanatmarkiertem Antifibrinogenserum die für Fibrinogenabkömmlinge charakteristische Sekundärfluoreszenz zeigten. Elektronenmikroskopisch ließen diese parakoagulierten, filamentär präzipitierten Fibrinmonomere an der Oberfläche der RES-Zellen die gleiche periodenkoinzidente Querstreifung mit 23-nm-Periodik erkennen, die auch für in vivo entstandenes hochpolymeres Fibrin charakteristisch ist [8]. Shermann et al. [50] konnten den Nachweis erbringen, daß die löslichen Fibrinmonomer-Fibrinogen-Komplexe bis zu ihrer Elimination durch das RES stabil bleiben, d. h. keiner Komplexdissoziation unterliegen. Die Halbwertszeit der Fibrinmonomer-Fibrinogen-Komplexe lag unter 1 h. Thorotrast- oder Kohleblockaden des RES führten zu einer hochgradigen Einschränkung dieser retikuloendothelialen Fibrinmonomerelimination.

Umstritten ist bislang allerdings die Frage, ob diese aus der Zirkulation eliminierten Fibrinmonomerkomplexe als Monomere (und Oligomere?) der extrazellulären und intrazellulären Verdauung anheimfallen, oder ob die intravasal zirkulierenden Fibrinmonomerkomplexe (und Fibrinoligomere) an der Oberfläche des RES zunächst polymerisieren, dadurch aber einer (kompletten oder inkompletten) humoralen Fibrinolyse durch das intravasale Plasminogen-Plasmin-System leichter zugänglich werden.

Nicht entschieden ist bislang aber vor allem die Frage, welche Bedeutung dem plasmatischen und zellulären Fibronectin im Eliminationsprozeß intravasal zirku-

---

* Herrn Prof. Dr. med. Volker Becker (Erlangen) zum 60. Geburtstag in Dankbarkeit und Verehrung

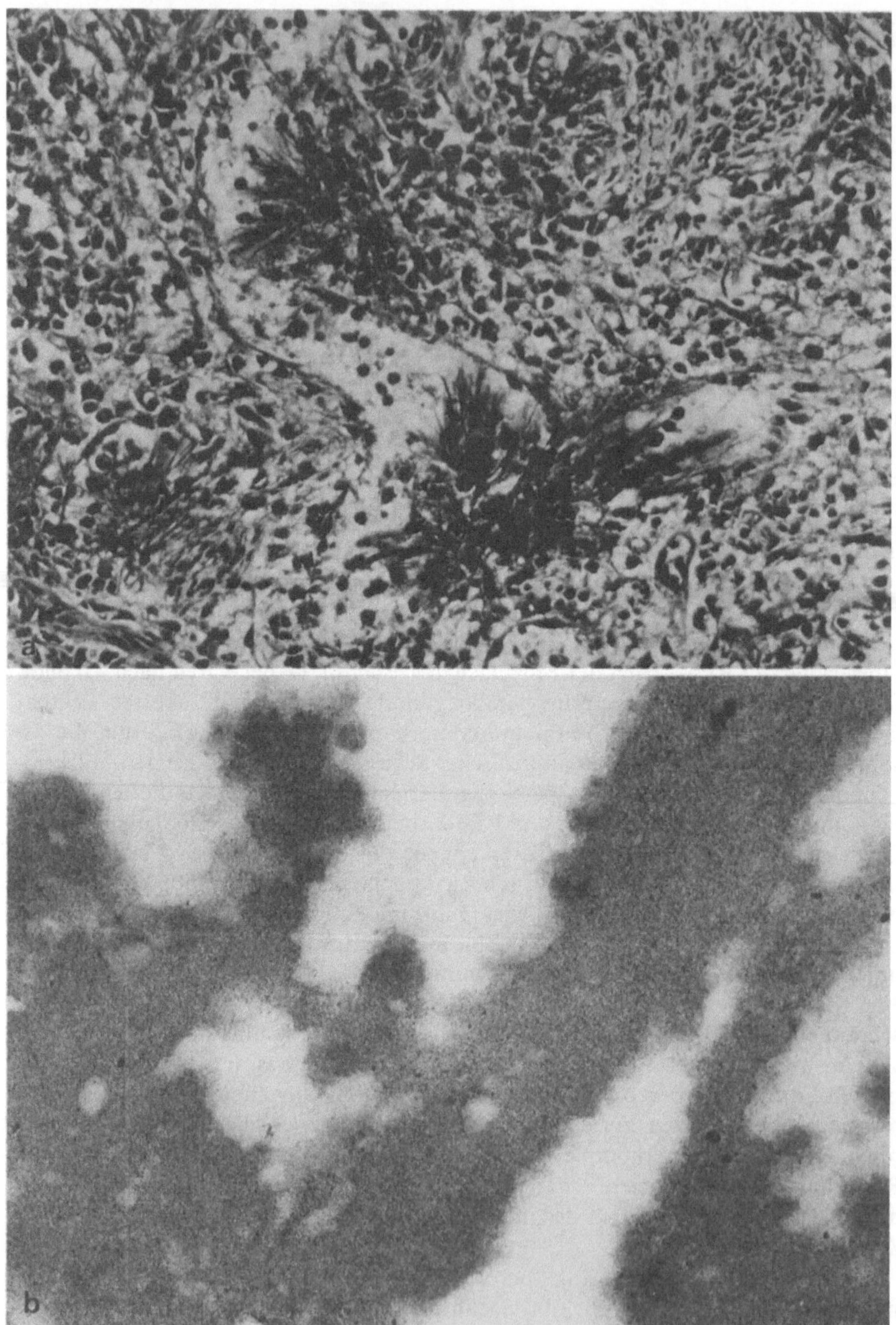

Abb. 1. a Filamentäre Parakoagulation von Fibrinmonomeren an der Oberfläche von RES-Zellen der Kaninchenmilz nach Alkoholfixierung. **b** Ausbildung der für Fibrin typischen periodenkoinzidenten Querstreifung der parakoagulierten Fibrinmonomere im elektronenmikroskopischen Bild

lierender Fibrinmonomere zukommt. Plasmatisches Fibronectin ist ein α_2-Glykoprotein, das aus dimeren Polypeptidketten mit einem Molekulargewicht von jeweils 220 000 aufgebaut ist, im menschlichen Plasma in Konzentrationen von 300–400 µg/ml auftritt und mit dem zellulären Fibronectin [43] identisch ist. Plasmatisches Fibronectin, im Schrifttum auch als sog. kälteunlösliches Globulin des Plasmas, als „cold-insoluble globulin" [30] bezeichnet, besitzt hohe – allerdings temperaturabhängige – Affinitäten zu Fibrinogen und Fibrinmonomeren [55]. Fibronectin kann in Gegenwart von thrombinaktiviertem Faktor XIII mit der α-Kette des Fibrinmonomers vernetzt und dadurch in polymerisierendes Fibrin eingebaut werden. Immobilisiertes Fibrinogen adsorbiert aus fibrinmonomerhaltigen Plasmaproben nicht nur die Fibrinmonomere, sondern auch Fibronectin. Fibroblasten könnten in vitro bei 4 °C dank ihres zellulären Fibronectins Fibrinmonomere binden. Es gibt zahlreiche Hinweise dafür, daß die Bindung der Fibrinmonomere auch an den Zellen des RES über diese Transglutaminase induzierte, d. h. Faktor-XIII-gesteuerte Vernetzung der Monomere mit zellständigem Fibronectin erfolgt. Dies setzt allerdings voraus, daß sich solche in vitro gewonnenen Erkenntnisse auf das endovasale RES übertragen und in vivo (d. h. bei 36 °C) bestätigen lassen.

Die Elimination von intravasal zirkulierendem, löslichem Fibrin obliegt zum anderen dem Extravasalraum. Als bevorzugtes Sequestrations- und Eliminationsorgan muß dabei die Lunge genannt werden. Voraussetzungen der pulmonalen Sequestration sind kausal-pathogenetisch heterogene Permeationsstörungen der pulmonalen Kapillarendothele einerseits, ein Mangel an pulmonalen Surfactantaktivitäten andererseits [5].

Als Ursache der kapillären Permeabilitätsstörung konkurrieren neben der metabolischen Azidose der Kapillarendothele vor allem die Einschwemmung permeabilitätsaktiver Kinine aus der Kreislaufperipherie [41], die intrakapilläre Freisetzung lysosomaler Enzyme aus Granulozyten [39, 65], die Freisetzung niedermolekularer Fibrinspaltprodukte [11, 19, 46] und die Freisetzung sog. Mittelmoleküle im Rahmen einer Urämie [3, 48, 49].

Als Ursache eines Mangels an Surfactantaktivitäten müssen dagegen vor allem erworbene Synthesestörungen des Surfactants in den Pneumozyten II [64] und eine intraalveoläre Inaktivierung der bereits synthetisierten und aus den Pneumozyten ausgeschleusten Surfactantaktivitäten durch extravadierende Plasmaproteine [2, 4, 42] angesehen werden. Der Mangel an intraalveolären Surfactantaktivitäten führt bekanntlich zu einer Erhöhung der intraalveolären Oberflächenspannung mit konsekutiver Reduzierung des hydrostatischen Drucks in den perivasalen pulmonalen Interstitien. Erhöhungen der intraalveolären Oberflächenspannung und konsekutive Reduzierung des perivasalen hydrostatischen Drucks aber bedingen ihrerseits einen gesteigerten transmuralen Sog aus den Lungenkapillaren in die perikapillären Interstitien und Lungenalveolen. Aus dem gesteigerten transmuralen Sog aber resultiert unter den Bedingungen einer wie auch immer inszenierten Permeabilitätsstörung der kapillären Lungenstrombahn eine Extravasation von Flüssigkeit und Plasmaproteinen in die perikapillären Interstitien und (sekundär) in die Lungenalveolen.

Unter den Bedingungen einer lokalisierten oder generalisierten plasmatischen Hyperkoagulabilität mit Ausbildung intravasal zirkulierenden löslichen Fibrins kommt es bei intraalveolärem Surfactantmangel demzufolge gleichsam gesetzmäßig

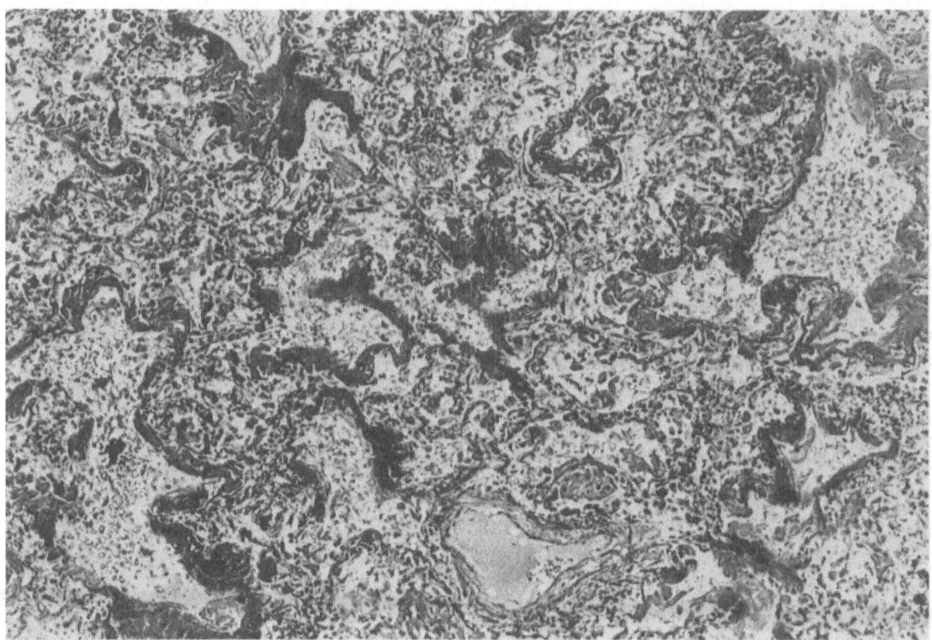

Abb. 2. Extravasale Polymerisation von intravasal entstandenen Fibrinmonomeren mit extravasaler Präzipitation als pulmonale hyaline Membranen in den Lungenalveolen

auch zur Extravasation von Fibrinmonomeren (und -oligomeren) in die interalveolären Interstitien und in die Lungenalveolen sowie zur sekundären, extravasalen Polymerisation der Fibrinmonomere [4, 5].

Solange die in die Interstitien und Lungenalveolen extravadierten löslichen Fibrinmonomere extravasal nicht polymerisieren, unterliegt ihre extravasale Elimination den Makrophagen des pulmonalen RES. Extravasale Makrophagen können offensichtlich einerseits eine neutrale Serumprotease freisetzen und dadurch Plasminogen aktivieren [59]. Glukokortikoide hemmen die Freisetzung dieser Protease [60, 63], Makrophagenaktivatoren wie Latexpartikel, Asbest- sowie Phagozytosestimulatoren intensivieren die Plasminogen-Aktivator-Aktivität [20, 23, 47]. Extravasale Makrophagen besitzen für die Elimination der im Extravasalraum auftretenden Fibrinmonomere zudem besondere Bindungsstellen, die durch eine außerordentlich hohe Selektivität gekennzeichnet und in der Lage sind, zwischen Fibrinogen und Fibrinmonomeren bzw. -oligomeren zu differenzieren. Eine Präinkubation solcher Makrophagen mit löslichen Fibrinderivaten führt zur Blockade ihrer Eliminationskapazität gegenüber löslichem Fibrin, homologes Fibrinogen vermag ihre Eliminationskapazität dagegen nicht zu blockieren [51]. Manches spricht dafür, daß diese Selektivität der makrophagozytären Eliminationskapazität gegenüber Fibrinmonomeren auch für intravasale RES-Zellen gilt.

Polymerisiert extravadierendes lösliches Fibrin dagegen extravasal unter Ausbildung pulmonaler hyaliner Membranen (Abb. 2), so resultieren in den Lungenalveolen die gleichen Eliminationsbedingungen, die für hochpolymeres, nicht mehr zirkulationsfähiges, „unlösliches" Fibrin im Extravasalraum gelten.

Elimination von unlöslichem Fibrin

Auch die Elimination hochpolymeren, filamentären und dadurch „korpuskulären" Fibrins obliegt, solange dieses Fibrin noch zirkulationsfähig ist, zum einen den Zellen des RES. Bei isolierter Leberperfusion läßt sich eine außerordentlich rasche Clearance des noch intravasal zirkulierenden korpuskulären Fibrins erkennen [28]: für korpuskuläres ^{75}Se-Fibrin lag die Halbwertszeit bei 9 min [18]. Radioautographisch läßt sich aus dem Blut eliminiertes ^{75}Se-Fibrin zudem an der Oberfläche der v. Kupffer-Sternzellen demonstrieren. Elektronenmikroskopische Untersuchungen von Prose et al. [37] sprechen zudem für die Annahme, daß dieses hochpolymere korpuskuläre Fibrin mit seiner für die α-Kettenvernetzung typischen Querstreifung und 23-nm-Periodik an der Oberfläche von RES-Zellen absorbiert, phagozytiert und intrazellulär verdaut werden kann.

Auch die Clearancefunktion des RES gegenüber noch zirkulierendem hochpolymerem, korpuskulärem Fibrin wird offenbar über plasmatisches und zellständiges Fibronectin gesteuert, das mit den α-Ketten der Fibrinpolymere vernetzt wird. Fibronectin besitzt gegenüber korpuskulärem Fibrin offenbar die Funktion eines Opsonins, das unabhängig vom Komplementsystem funktioniert (α_2-surface-binding glycoprotein, α_2-SB-glycoprotein, α_2-opsonic glycoprotein [10]). Korpuskuläres Fibrin unterscheidet sich bezüglich seiner Opsonierung durch Fibronectin damit nicht von anderen, nichtbakteriellen korpuskulären Elementen, wie denaturiertem Eiweiß, Immunkomplexen oder Kolloiden. Septische Krankheitsprozesse, massive Hämorrhagien, Traumata und Operationen gehen nach Untersuchungen von Saba [27, 44] mit einem Verbrauch dieses α_2-Glykoproteins einher, ein Phänomen, das als „Verbrauchsopsoninopathie" bezeichnet worden ist. Die Verbrauchsopsinopathie aber korreliert mit einer Abnahme der reticuloendothelialen Clearancefunktion gegenüber intravasal zirkulierenden korpuskulären Substanzen und resultiert schließlich in einer „Blockade" des RES, die allerdings unter Zugabe des α_2-Glykoproteins reversibel ist [1, 10, 45].

Umstritten ist allerdings die Frage, ob hochpolymeres Fibrin wirklich von RES-Zellen phagozytiert und intrazellulär verdaut werden kann. Okamoto et al. [35] beschrieben unlängst eine mit Kaliumthiocyanat extrahierbare neutrale Protease der Milz, die Fibrin und Fibrinogen abbauen kann und in Extrakten von Zellfraktionen nachweisbar wird, die Mitochondrien und Lysosomen enthalten. Diese neutrale Protease ist weder mit der neutralen Elastase der Milz, noch mit dem Kathepsin G der Milz [54] identisch. Als Alternative zur intrazellulären Verdauung wäre auch eine intermediäre Adsorption korpuskulären Fibrins an der Oberfläche von RES-Zellen mit nachfolgender Rezirkulation dieses Fibrins oder ein zellständiger, aber extrazellulärer humoraler Fibrinabbau mit konsekutiver Rezirkulation von Fibrinspaltprodukten denkbar. Emeis u. Lindemann [17] erbrachten Anhaltspunkte dafür, daß hochpolymeres Fibrin zwar rasch an der Oberfläche der von Kupffer-Sternzellen adsorbiert, angereichert und von Pseudopodien umscheidet wird, daß dieses hochpolymere Fibrin aber über Stunden extrazellulär verbleibt, ohne in zytoplasmatische Vakuolen aufgenommen zu werden. Gans u. Lowman [18] konnten zudem zeigen, daß harnstoffsolubilisiertes korpuskuläres ^{75}Se-Fibrin zwar relativ rasch aus dem strömenden Blut eliminiert werden kann, nach einigen Stunden aber im strömenden Blut wieder nachweisbar wird, d. h. erneut zirkuliert. Eine inter-

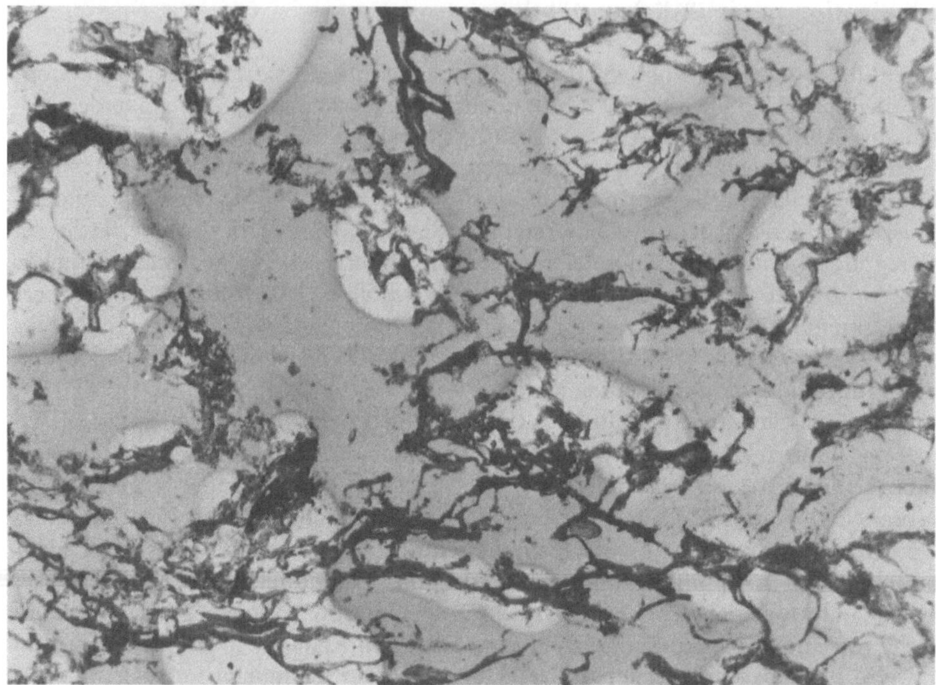

Abb. 3. Fibrinolyse-Autographie nach Todd mit Nachweis der endothelständigen Plasminogen-Aktivator-Aktivität durch umschriebene Auflösung eines plasminogenhaltigen Fibrinfilms über den Gefäßendothelien des Kryostatschnittes. Die Plasminogen-Aktivator-Aktivität des Endothels der großen Körpervenen und der von venösem Blut perfundierten Äste der A. pulmonalis ist ungleich stärker als die Plasminogen-Aktivator-Aktivität der von arterialisiertem Blut perfundierten Vv. pulmonales und der Arterien!

mediäre Adsorption von unlöslichem Fibrin an der Oberfläche von RES-Zellen würde bedeuten, daß auch dieses intermediär aus der Zirkulation abgefangene korpuskuläre Fibrin sekundär durch das humorale Plasminogen-Aktivator-Plasminogen-System abgebaut werden kann.

Zentrales Eliminationsprinzip für hochpolymeres, filamentäres, „korpuskuläres" unlösliches Fibrin ist ohne Zweifel diese Plasminogen-Plasmin-gesteuerte Fibrinolyse. Das Plasminogenmolekül besitzt bekanntlich eine hohe Affinität zu hochpolymerem, korpuskulärem Fibrin und ist durch relativ gut charakterisierte lysinbindende Positionen in seiner A-Kette prädestiniert, spezifische Bindungen mit Fibrin einzugehen und dadurch eine unmittelbare Enzym-Substrat-Interaktion zu ermöglichen [38, 57, 66, Übersicht bei 16]. Auch die Aktivatoren dieses Plasminogens, der Plasminogenaktivator des Gewebes, der Plasminogenaktivator der Gefäßendothele (Abb. 3) und der Plasminogenaktivator des Blutes, besitzen hohe Affinität gegen-

Abb. 4. Exolyse (**a**) und Endolyse (**b**) fibrinreicher, kugelförmiger, hyaliner Mikrothromben mit Verlust der für hochpolymeres Fibrin typischen periodenkoinzidenten Querstreifung und zunehmendem feinkörnigen Zerfall der filamentären Raumgitterstrukturen der Mikrothromben

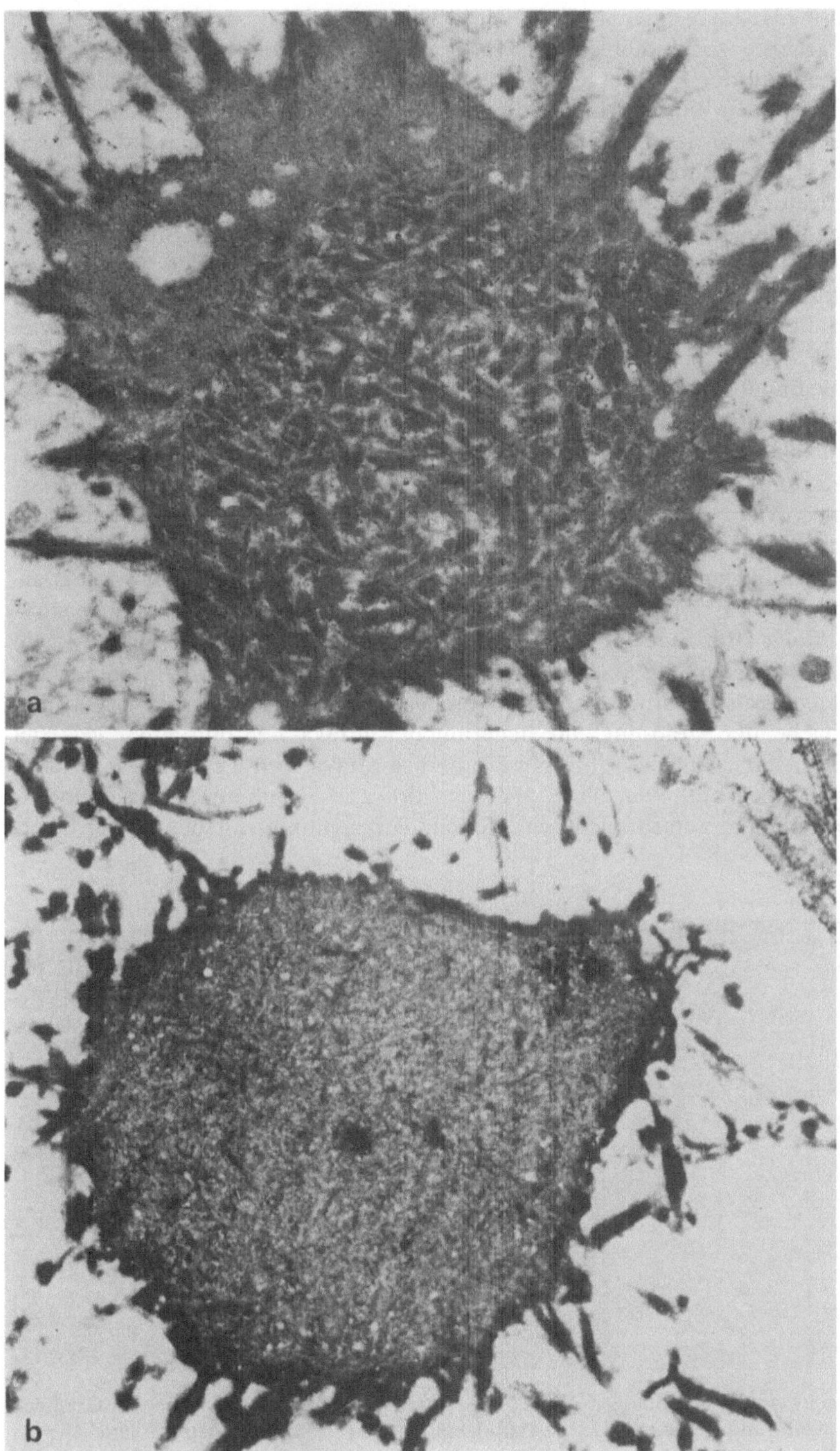

über Fibrin [31, 32], werden an der Oberfläche des Fibrins adsorbiert, reichern sich hier an, gehen enge Bindungen mit Fibrin ein und erhöhen dadurch zugleich die Effizienz der an der Fibrinoberfläche ablaufenden plasminogengesteuerten Fibrinolyse [12, 58, 61]. Vieles spricht dafür, daß die verschiedenen Plasminogenaktivatoren, der Aktivator des Gewebes, der Aktivator der Gefäßendothele und der Aktivator des Blutes, identisch oder doch sehr ähnlich sind und zumindest der Plasminogenaktivator des Blutes aus dem Plasminogenaktivator des Endothels hervorgeht [16]. Hoch gereinigte Aktivatoren erwiesen sich als Serinproteasen mit einem Molekulargewicht von 60 000–70 000, die aus zwei über Disulfidbrücken verbundenen Polypeptidketten bestehen. Wiederholt ist über immunologische Kreuzreaktionen zwischen diesen drei physiologisch auftretenden Plasminogenaktivatoren berichtet worden [15, 40, 61].

Die Bedingungen, unter denen der endotheliale Plasminogenaktivator freigesetzt und zum intravasal zirkulierenden Plasminogenaktivator des Blutes wird, sind bislang ungeklärt. Neben der Hypoxie, der Hypozirkulation und der streßinduzierten Freisetzung von Katecholaminen wird die Existenz eines neurohumoralen Plasminogen-Aktivator-Releasing-Hormons (PARH) diskutiert, das die physiologische Plasminogen-Aktivator-Freisetzung aus Endothelzellen stimuliert und steuert [13].

Der Plasminogenaktivator des Blutes ist praktisch ständig im Blut vorhanden, ohne daß unter physiologischen Bedingungen eine nennenswerte Plasminogenaktivierung erfolgt [16]. Eine intravasal auftretende Aktivierung der Gerinnung geht dagegen fast gesetzmäßig auch mit einer Aktivierung der Fibrinolyse einher, ein Phänomen, das als Ausdruck einer katalytischen Rolle hochpolymeren, korpuskulären Fibrins bei der Auslösung und Steuerung der intravasalen Fibrinolyse gewertet wurde. Die Aktivierung der Fibrinolyse kann bei intravasalen Gerinnungsprozessen andererseits auch auftreten, ohne daß das intravasal zirkulierende Plasminogen-Aktivator-Potential aufgebraucht wird. Solche Beobachtungen haben zu der Über-

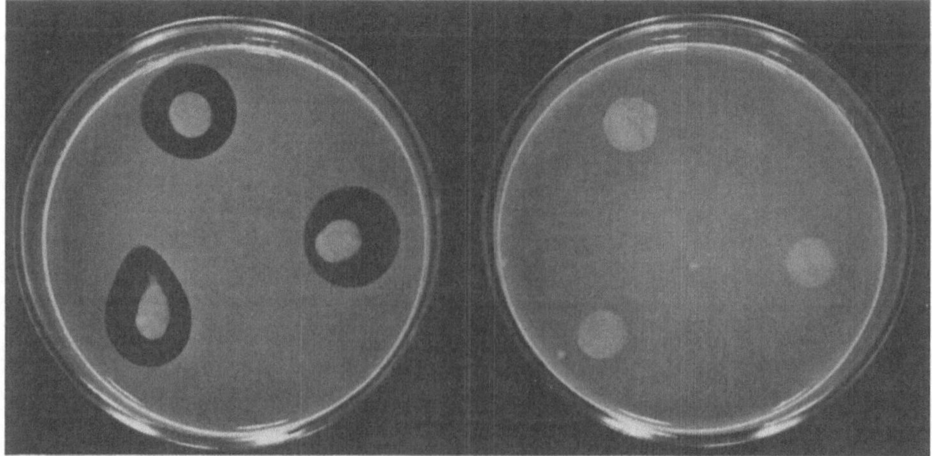

Abb. 5. Nachweis der Plasminogen-Aktivator-Aktivität in der Sedimentfraktion von Granulozyten durch An- und Verdauung des plasminogenhaltigen Fibrins einer Astrup-Platte (rechts: Kontrollplatte mit einem Aktivator-Inhibitor). (Nach [7])

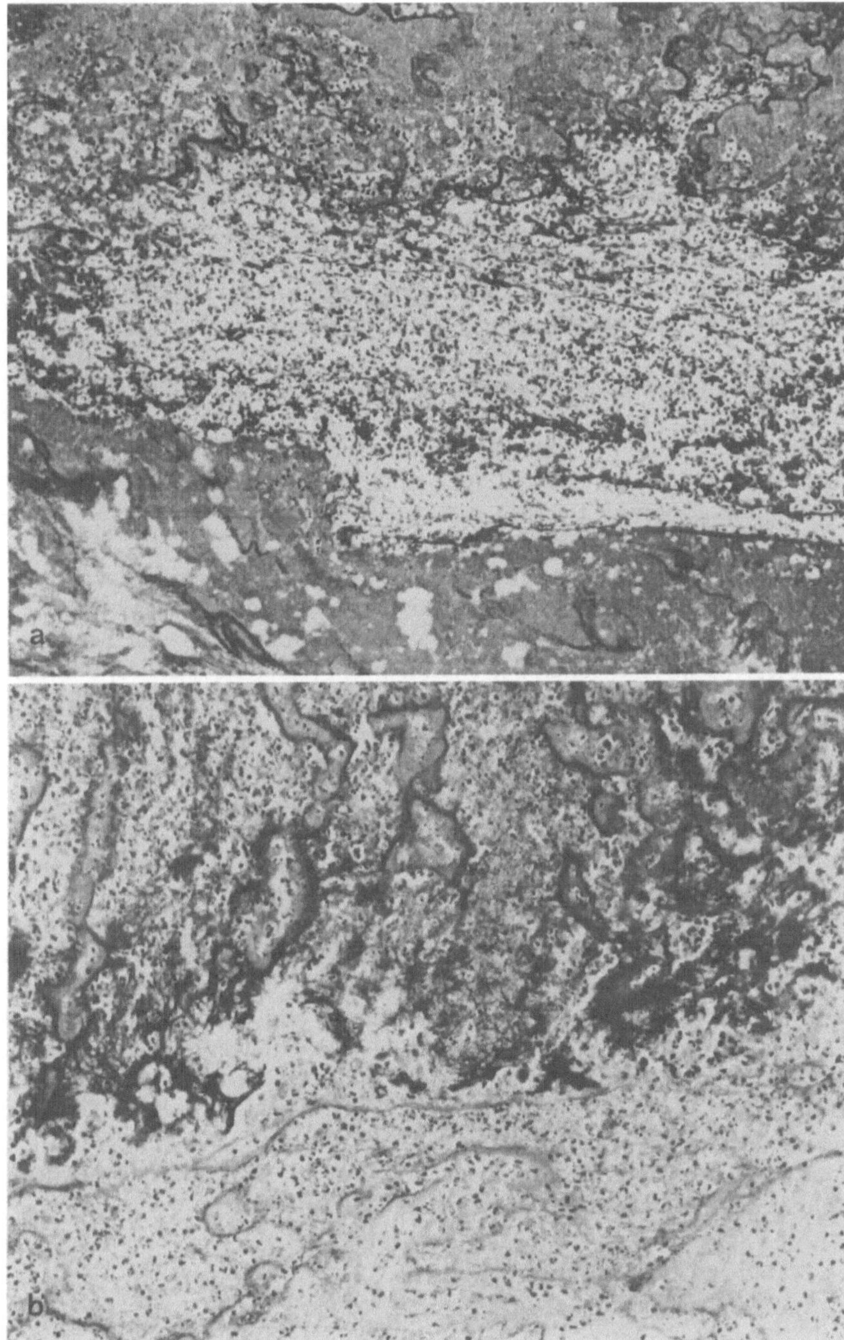

Abb. 6. Puriforme Erweiterung gemischter Abscheidungs- und Gerinnungsthromben mit beginnendem (**a**) bzw. subtotalem (**b**) Abbau des Fibrins an der Oberfläche der Thrombozytenaggregate durch die Granulozyten

legung geführt, daß das Plasminogen-Aktivator-Prinzip möglicherweise nur als einer von mehreren möglichen Stoffwechselwegen der intravasalen Fibrinolyseaktivierung zu werten ist.

Als Alternative zur Plasminogenaktivierung durch einen der drei Plasminogenaktivatoren wäre denkbar, daß der als procoagulativer Gerinnungsfaktor hinlänglich bekannte Hageman-Faktor in der Lage ist, auch die Fibrinolyse durch Kontaktaktivierung zu initiieren. Dieses als Intrinsicfibrinolyse bezeichnete Aktivierungsprinzip des Plasminogens benötigt neben dem Hageman-Faktor offenbar einen Cofactor, den sog. Hageman-Faktor-Cofactor [34] sowie hochmolekulares Kininogen (Fitzgerald-Faktor) und Präkallikrein (Fletcher-Faktor [22, 26, 33]). Ob der sog. Hageman-Faktor-Cofactor dabei mit Präkallikrein identisch ist, ist ungeklärt.

Hochpolymere, korpuskuläre Fibrinderivate zeigen als Äquivalent einer von außen auf das Gerinnsel übergreifenden (Exolyse) oder im Zentrum des Gerinnsels initiierten (Endolyse) fibrinolytischen Elimination einen an der Oberfläche der Fibringerinnsel (Abb. 4a) oder zentral beginnenden (Abb. 4b) Verlust der typischen Querstreifung der raumgitterartig vernetzten Fibrinfasern, ehe sekundär ein rasch progredienter körniger Faserzerfall einsetzt [5, 9].

Die extravasale Fibrinolyse von hochpolymeren korpuskulären Fibrinderivaten unterliegt ohne Zweifel anderen Gesetzmäßigkeiten als die intravasale Fibrinolyse. Als Plasminogenaktivatoren konkurrieren hier der sog. Gewebsaktivator des Plasminogens, proteolytische Aktivitäten der Granulozyten (Abb. 5) [7, 21, 36] und die bereits oben erwähnten Serinproteasen der Makrophagen [59]. Elastaseartige und chymotrypsinartige neutrale Proteasen der Granulozyten vermögen hochpolymeres korpuskuläres Fibrin darüber hinaus unter Umgehung der Plasminogenaktivierung zu verdauen [29], ein Stoffwechselweg, der damit zugleich zu anderen Fibrinspaltprodukten führt als die plasmininduzierte Fibrinolyse. Auch für Alveolarmakrophagen des Kaninchens und Peritonealmakrophagen des Meerschweinchens sind bereits plasminogenunabhängige proteolytische Abbauwege des hochpolymeren korpuskulären Fibrins beschrieben worden [14, 52, 53].

Daß solche plasminunabhängigen Eliminationswege des Fibrins aber auch für den intravasalen Fibrinabbau Bedeutung erlangen können, dokumentiert das Phänomen der puriformen Erweichung von Abscheidungs- und Gerinnungsthromben (Abb. 6). Fibrinspaltprodukte mit einem Molekulargewicht von 25 000 entfalten erhebliche chemotaktische Aktivitäten gegenüber neutrophilen Granulozyten [56] und induzieren dadurch sowohl eine rasche Adhäsion von Granulozyten an der Oberfläche von Thromben [25], als auch eine in den folgenden 6–72 h progrediente Okkupation der Thromben durch Granulozyten [24] mit nachfolgender, granulozytär perpetuierter Fibrindigestion und „puriformer" Thrombolyse.

Literatur

1. Allen C, Saga TM, Molnar J (1973) Isolation, purification and characterization of opsonic protein. J Reticuloendothel Soc 13:410–423
2. Benzer H (1975) Oberflächenspannung in der Lunge und Schocklunge. Verh Dtsch Ges Inn Med 81:455–462

3. Bergström J, Fürst P (1978) Uremic toxins. Kidney Intern 13:5
4. Bleyl U (1971) Pathomorphologie und Pathogenese des Atemnotsyndroms. Verh Dtsch Ges Pathol 55:39–72
5. Bleyl U (1978) Haemostase und Schocklunge. Verh Dtsch Ges Pathol 62:39–54
6. Bleyl U, Kuhn W, Graeff H (1969) Reticuloendotheliale Clearance intravasaler Fibrin-monomere in der Milz. Thromb Diath Haemorrh (Stuttg) 22:87–100
7. Bleyl U, Nagel W (1968) Untersuchungen zur leukocytären Fibrinolyse. Klin Wochenschr 46:413–415
8. Bleyl U, Rieger P, Rossner JA (1978) Indentification of soluble fibrinogen fibrin monomer complexes by non-enzymatic polymerisation in the tissue. Virchows Arch [Pathol Anat] 378:67–74
9. Bleyl U, Rossner JA (1976) Globular hyaline microthrombi, their nature and morphogenesis. Virchows Arch [Pathol Anat] 370:113–128
10. Blumenstock F, Saba TM, Weber P, Cho E (1976) Purification and biochemical characterization of a macrophage stimulating alpha-2-globulin opsonic protein. J Reticuloendothel Soc 19:157–172
11. Busch G, Gerdin B (1977) Effect of low molecular weight fibrin degradation products on endothelial cells in culture. 1st Scandinavian Symposium on Atherosclerosis Research Stockholm
12. Camiolo SM, Thorsen S, Astrup S (1971) Fibrinogenolysis and fibrinolysis with tissue plasminogen activator, urokinase, streptokinase – activated human globulin, and plasmin. Proc Soc Exper Biol Med 138:277–280
13. Cash JD (1978) Control mechanisms of activator release. In: Davidson JF, Rowan RM, Samama MM, Desnoyers PC (eds) Progress in chemical fibrinolysis and thrombolysis. Raven Press, New York, pp 65–75
14. Chang ML, Bang NU, Truex L, Boxer L, Mattler LE, Marks CA (1977) Degradation of soluble fibrin complexes, fibrinogen and fibrin by macrophage enzymes. Thromb. Haemost (Stuttg) 38:102 (Abstract)
15. Cole ER, Bachmann FW (1977) Purification and properties of a plasminogen activator from pig heart. J Biol Chem 252:3729–3737
16. Collen D (1980) On the regulation an control of fibrinolysis. Thromb Haemost (Stuttg) 43:77–89
17. Emeis JJ, Lindemann J (1976) Rat liver macrophages will not phagocytose fibrin during disseminated intravascular coagulation. Haemostasis 5:193–210
18. Gans H, Lowman JT (1967) The uptake of fibrin and fibrin-degradation products by the isolated perfused rat liver. Blood 29:526–539
19. Gerdin B, Belew M, Lindquist O, Saldeen T (1979) Effect of an fibrin derived peptide on pulmonary microvascular permeability. In: Saldeen T (ed) The microembolism syndrome
20. Gordon S, Cohn ZA (1978) Bacille Calmette-Guerin infection in the mouse. Regulation on macrophage plasminogen activator by T-lymphocytes and specific antigen. J Exp Med 147:1175–1188
21. Granelli-Piperno A, Vassali JD, Reich E (1977) Secretion of plasminogen activator by human polymorphnuclear leucocytes. J Exp Med 146:1693–1706
22. Griffin JH (1978) Role of surface in surface-dependent activation of Hageman factor (blood coagulation factor XII). Proc Natl Acad Sci 75:1998–2002
23. Hamilton J, Vassali JD, Reich R (1976) Macrophage plasminogen activator: induction by asbestos is blocked by antiinflammatory steroids. J Exp Med 144:1689–1694
24. Henry RL (1965) Leukocytes and thrombosis. Thromb Diath Haemorrh (Stuttg) 13:35–46
25. Hisano S, Sueishi K, Ishij Y, Tanaka K (1979) Immunhistochemical and histochemical investigations on in vivo thrombosis with urokinase in rabbits. Thromb Haemost (Stuttg) 41:796–803
26. Kaplan AP, Castellino FJ, Collen D, Wiman B, Taylor FB (1978) Molecular mechanisms of fibrinolysis in man. Thromb Haemost (Stuttg) 39:263–283
27. Kaplan JE, Saba TM (1976) Humoral deficiency and reticuloendothelial depression after traumatic shock. Am J Physiol 230:7–14
28. Lewis JH, Szeto IL (1965) Clearance of infused fibrin. Fed Proc 24:840–845

29. Lopaciuk S, Bykowska K, Kaczanowska J, Stachurska J, Jelenska M, Kopeć M (1979) Effects of neutral proteases of human granulocytes on factor XIII and fibrinogen. Thromb Haemost (Stuttg) 42:228
30. Mosesson MW, Umfleet RA (1970) The cold-insoluble globulin of human plasma. I. Purification, primary characterization, and human relationship to fibrinogen and other cold-insoluble fraction components. J Biol Chem 245:5728–5736
31. Müllertz S (1953) Plasminogen activator in spontaneously active human blood. Proc Soc Exper Biol Med 82:291–295
32. Müllertz S (1956) Mechanism of activation and effect of plasmin in blood. Ph.D. Thesis. Munksgaard, Copenhagen
33. Niewiarowski S, Prou-Wartelle O (1959) Role of the contact factor (Hageman factor) in fibrinolysis. Thromb Diath Haemorrh 3:593–603
34. Ogston D, Ogston CM, Ratnoff OD, Forbes CD (1969) Studies on a complex mechanism for the activation of plasminogen by kaolin and by chloroform: the participation of Hageman factor and additional cofactors. J Clin Invest 48:1786–1801
35. Okamoto U, Nagamatsu Y, Anemiya T (1981) Human spleen insoluble fibrinolytic proteinase acting at neutral pH: its partial purification and characterization. Thromb Haemost (Stuttg) 45:180–185
36. Plow EF, Edington TS (1975) The cleavage of fibrinogen by leukocyte proteases at physiological pH. J Clin Invest 56:30–38
37. Prose PH, Lee L, Balk SD (1965) Electron microscopic study of the phagocytic fibrin-clearing mechanism. Am J Pathol 47:403–417
38. Rakoczi I, Wiman B, Colleen D (1978) On the biological significance of the specific interaction between fibrin, plasminogen and antiplasmin. Biochim Biophys Acta 540:295–300
39. Ratliff NB, Wilson JW, Mikat E, Hackel DB (1970) Altered leukozytes in pulmonary vessels of dogs in hemorrhagic shock. Microvasc Res 2:241–256
40. Rijken DC, Wijngaards G, Zaal-de Jong M, Welbergen J (1979) Purification and partial characterization of plasminogen activator from human uterine tissue. Biochim Biophys Acta 580:140–153
41. Risberg B, Heideman M (1980) The cascade systems in posttraumatic pulmonary insufficiency. Acta Chir Scand [Suppl] 499:107
42. Rüfer R (1971) Surfactant inhibition in vitro. XXV. Internat. Congr. of Physiol. Sciences. Proceedings of the International Union of Physiol. Sciences IX
43. R̆uoslahti E, Vaheri A (1976) Immunological interspecies cross reaction of fibroblast surface antigen (Fibronectin). Immunochemistry 13:639–642
44. Saba TM (1975) Reticuloendothelial systemic host defense after surgery and traumatic shock. Circulat Shock 2:91–107
45. Saba TM, Blumenstock FA, Scovill WA, Bernhard H (1978) Cryoprecipitate reversal of opsonic-2-surface binding glycoprotein deficiency in septic surgical and trauma patients. Science 201:622–624
46. Saldeen T (1980) Fibrin derived peptides as mediators of increased vascular permeability. Acta Chir Scand [Suppl] 499:67
47. Schneider J, Baggiolini M (1978) Role of phagocytosis in the activation of macrophages. J Exp Med 148:1449–1457
48. Schreiner GE (1975) The search for the uremic toxin. Kidney Int 1:5
49. Schreiner GE, Winchester JF (1979) Uremia – 1978 perspective. Chir Nephrol 2:52
50. Sherman LA, Harwig S, Lee J (1975) In vitro formation and in vivo clearance of fibrinogen fibrin complexes. J Laborat Clin Med 86:100–111
51. Sherman LA, Lee J (1977) Specific binding of soluble fibrin to macrophages. J Exp Med 145:76–85
52. Sherman LA, Lee J, Jacobson A (1977) Quantitation of the reticuloendothelial system clearance of soluble fibrin. Br J Haematol 37:231–238
53. Shermann LA, Lee J, Stewart CC (1977) Release of fibrinolytic enzymes by macrophages in response to soluble fibrin. Thromb Haemost (Stuttg) 38:46
54. Starkey PM, Barrett AJ (1976) Neutral proteinases of human spleen. Purification and criteria for homogenicity of elastase and cathepsin G. Biochem J 155:225–263

55. Stemberger A, Hörmann H (1976) Affinity chromatography on immobilized fibrinogen and fibrin monomer. II. The behavior of cold-insoluble globulin. Hoppe-Seyler's Z Physiol Chem 357:1003–1005
56. Sueishi K, Nanno S, Tanaka K (1981) Permeability enhancing and chemotactic activities of lower molecular weight degradation products of human fibrinogen. Thromb Haemost (Stuttg) 45:90–94
57. Thorsen S (1975) Differences in the binding to fibrin of native plasminogen and plasminogen modified by proteolytic degradation. Influence of omega-amino-carboxylic acids. Biochim Biophys Acta 393:55–65
58. Thorsen S (1977) Human urokinase and porcine tissue plasminogen activator. Thesis, University of Copenhagen
59. Unkeless JC, Gordon S, Reich E (1974) Secretion of plasminogen activator by stimulated macrophages. J Exp Med 139:834–850
60. Vassalli JD, Hamilton J, Reich E (1976) Macrophage plasminogen activator: Modulation of enzyme production by antiinflammatory steroids, mitotic inhibitors, and cyclic nucleotides. Cell 8:271–281
61. Wallen P (1977) Activation of plasminogen with urokinase and tissue activator. In: Paoletti R, Sherry S (eds) Thrombosis and urokinase. Academic Press, London, pp 91–102
62. Werb Z, Foley R, Munck A (1978) Glucocorticoid receptors and glucocorticoid-sensitive secretion of neutral proteinases in a macrophage cell line. J Immunol 121:115–121
63. Werb Z, Foley R, Munck A (1978) Interaction of glucocorticoids with macrophages. Identification of glucocorticoid receptors in monocytes and macrophages. J Exp Med 147:1684–1694
64. Wichert P von (1978) Alveolarwandphysiologie und Surfactant. Verh Dtsch Ges Pathol 62:29–36
65. Wilson JW (1972) Pulmonary factors produced by septic shock: Cause or consequence of shock lung? J Reprod Med 8:307
66. Wiman B, Wallen P (1977) The specific interaction between plasminogen and fibrin. A physiological role of the lysine binding site in plasminogen. Thromb Res 10:213–222

Lokaler Fibrinkleberabbau im Tierexperiment – Histomorphologische Untersuchungen

H.-J. Pesch und J. Scheele

Im Gegensatz zu der vorstehend beschriebenen Elimination intravasal entstandener Fibrinaggregate wird bei der Fibrinklebung ein extravasales Gerinnsel erzeugt. Auch ein solcher Vorgang ist in der Pathologie seit langem als typische Reaktion des Organismus auf mechanische, thermische, chemische oder sonstige Gewebsschädigung bekannt. Die extravasale Fibrinbildung dient hier der Stabilisierung eines gestörtes Kompartiments, wobei sowohl der hämostyptische Effekt als auch die Abdichtung von Grenzmembranen – etwa in Form der fibrinösen Entzündung an serösen Häuten – im Vordergrund stehen kann (Abb. 1a).

Derartiges extravasales Fibrin stellt einen Fremdkörper dar, der zunächst zellulär infiltriert und nachfolgend durch ein gefäßreiches Granulationsgewebe organisiert wird (Abb. 1b).

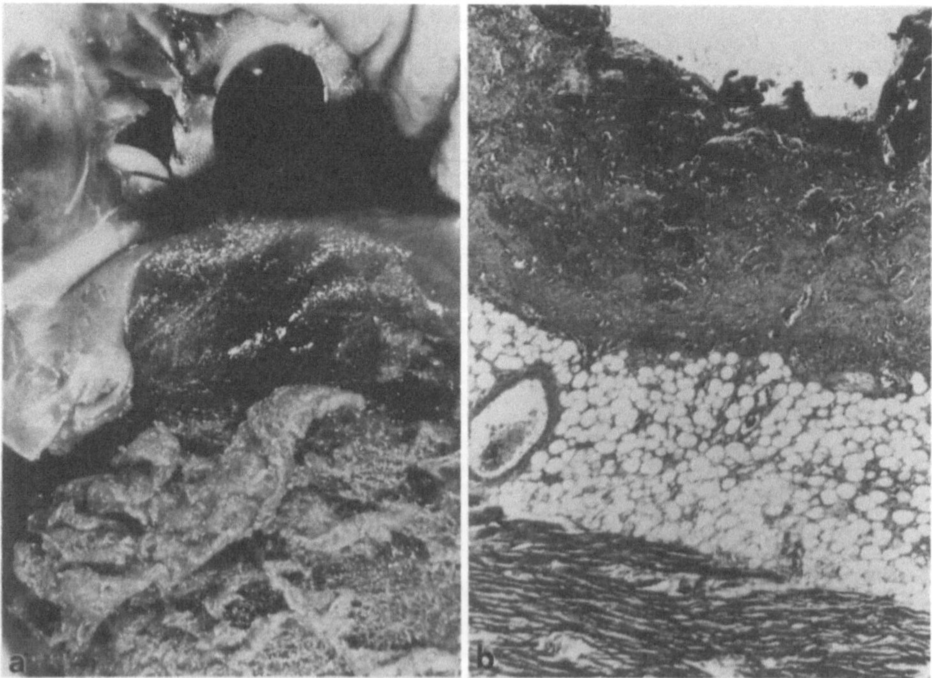

Abb. 1a, b. Cor villosum 12 Tage nach Mitralklappenimplantation (SN 416/81, w., 39 Jahre). **a** Teils flächig, teils zottig vernetzte Fibrinmassen auf der Epikardoberfläche nach operationsbedingten, mechanischen Läsionen. Paravalvuläres Leck durch partiellen Ausriß der Prothese. **b** Organisation der Fibrinauflagerungen durch gefäßreiches, resorptives Granulationsgewebe (HE-Färbung, Vergr. ×160)

Der therapeutisch applizierte Fibrinkleber unterscheidet sich von einem spontan entstandenen Gerinnsel durch 3 wesentliche Merkmale:

1. Korpuskuläre Blutbestandteile, insbesondere die Thrombozyten, sind stark vermindert oder fehlen abschnittsweise völlig.
2. Infolge der um etwa den Faktor 25 erhöhten Fibrinogen-Konzentration resultiert eine wesentlich dichtere Fibrinstruktur.
3. Die Fibrinolysestabilität ist durch Verminderung des Plasminogengehaltes und Zusatz eines Plasmininhibitors (Aprotinin) erheblich gesteigert.

Angesichts dieser Besonderheiten galt es, die Wechselwirkung zwischen Fibrinkleber und angrenzendem Gewebe tierexperimentell zu untersuchen.

Material und Methode

An Hunden und Kaninchen wurden Inzisionen von Leber, Milz und Niere, Resektionsflächen an Leber und Milz und Anastomosen der Trachea teils durch alleinige Applikation humanen Fibrinklebers, teils unter zusätzlicher Verwendung eines Kol-

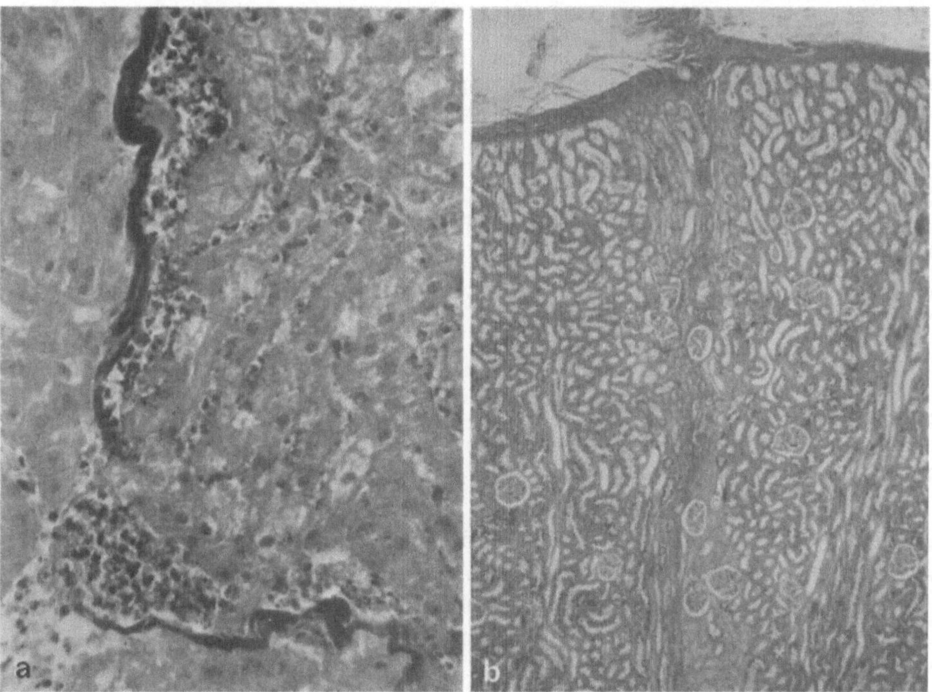

Abb. 2 a, b. Wundheilung nach *dünn*-schichtiger Fibrinklebung (Ladewig-Färbung, Vergr. a ×350, b ×40). a Kaninchenleber 3 Tage postoperativ: Durch schmales Fibrinband ausgefüllter Wundspalt, Infiltration durch neutrophil granulierte Leukozyten und einzelne Makrophagen. b Kaninchenniere 31 Tage postoperativ: Zart vernarbte Nephrotomie, narbennahes Nierenparenchym unauffällig, keine Fibrinreste

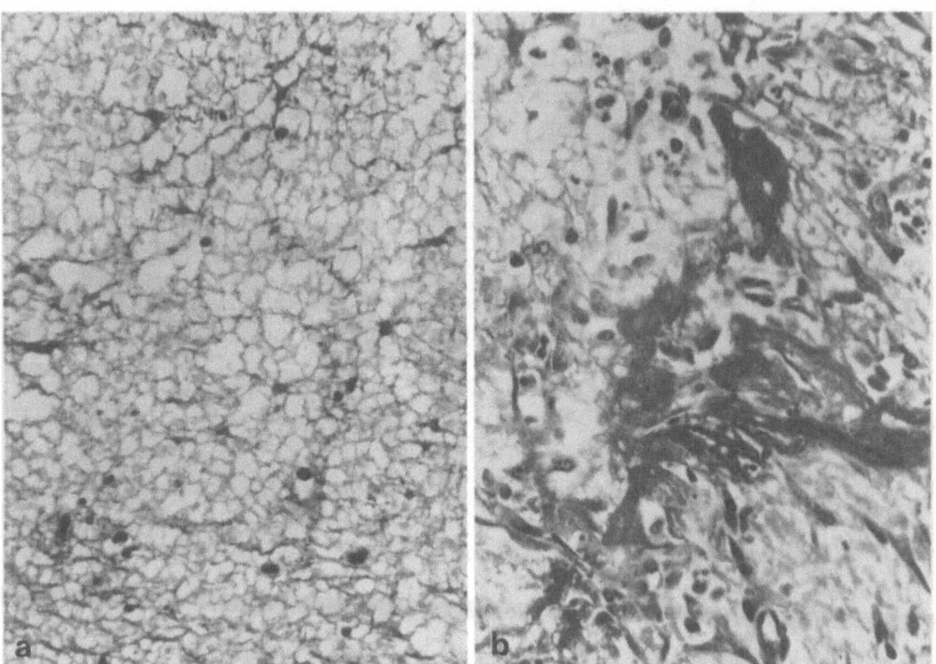

Abb. 3a, b. Abbau eines großvolumigen Fibrindepots in der Hundeniere 4 Tage postoperativ (Ladewig-Färbung, Vergr. a ×290, b ×515. **a** Im Zentrum feinnetzige Gitterstruktur mit beginnender zellulärer Infiltration. **b** Im Randbereich (rechts unten) Einsprossen eines kapillar- und fibroblastenreichen Granulationsgewebes

lagenvlieses abgedichtet. Der postoperative Verlauf wurde nach Klebungen an Parenchymorganen bis zum 31. Tag, nach Reanastomosierung der Trachea bis zum 63. Tag makroskopisch und histologisch untersucht (ausführliche Darstellung in [5, 6, 7]).

Ergebnisse

Dünnschichtig aufgetragener Fibrinkleber war bei beiden Tierarten bereits nach 3 Tagen zellulär infiltriert (Abb. 2a), nach einer Woche größtenteils durch ein vernarbendes Granulationsgewebe ersetzt. 15 und 31 Tage postoperativ fanden sich zarte Narben ohne Fibrinkleberreste (Abb. 2b). Eine direkte, fibrinkleberbedingte Gewebeschädigung war während des gesamten Verlaufes nicht nachweisbar.

Großvolumige Fibrindepots persistierten länger, wurden mantelförmig von der Peripherie zum Zentrum hin organisiert und verursachten eine ausgeprägtere, bei Hund und Kaninchen unterschiedliche zelluläre und gewebliche Reaktion.

Beim *Hund* zeigte das Fibrin eine feinnetzige Gitterstruktur mit zunächst schütteren Infiltraten von neutrophil granulierten Leukozyten und Makrophagen (Abb. 3a). Im Randbereich waren bereits nach 4 Tagen reichlich Kapillarsprossen und Fibroblasten mit beginnender Fasersynthese erkennbar (Abb. 3b). Nach

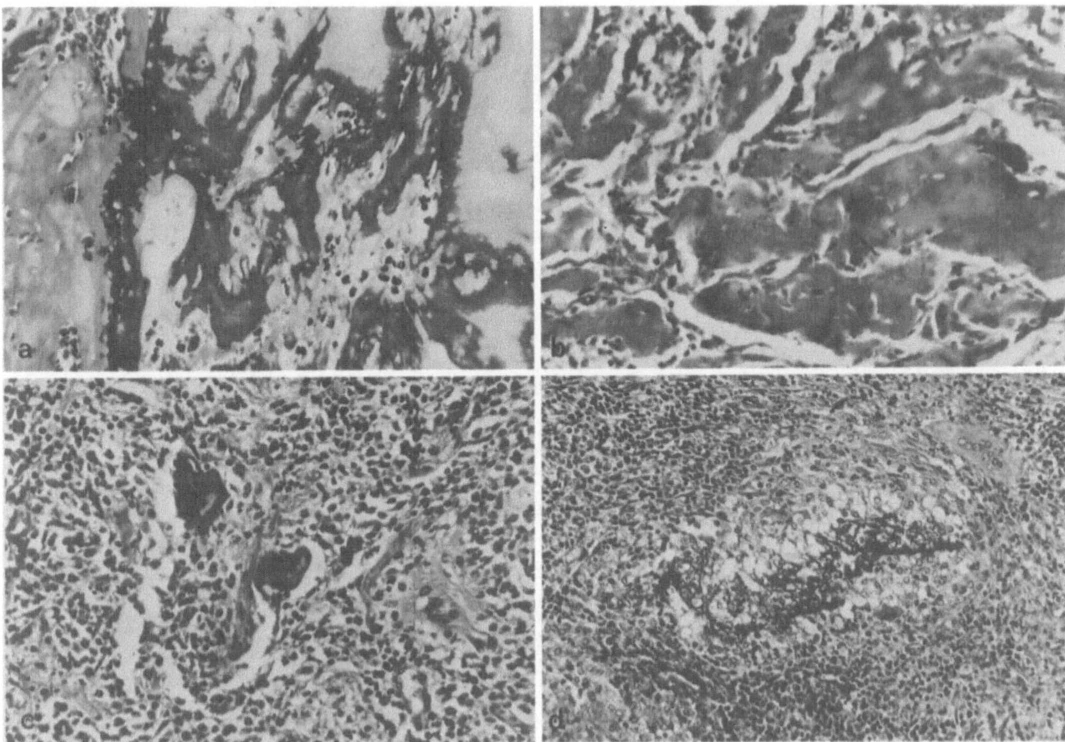

Abb. 4 a–d. Abbau großvolumiger Fibrindepots in Niere und Leber von Kaninchen (Ladewig-Färbung, Vergr. a und b ×225, c ×250, d ×145. **a** und **b** Niere 5 Tage postoperativ: Im
Zentrum (**a**) leukozytäre Infiltration mit perizellulären Fibrinolysehöfen; im Randbereich (**b**)
beginnende Fragmentierung durch einsprossendes Granulationsgewebe. **c** Leber 15 Tage
postoperativ: Kompakte Fibrinkleberreste, umgeben von Granulationsgewebe, Rundzellinfil-
traten und einzelnen mehrkernigen Riesenzellen. **d** Leber 7 Tage postoperativ: Von Rund-
zellen und einzelnen Fremdkörperriesenzellen umgebenes Fibrinklebergranulom

15 Tagen fand sich ein vernarbendes Granulationsgewebe mit allenfalls noch sche-
menhaften Fibrinresten.

Beim *Kaninchen* war das Fibrin wesentlich kompakter, grobschollig bis band-
förmig strukturiert. Nach 5 Tagen zeigten sich in zentralen Bereichen neutrophil
granulierte Leukozyten und einzelne Makrophagen, die das Gerinnsel unter Ausbildung perizellulärer Fibrinolysehöfe teils lakunenartig, teils spaltenförmig infiltrier-
ten (Abb. 4a). Zur Peripherie hin wurden diese Spalten durch ein zunehmend
rundzellreiches Granulationsgewebe ausgefüllt, das die bis in den Randbereich sehr
kompakten Fibrinschollen im weiteren Verlauf straßenförmig fragmentierte
(Abb. 4b). Nach 15 Tagen lag ein lymphozyten- und plasmazellreiches vernarbendes Granulationsgewebe mit einzelnen Fremdkörperriesenzellen, relativ spärlicher
Fasersynthese und umschriebenen, weiterhin sehr kompakten Fibrinresten vor
(Abb. 4c). In der Nachbarschaft ausgedehnter Gewebsnekrosen oder auf Organ-
kapseln bildeten sich abschnittsweise Fibringranulome aus (Abb. 4 d).

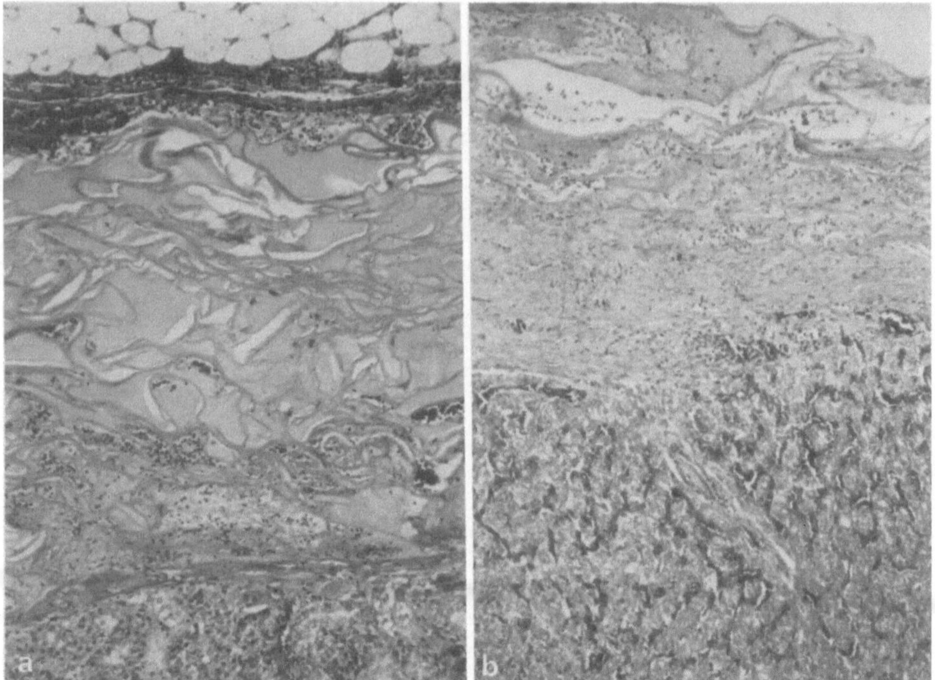

Abb. 5. Organisation nach kombinierter Anwendung von Fibrinkleber und Kollagenvlies beim Hund (Goldner-Färbung, Vergr. a und b ×110). **a** Auf Nierenkapsel aufgeklebtes Vlies 3 Tage postoperativ: Blutige Durchtränkung der Randpartien und beginnende zelluläre Infiltration. **b** Auf Milzwunde aufgeklebtes Vlies 15 Tage postoperativ: Parenchymnaher Ersatz durch körpereigenes Narbengewebe, in den äußeren Arealen Reste von Vlies und Fibrinkleber

Das bei einem Teil der Versuchstiere zusätzlich aufgeklebte *Kollagenvlies* zeigte sich zunächst als unregelmäßig gekammertes, schwammartiges, avitales Bindegewebe (Abb. 5a), das ebenfalls anfangs zellulär, nachfolgend durch ein resorptives Granulationsgewebe infiltriert, abgebaut und innerhalb von 4 Wochen durch körpereigenes Narbengewebe ersetzt wurde (Abb. 5b).

Diskussion

Die Fibrinklebung imitiert den letzten Schritt der plasmatischen Gerinnung und damit einen für die Frühphase jeder Wundheilung charakteristischen physiologischen Vorgang [4]. Für die wesentlichen therapeutischen Effekte – die Blutstillung, die Verklebung zweier Wundflächen oder die Abdichtung von Parenchymdefekten – wird nur ein schmales, mit dem Gewebe unmittelbar kontaktierendes Fibrinband wirksam. Daher sollten möglichst dünnschichtige Klebungen angestrebt werden, zumal der Heilungsprozeß hier relativ rasch abläuft und zu einer besonders zarten Narbenbildung ohne erkennbare Schädigung des Grenzgewebes führt.

Beim *Hund* werden auch größere Fibrinkleberdepots dank einer feinnetzigen Struktur mit großer innerer Oberfläche mühelos durch neutrophil granulierte Leukozyten und Makrophagen infiltriert und nachfolgend durch ein rasch einsprossendes, gefäß- und fibroblastenreiches Granulationsgewebe teils fibrinolytisch, teils durch Phagozytose resorbiert [7]. Im Gegensatz hierzu werden die beim *Kaninchen* sehr homogenen, grobschölligen Fibrinkonglomerate wesentlich langsamer abgebaut. Neben zahlreichen Lymphozyten, die möglicherweise Ausdruck einer immunologischen Abwehrreaktion auf die Verwendung artfremden Fibrins sind [1, 7], treten immer wieder Fremdkörperriesenzellen, vereinzelt auch Fremdkörpergranulome als histologische Antwort auf eine nur mühsam zu metabolisierende Substanz in Erscheinung.

Als Ursache dieser bei beiden Versuchstierarten unterschiedlichen geweblichen Reaktion ist die beim Hund – wie auch beim Menschen – wesentlich höhere gewebsständige Aktivität von Plasminogenaktivatoren anzusehen [2, 8]. Die dadurch forcierte Fibrinolyse schäumt die primär dichte Fibrinstruktur auf und macht das Gerinnsel der Verdauung durch körpereigene Zellen leichter zugänglich.

Ein zusätzlich aufgeklebtes *Kollagenvlies* wird nach einem sehr ähnlichen, für nahezu alle resorbierbaren Implantate typischen Prinzip [3] zunächst zellulär, nachfolgend durch ein Granulationsgewebe infiltriert, resorbiert und durch eine faserreiche Narbe aus neugebildetem kollagenen Bindegewebe ersetzt.

Klinische Relevanz

Die Resorption von Fibrinkleber entspricht histomorphologisch dem Abbau körpereigenen extravasalen Fibrins. Dank der konzentrationsbedingt dichten Fibrinstruktur, der Reduzierung des Plasminogengehaltes und der zusätzlichen Beimengung eines Plasmininhibitors unterliegt der Kleber in vivo jedoch keiner spontanen Fibrinolyse. Durch die gewebsständigen Plasminogenaktivatoren wird er lediglich strukturell aufgelockert. Die eigentliche Resorption erfolgt überwiegend durch ein rasch infiltrierendes Granulationsgewebe, wobei sowohl perizelluläre Fibrinolysehöfe als auch intrazelluläre, phagozytierte Fibrinfragmente vorliegen [7]. Bereits nach 3 bis 4 Tagen sind zahlreiche Fibroblasten mit beginnender Fasersynthese nachweisbar. Beim Auftreten eines solchen vernarbenden Granulationsgewebes ist eine Wunde jedoch so weit stabilisiert, daß der provisorische Wundverschluß durch Fibrin nicht mehr erforderlich ist. Daher kann die Fibrinklebung nicht nur als schonende, sondern zumindest bei der Versorgung mechanisch wenig belasteter Wunden auch als sichere chirurgische Technik angesehen werden.

Angesichts des rascheren Heilungsablaufes und der zarteren Narbenbildung sollte eine möglichst dünnschichtige Klebetechnik angestrebt werden. Vermehrt aufgetragenes Fibrin führte bei beiden Tierarten lediglich zu einer verstärkten geweblichen Reaktion und einer unnötigen Verzögerung des Heilungsablaufes.

Im Rahmen dieser Untersuchungen wurden an nicht-vorsensibilisierten Tieren Klebungen mit humanem und somit heterologem Fibrinogen durchgeführt. Immunologische Abwehrreaktionen waren beim Hund nicht, beim Kaninchen in Form lymphozyten- und gelegentlich plasmazellreicher Infiltrate angedeutet erkennbar. Dies läßt einerseits bei Verwendung homologen Klebers die Gefahr lokaler allergischer Phänomene außerordentlich gering erscheinen; andererseits ist aufgrund dieser Befunde vor der Verwendung heterologen Klebers in der Humanmedizin dringend zu warnen, zumal bei früheren Tierexperimenten nach wiederholter Applikation artfremden Fibrinogens erhebliche allergische Reaktionen mit schwerwiegenden Wundheilungsstörungen beobachtet wurden [1].

Literatur

1. Braun F, Holle J, Knapp W, Kovac W, Passl R, Spängler HP (1975) Immunologische und histologische Untersuchungen bei der Gewebeklebung mit heterologem hochkonzentriertem Fibrinogen. Wien Klin Wochenschr 87:815–819
2. Glas P, Astrup T (1970) Thromboplastin und plasminogen activator in tissues of the rabbit. Am J Physiol 219:1140–1146
3. Pesch H-J, Stöß H (1977) Lösungsmittelkonservierte Dura mater. Ein neues Dura-Transplantat im Tierversuch. Chirurgie 48:732–736
4. Hörmann H, Kühn K (1977) Das Zusammenspiel von humoralen Faktoren, extrazellulärer Matrix und von Zellen bei der Wundheilung. Fortschr Med 19:1299
5. Scheele J, Heinz J, Pesch H-J (1981) Fibrinklebung an parenchymatösen Oberbauchorganen. Tierexperimentelle Untersuchungen. Langenbecks Arch Chir 354:245–254
6. Scheele J, Gentsch H-H, Hoffmann W, Pesch H-J (1982): Anastomosentechnik an der Trachea. Tierexperimentelle Untersuchungen. Laryng Rhinol Otol 61:107–114
7. Scheele J, Pesch H-J (1982) Morphologische Aspekte des Fibrinkleberabbaues im Tierexperiment. In: Cotta H, Braun A (Hrsg) Fibrinkleber in Orthopädie und Traumatologie. Thieme, Stuttgart, New York, 35–43
8. Smokovitis A, Astrup T (1977): Histochemical study of fibrinolytic activity and inhibition of plasmin in the lungs of some animal species. Haemostasis 6:318–328

II. Parenchymorgane und Urologie

Moderator: F. P. Gall

Organerhaltende und gewebeschonende Möglichkeiten in der Leber- und Milzchirurgie – Experimentelle Untersuchungen

G. Spilker, R. Türk, A. Stemberger und G. Blümel

Allgemeiner Überblick

Die Leber ist als zentrales Stoffwechselorgan für den menschlichen Organismus unentbehrlich, so daß organverkleinernden chirurgischen Eingriffen Grenzen gesetzt sind [7]. Chirurgische Eingriffe an der Milz bedeuteten bisher im wesentlichen die Entfernung des Organs. Schon Galen nannte die Milz ein Organon plenum mysterii [2]. Die verschiedenartigen Interpretationen, die sich über die Milzfunktion in der Literatur finden, lassen diese Feststellung auch heute noch zutreffend erscheinen. Die Milz als solitäres Organ ist zwar entbehrlich, ihre Entfernung ist jedoch auf den Organismus nicht ohne Auswirkung [5, 6].

Traumatische Schädigungen von Leber und Milz werden zunehmend häufiger beobachtet. Beim stumpfen Bauchtrauma wird die Milz von allen intraabdominalen Organen am häufigsten verletzt. Entsprechend einer Literaturübersicht liegt die Verletzungsquote bei 30–40%. Die Leberverletzung rangiert mit 10–30% an 2. Stelle [3]. Ihre Versorgung ist jedoch ungleich schwieriger und von größerer Bedeutung. Die bisher erprobten Techniken zur Versorgung von Milz- und Leberparenchymdefekten konnten nicht in der gewünschten Weise zufriedenstellen. Durch zu zahlreich angewendetes Nahtmaterial, wie durchgreifende Nähte, Matratzennähte (Abb. 1), kommt es durch die Strangulation des Gewebes zu entsprechender Gewebshypoxydose und häufig zu Lebernekrosen und anderen Komplikationen, wie Fistelbildung, Abszeßbildung usw. Andere Techniken konnten die hohen Komplikationsraten im wesentlichen auch nicht mindern [1, 4, 8].

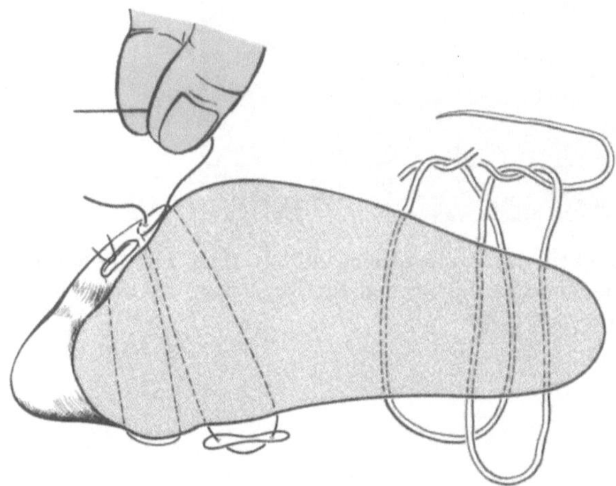

Abb. 1. Durchgreifende U- und Matratzennähte zur Blutstillung

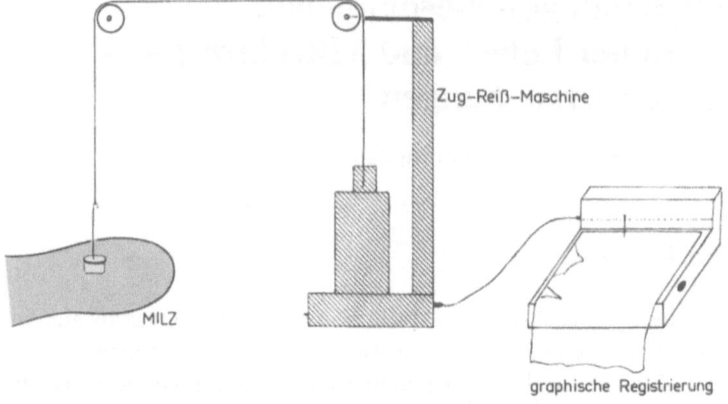

a

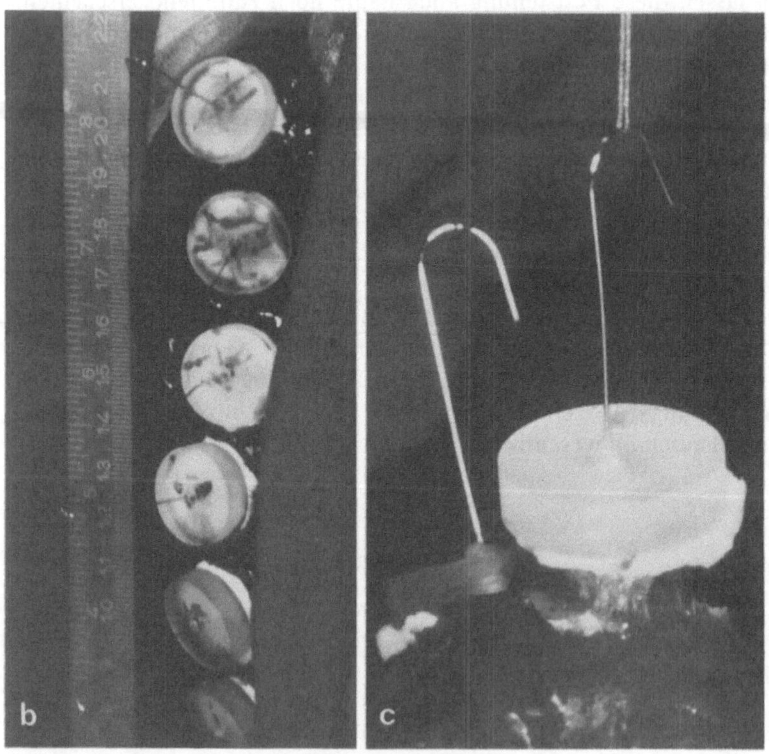

Abb. 2a–c. Untersuchung der Haftfestigkeit des Klebesystems mittels einer Zug-Reiß-Maschine. **a** Versuchsanordnung; **b** aufgeklebte Stempel vor den Reißversuchen; **c** Abzug eines Stempels. Anspannen der Fibrinfäden vor dem Abriß

Ziel und Fragestellung

Das von uns benutzte Klebesystem bestand aus dem Fibrinkleber in Verbindung mit einem Kollagenschwamm. Folgende Fragen haben wir uns gestellt und zunächst experimentell untersucht:

1. Kommt es zu einer sofortigen und dauerhaften Blutstillung?
2. Können postoperative Komplikationen reduziert werden?
3. Ist die versiegelte Resektionsfläche druckstabil?
4. Welche Reaktionen treten an der Resektionsfläche und an der Umgebung auf?
5. Wie verhält sich die Restleber?
6. Ist das Fibrin-Kollagen-System ein Hilfsmittel in der Parenchymchirurgie?

Methodik

Als Versuchstier diente das Schwein. Die Tiere wurden in Intubationsnarkose operiert. Es wurden sowohl linksseitige als auch rechtsseitige Hemihepatektomien sowie ausgedehnte Milzresektionen und Milzrupturen mit dem Klebesystem versorgt. Zunächst wurde jedoch die Haftfestigkeit des Fibrin-Kollagen-Systems mittels einer Reißfestigkeitsmaschine untersucht. Durch die zungenförmige Ausdehnung der Schweinemilz konnten mehrere standardisierte Rupturen zur Messung durchgeführt werden. Die Kapsel mit dem anhängenden Parenchym wurde mit einem Skalpell abgetragen. An Plastikplatten von 1 cm Durchmesser wurden die Kollagenschwämme mittels eines technischen Klebers angeleimt. Die andere Seite des Schwammes wurde mit dem Fibrinkleber benetzt und auf den Parenchymdefekt geklebt. Die Untersuchung in 5minütigen Zeitabständen zeigte, daß bereits nach 15 min annähernd eine maximale Festigkeit von 95 pond pro cm² erreicht war. Nach 20 min nahm die Festigkeit nicht mehr zu, so daß weitere Intervalle nicht mehr berücksichtigt wurden (Abb. 2). Nachdem durch diese Untersuchung nachgewiesen wurde, daß die Versiegelung der Parenchymdefekte mittels o. g. Methode zu einer guten Haftfestigkeit führte, wurden weitere Untersuchungen durchgeführt.

Links- und rechtsseitige Hemihepatektomien wurden in Finger-fracture-technique durchgeführt (Abb. 3). Die dabei sich anspannenden Gefäße und Gallengänge wurden einzeln ligiert. Nach Entfernung des Leberlappens bestand die gesamte Resektionsfläche nur aus einzelnen Gefäß- und Gallengangsligaturen. Das Parenchym, noch relativ feucht, wurde anschließend mit dem Fibrin-Kollagen-System versiegelt (Abb. 4). Mittels einer trockenen Kompresse wurde der Kollagen-Schwamm 3–5 min auftamponiert. Jegliche Manipulation während dieser Zeit würde eine Abschwächung des Klebeeffektes bewirken. Die Blutung stand in jedem Falle sofort, es kam zu einer absolut dichten Verklebung des Wundbettes mit dem Kollagenschwamm.

Durch medikamentöse oder mechanisch induzierte Blutdrucksteigerung konnte in keinem Falle eine Nachblutung provoziert werden. In einer Vergleichsstudie wurde die Resektionsfläche mit durchgreifenden Matratzennähten versorgt. Es wurden so viele Nähte gelegt, bis die Resektionsfläche einigermaßen trocken erschien.

Im Bereich der Milz wurden über die gesamte Länge des Organs mehrere standardisierte Rupturen mit dem Skalpell durchgeführt. Die Rupturen bis zu 4×5 cm

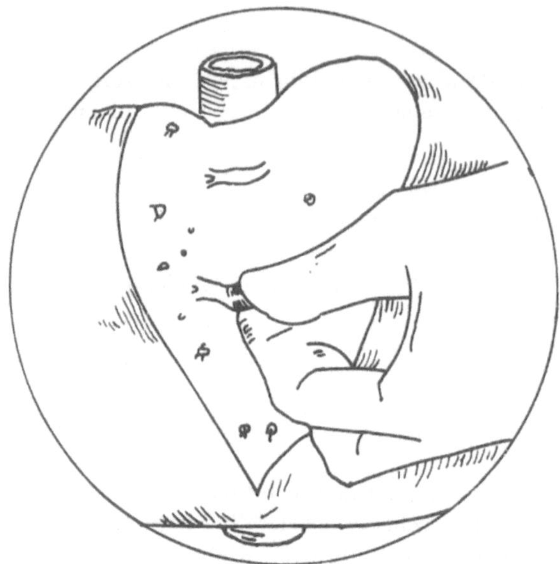

Abb. 3. Stumpfe Parenchymdurch-
trennung in „finger-fracture-technique"

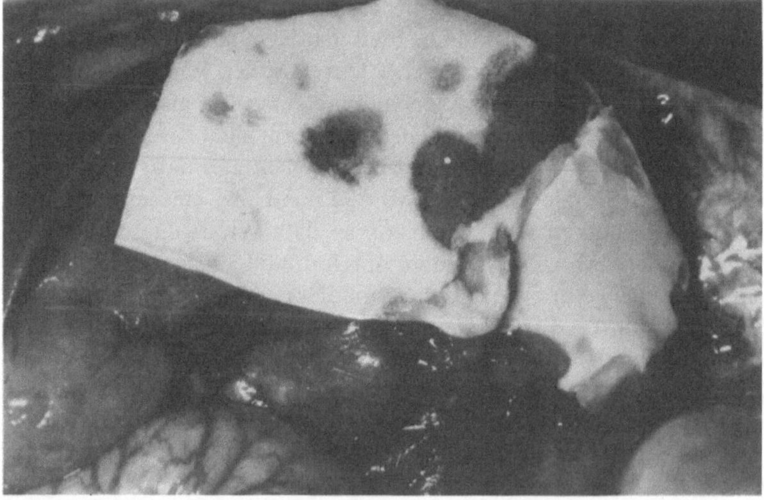

Abb. 4. Versiegelte Resektionsfläche 10 min postoperativ

groß in den Milzstil reichend, wurden mit Seidenfäden markiert, um ein späteres
Auffinden zu ermöglichen. Da in unseren Versuchen der Blutstrom nicht gedrosselt
und zusätzlich keinerlei Nahtmaterial angewandt werden sollte, kam es in einigen
Fällen bei den ersten Klebeversuchen nicht zu der gewünschten Blutstillung. In
diesen Fällen mußte der Klebevorgang wiederholt werden. Es handelte sich in
jedem Falle um Sickerblutungen am Rande des Kollagenschwammes. Spätestens
nach dieser ergänzenden Klebung konnten wir eine absolute Versiegelung errei-

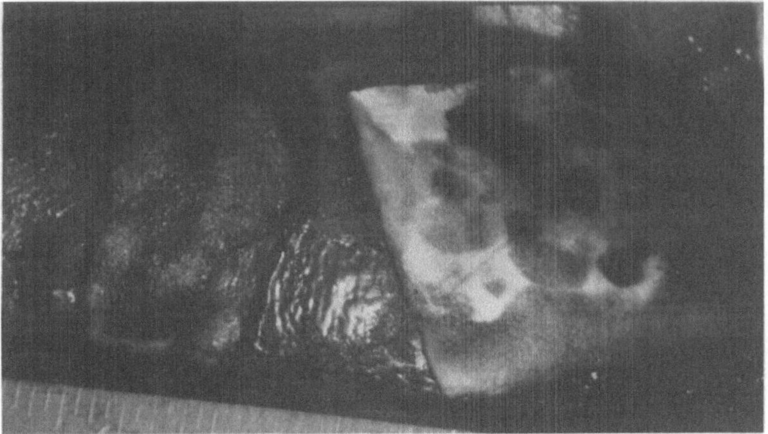

Abb. 5. Milzklebung: links nach 30 min, rechts nach 15 min

chen. Die so versorgten Milzrupturen wurden bis zu 2 h intraoperativ beobachtet (Abb. 5). In keinem Fall kam es zu einer Abhebung des Klebesystems oder zu einer Nachblutung. Auch hier konnten Blutdruckerhöhungen, sowohl mechanisch als auch medikamentös induziert, Nachblutungen im Sinne von zweizeitigen Rupturen nicht provozieren. Milzresektionen in Organmitte wurden ebenfalls ohne Anwendung von Nahtmaterial mit dem Fibrin-Kollagen-System versiegelt. Auch in diesem Falle wurde die Blutzufuhr nicht unterbrochen. Trotz der Schwere des operativen Eingriffs wurde, von wenigen Ausnahmen abgesehen, ein ungestörter postoperativer Verlauf beobachtet.

Ergebnisse

Die Tiere wurden teilweise prä-, postoperativ und in wöchentlichen Abständen bis zu 6 Wochen angiographiert, szintigraphiert und computertomographiert (Abb. 6). Spätphasen der Angiogramme lassen erkennen, daß es nicht zu einem Kontrastmittelaustritt als Anzeichen von Extravasaten kam. Bei Kontrollangiographien bis zu 6 Wochen postoperativ konnten Pseudozysten oder Abszesse ausgeschlossen werden. Dieses wurde durch computertomographische Untersuchungen untermauert. Der makroskopische Befund zeigte regelmäßige Verklebungen im Bereich des Oberbauches, wie sie auch nach einfachen Laparatomien üblich sind. Die Magenvorderwand war meist breitflächig an die Leberresektionsfläche herangezogen. Die Verklebungen konnten stumpf gelöst werden. Makroskopisch bildete sich eine neue Leberkapsel, die sich von der übrigen Organkapsel nicht unterschied (Abb. 7a). Die versiegelten Resektionsflächen zeigten keinen Anhalt für Gallefisteln, Abszesse oder Nekrosehöhlen. Bei den kurzfristig nach Hemihepatektomie sezierten Tieren war die Bauchhöhle frei von Blut, d.h. Nachblutungen waren nicht aufgetreten. Bei den nichtversiegelten Resektionsflächen dagegen wurden durch die vermehrte Einbringung durchgreifender Nähte ausgedehnte Lebernekrosen mit großen Abszeßhöhlen und Gallefisteln beobachtet (Abb. 7b).

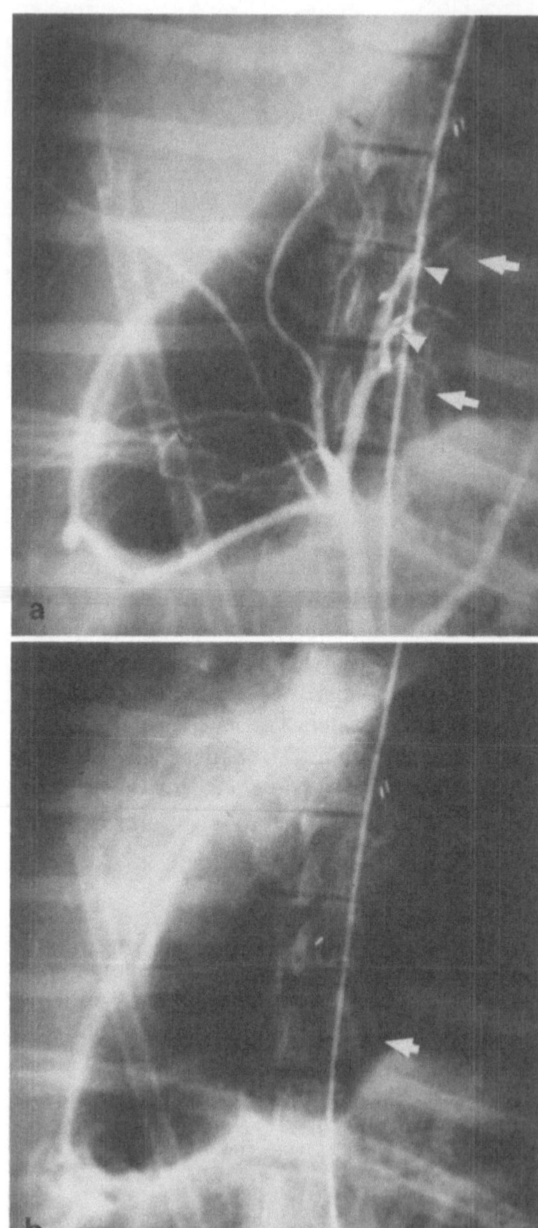

Abb. 6a, b. Selektivdarstellung der A. hepatica propria 8 Tage nach Hemihepatektomie links. **a** Frühphase; **b** Spätphase

Abb. 8a, b. Mikroangiographische Untersuchung mit Bariumsulfatsuspension bei einer frischen Resektionsfläche. **a** Versuchsdurchführung mit Weißfärbung des Parenchyms. **b** Kein Kontrastmittelaustritt im Bereich der Resektionsfläche

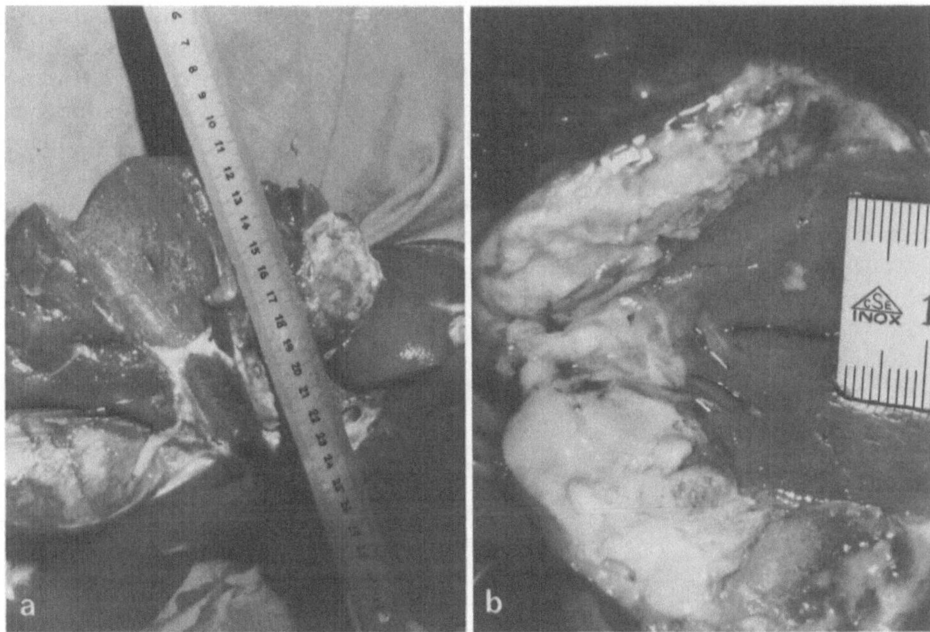

Abb. 7a, b. Spätresultate. **a** Versiegelte Resektionsfläche 6 Wochen postoperativ. **b** Resektionsfläche versorgt mit durchgreifenden Matratzennähten 4 Wochen postoperativ

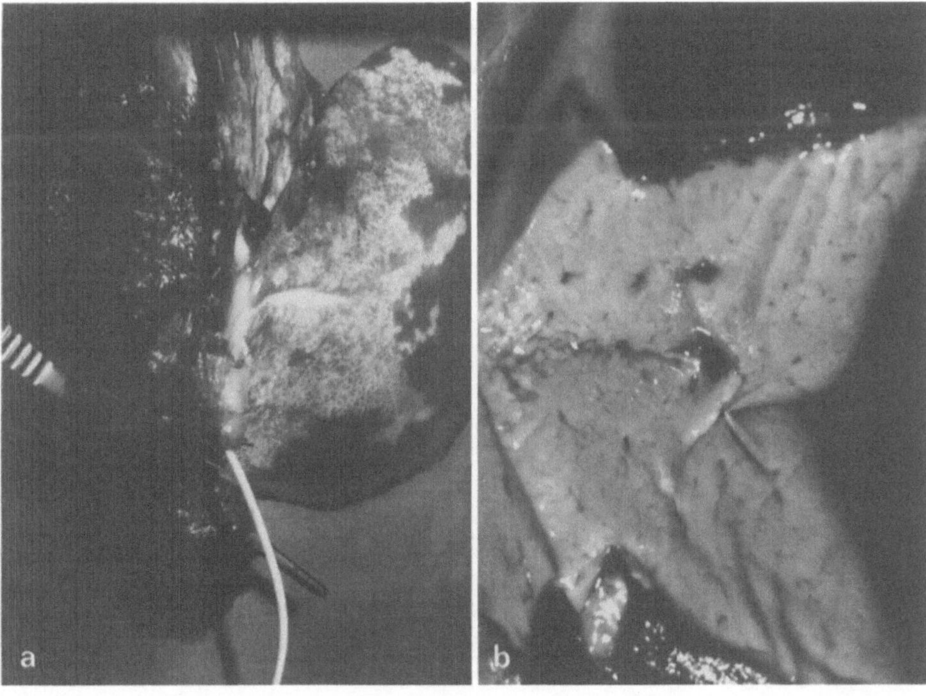

Bei der Milz zeigte sich ein ähnliches Bild. Es fand sich ebenfalls eine neugebildete Pseudokapsel mit geringen Verklebungen mit dem Peritoneum. Auch diese konnten stumpf gelöst werden. Subkapsuläre Hämatome oder zweizeitige Rupturen, wie sie in der Klinik noch nach Wochen auftreten können, wurden in unserer tierexperimentellen Studie nicht beobachtet. Die mikroangiographische Untersuchung mit Bariumsulfatsuspension zeigte postoperativ, daß es zu keinem Kontrastmittelaustritt an der Resektionsfläche kam (Abb. 8). Eine Aufnahme auf folienlosem Film in Weichstrahltechnik zeigte, daß das Kontrastmittel durch die Fibrinklebung nicht bis an die Oberfläche gelangt. Elektronenrastermikroskopische Aufnahmen zeigten ebenfalls, daß es zu einer guten Haftung des Systems kommt. Man sieht vereinzelte Anspannungen von Fibrinfäden zwischen dem Klebesystem. Histologisch zeigte die neugebildete Kapsel reichlich Fibroblasten und Fibrozyten, Maphrophagen oder Fremdkörperriesenzellen wurden nicht beobachtet.

Literatur

1. Conard J, Morisot P, Huguet C (1976) Les troubles de l'hémostase au cours des hépatectomies partielles. Nouv Presse Med 5/38:2519–2523
2. Galen: Zit. in Lennert K, Harms D (1970) Die Milz. Springer, Berlin Heidelberg New York
3. Hamelmann H, Nitschke J (1971) Intraperitoneale Blutungen nach stumpfen Bauchtraumen. Der Chirurg 10:433–437
4. Haussmann P, Mergard KE, Köhnlein HE (1974) Zur Wirkung verschiedener Hämostyptika. Fortschr Med 92:5–6
5. Lennert KA, Mondorf W (1970) Zur Ätiologie der Wundheilungsstörung und vermehrten Infektanfälligkeit nach Splenektomie. Die Milz (The Spleen). Springer, Berlin Heidelberg New York, S 386–390
6. Mondorf W, Lennert KA, Colmar M (1970) Zur Immunglobulinbildung in der menschlichen Milz. Die Milz (The Spleen). Springer, Berlin Heidelberg New York, S 162–166
7. Schriefers KH (1976) Leber – Spezielle Chirurgie für die Praxis. Thieme, Stuttgart, S 490–532
8. Sparkman RS, Fogelman MJ (1954) Wounds of the liver. Review of 100 cases. Ann Surg 139:690–719

Milzklebung im Kleintierversuch ohne Vlies

J. KLEINSCHMIDT und W. L. BRÜCKNER

Die septische Spätkomplikation nach Splenektomie ist der entscheidende Nachteil traumatischer, aber auch elektiver Milzexstirpationen. Dennoch gilt die Splenektomie weiterhin als Verfahren der Wahl nach Milzläsionen, weil dieses Organ als operationstechnisch nicht erhaltbar angesehen wird.

Tierexperimentelle Erfolge der völligen oder auch partiellen Milzerhaltung wurden in den letzten 10 Jahren mehrfach publiziert; neben einer Reihe nahttechnischer Verfahren [3] wurde die Saphir-Kontakt-Koagulation [4, 6, 13] und die Fibrin-Vlies-Klebung zur Milzerhaltung empfohlen [1, 5, 7, 8, 10].

Die ersten klinischen Anwendungen der Zwei-Komponenten-Klebung mit dem Fibrinkleber wurden durch Vormischung des Klebers auf einem Kollagenvlies möglich; dieser visköse Verbund wurde manuell auf die Milzläsion aufgedrückt. Ergebnisse reiner Fibrinklebung ohne Vlies wurden bisher nicht im Rahmen der Milzerhaltung mitgeteilt.

In einer Versuchsreihe mit 20 ausgewachsenen Kaninchen beiderlei Geschlechts haben wir versucht, die kleberische Eigenleistung des Fibrinklebers bei einheitlicher Milzläsion zu belegen.

Material und Methode

20 ausgewachsene Kaninchen (Dalmatiner-Rex und Deutsche Riesenschecken; 1,8–5,5 kg) wurden in Rückenlage median laparotomiert, nachdem eine Fläche von 10×15 cm rasiert worden war.

Die Narkosetiefe und -dauer wurde über eine Ohrvenenkanüle gesteuert; von einer handelsüblichen Nembutallösung wurden jeweils 5 ml mit weiteren 15 ml physiologischer Kochsalzlösung verdünnt. 8–15 ml dieser Verdünnung reichten für etwa 1 h Analgesie. Die Haut wurde prä- und postoperativ mit PVP-Jod-Lösung desinfiziert.

Nach Eröffnen der Bauchhöhle wurde die Milz hervorluxiert. Die 5–7 Segmentarterien wurden temporär ligiert bzw. abgeklemmt. Nach tiefer Längsinzision wurde die Sickerblutung aus dem Parenchym möglichst vollständig abgetupft, um günstige Voraussetzungen für die Fibrinklebung zu schaffen.

Als biologischer Kleber stand heterologer Fibrinkleber (Schwein; Hund) der Firma IMMUNO Heidelberg zur Verfügung: die tiefgefrorene Fibrinogenspritze wurde angewärmt; Fläschchen „A" (CaCl-Lösung mit Aprotininzusatz) wurde mit dem lyophilisierten Thrombin (500 IE/ml) in Fläschchen „D" vermischt und fast simultan in die klaffende Milzläsion getropft (Abb. 1a).

Nach 10–12 min wurden die Gefäße sukzessive dekomprimiert; bei Nachblutungen wurde zunächst nachgeklebt, bei persistierender Blutung das Milzsegment

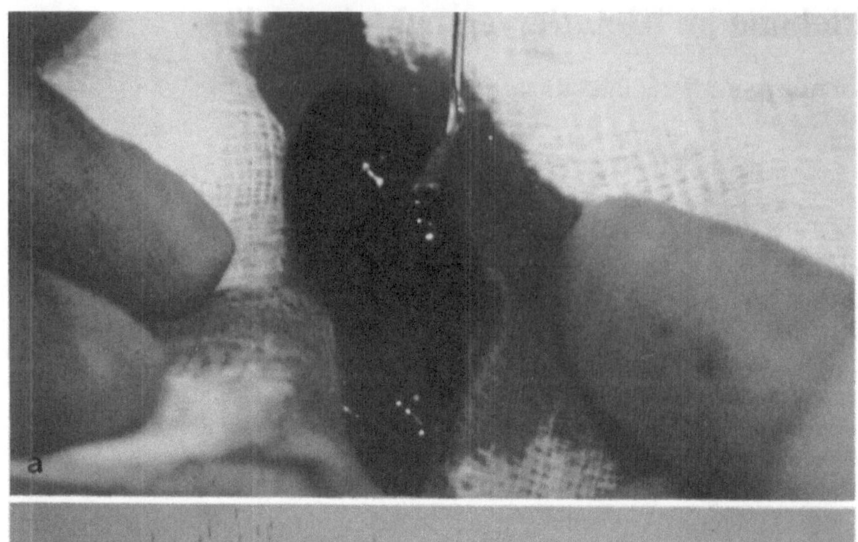

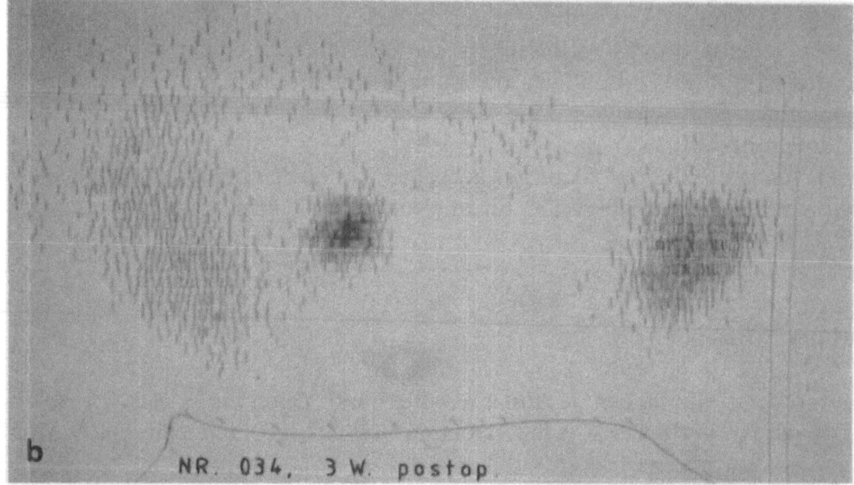

NR. 034, 3 W. postop.

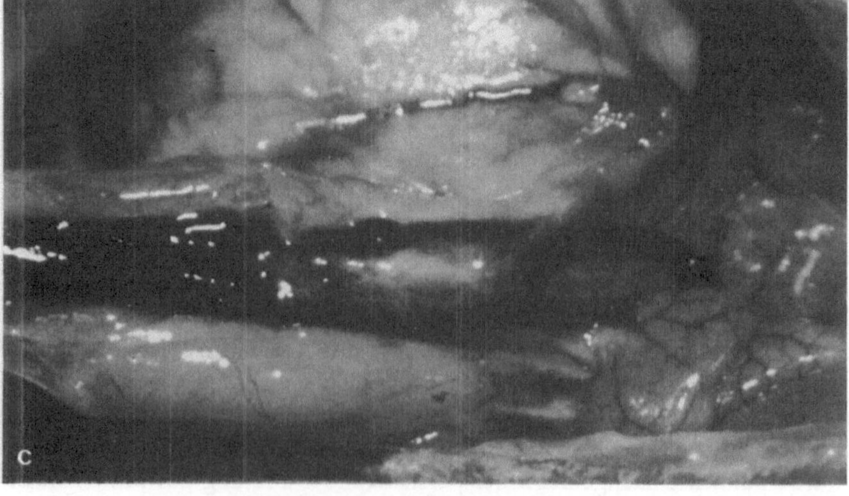

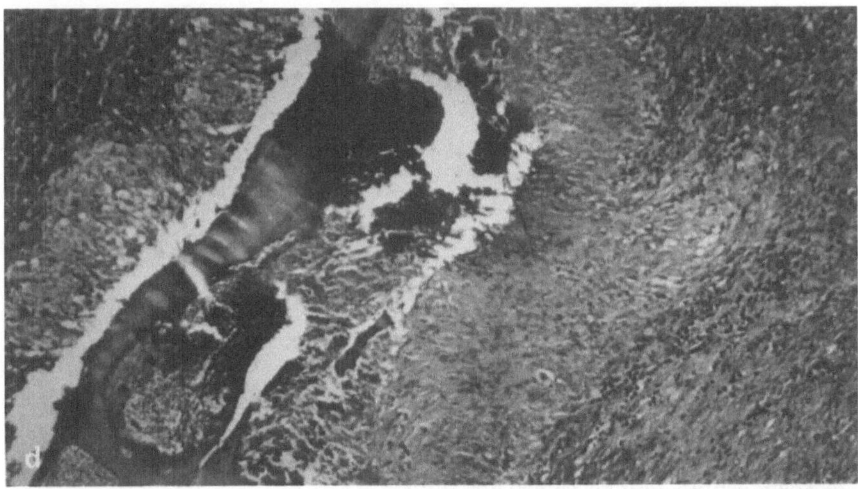

◁ **Abb. 1a–d.** Operatives Vorgehen und Ergebnis. **a** Direktes Auftropfen des Fibrinklebers in die Milzläsion; die temporären Gefäßabklemmungen sind verdeckt. **b** ^{99}Tc-Szintigraphie 3 Wochen nach Fibrinklebung der Milz (Kaninchen); deutliche Anreicherung (Bildmitte). **c** Postmortaler Oberbauchsitus nach Tc-Scan; die Milz ist hervorluxiert und zeigt eine weißliche Fibrinnarbe. Normale Größe der Milz; keine Schrumpfung. **d** Histologisches Präparat zu a–c: eosinophile Fibrinreste ziehen links diagonal durch das Bild. Die Spalten zwischen Milzpulpa und Fibrinstrang sind Artefakte; die Abbindung zwischen Fibrinkleber und Parenchym ist vollständig

zusätzlich umstochen. Die Bauchwand wurde mit Dexonnaht verschlossen, die Haut mit Vicrylnaht adaptiert. Die Tiere wurden in Einzelboxen gehalten und einheitlich mit Wasser und Futter versorgt.

3–6 Wochen postoperativ folgte die Tc-Szintigraphie gewichtsabhängig mit 100–200 µCi pro Tier (Nuklearmedizinische Abteilung des Radiologischen Institutes der Universität München; Innenstadt). Nach Abtöten der Kaninchen folgte die Fotodokumentation des Oberbauchsitus und die Splenektomie zur histologischen Aufarbeitung. Die Schnitte von 5–7 µm Dicke wurden sowohl HE-gefärbt wie auch nach Azan-Peterson (Histologisches Institut der Anatomischen Anstalten der Universität München).

Ergebnisse

Bei den ersten 6 Kaninchen kam es intraoperativ zur segmentalen Nachblutung unter dem Fibrin-Clot; Umstechungen waren zusätzlich erforderlich. 13 Kaninchen wurden ausschließlich mit Fibrin geklebt; 1 Tier verendete in der 2. postoperativen Woche an einer Tierstallerkrankung. Die prämortale Tc-Szintigraphie zeigte jeweils eindeutige Speicherung der erhaltenen Milz (Abb. 1b), wobei kein Aktivitätsunterschied zwischen rein geklebten und zusätzlich umstochenen Milzen zu erkennen war. Der postmortale Situs (Abb. 1c) bestätigte jeweils die vollständig erhaltene Milz, überzogen mit einer weißlichen Narbe über der ehemaligen Inzision.

Histologisch (Abb. 1 d) ließen sich Fibrinreste als eosinophile Stränge inmitten des Milzparenchyms nachweisen. Granulozytäre Infiltrate waren sowohl neben dem artfremden Fibrin wie auch fernab der Fibrinnarbe zu erkennen. Größere Gewebsnekrosen traten nicht auf.

Diskussion

Grundlagen der Gewebevereinigung mit dem Fibrinkleber wurden von Braun et al. [2] sowie Stemberger et al. [12] erarbeitet. Der klinische Einsatz von Fibrinkleber mit Kollagenvlies bei Milzrupturen wurde von Brands et al. [1], Höllerl [5, 6], Roth et al. [7], Scheele [8, 9] und Spilker [10, 11] befürwortet. Dabei wird die Vormischung des Klebesets auf einem Kollagenvlies betont; der Andruck dieses Gemisches auf die Rupturstelle führt auch ohne temporäre Gefäßabklemmung zur Haftung und Blutstillung. Der Einsatz homologen Fibrinklebers – bereitet aus gepooltem Spenderblut – gilt als selbstverständlich.

Innerhalb einer größeren experimentellen Studie zur Milzerhaltung im Kleintier haben wir bei 20 Kaninchen artfremden Kleber ohne Vlies eingesetzt. Der Teilerfolg bei den ersten 6 Tieren beruht unseres Ermessens auf der zunächst unvollständigen Abklemmung übersehener Segmentarterien, so daß eine „Unterblutung" des Clots erfolgte. Erst nach Abklemmen aller 5–7 Segmentarterien erreichten wir die Bluttrockenheit, die zur Haftung des Fibrinklebers am Parenchym erforderlich war. Wir erblicken darin weniger einen Nachteil des *heterologen* Klebers als vielmehr ein „Vlies-Verzicht-Symptom"; der fehlende manuelle Andruck führt nicht so schnell und nicht so kräftig zur Haftung in der Läsion. Ein Trockentupfen über mehrere Minuten ist bei Notoperationen am Patienten kaum zu vertreten; im Kleintierexperiment führte Bluttrockenheit des Milzparenchyms auch ohne Vlies zur sicheren Hämostase nach Zwei-Komponenten-Klebung. Das artfremde Fibrin war innerhalb dieser Tierserie kein Nachteil.

Die Fibrinklebung ohne Vlies hat sich im Kleintierversuch als eine Möglichkeit der Milzerhaltung bewährt.

Danksagung. Herrn OA Priv. Doz. Dr. B. Leisner (Radiol. Inst., Univ. München Innenstadt) und Herrn Dr. W. Permanetter (Pathol. Inst., Univ. München) möchten wir für ihre konstruktive Kritik und Hilfe danken.

Literatur

1. Brands W, Beck M, Raute-Kreinsen U (1981) Gewebeklebung der rupturierten Milz mit hochkonzentriertem Humanfibrinogen. Z Kinderchir 32/4:341–347
2. Braun F, Wernisch J, Spängler HP, Holle H (1977) Qualitative Analyse der Bindung von Fibrin im organischen Gewebe. Wien Klin Wochenschr 89:489–497
3. Buntain WL, Lynn HB (1979) Splenorrhaphy – Changing concepts for the traumatized spleen. Surgery 5:748–760
4. Guthy E (1981) Die Behandlung der verletzten Milz. Langenbecks Arch Chir 354: 173–179
5. Höllerl G (1981) Versorgung der verletzten Milz mittels Fibrinklebung, Infrarot-Kontakt-Koagulation und Laser-Koagulation. Acta Chir Austr 37 [Suppl]: 1–22

 6. Höllerl G, Höfler H, Stenzl W, Tscheliessnigg KH, Hermann W, Dacar D (1981) Versorgungen von Milzverletzungen mittels Fibrinklebung. Chir Praxis 28:41–50
 7. Roth H, Daum R, Bolkenius M (1981) Partielle Milzresektion mit Fibrinklebung – eine Alternative zur Splenektomie und Autotransplantation. Z Kinderchir 35:153–158
 8. Scheele J (1981) Erste klinische Erfahrungen mit der Fibrinklebung bei traumatischer und intraoperativer Milzverletzung. Chirurg 52:531–534
 9. Scheele J (1982) Wundversorgung an parenchymatösen Oberbauchorganen mit Fibrinkleber und Kollagenvlies. In: Cotta H, Braun A (Hrsg.) Fibrinkleber in Orthopädie und Traumatologie. Thieme, Stuttgart New York, S. 232–242
10. Spilker G, Türk R, Erhardt W, Fritsche HM, Stemberger A, Blümel G (1981) Blutstillung mit dem Fibrinkleber bei ausgedehnten Milzrupturen. Blut 42/2 [Abstr 44]:120
11. Spilker G, Türk R, Schnapka J, Stemberger A, Erhardt W, Blümel G (1982) Klebung experimenteller Milzverletzungen. In: Cotta H, Braun A (Hrsg.) Fibrinkleber in Orthopädie und Traumatologie. Thieme, Stuttgart New York, S. 225–226
12. Stemberger A, Fritsche HM, Blümel G (1978) Fibrinogenkonzentrate und Kollagenschwämme zur Gewebeklebung. Med Welt 29:720–724
13. Welter H, Krüger P (1982) Infrarotkoagulation beim Milztrauma. Dtsch Med Wochenschr 107/28:1118

Indikation, Technik und Ergebnisse der Fibrinklebung an der Milz

J. SCHEELE

Die Fibrinklebung dient an der Milz ausschließlich der Blutstillung. Aus diesem Grunde hat sie hier nie – wie etwa bei der Abdichtung von Leberresektionsflächen – eine prophylaktische, sondern stets eine therapeutische Zielrichtung.

Indikation

Die wichtigste Indikation ist die Organerhaltung bei traumatischer oder intraoperativer Milzverletzung. Dieses Therapiekonzept wird heute angesichts einer erhöhten Frequenz postoperativer Lokalkomplikationen nach Splenektomie wegen intraoperativer Verletzung [4, 6] und einer lebenslang persistierenden, erheblichen Störung des Immunsystems nach vollständiger Entfernung der Milz [2, 3, 4, 7, 8, 9, 10] zunehmend anerkannt.

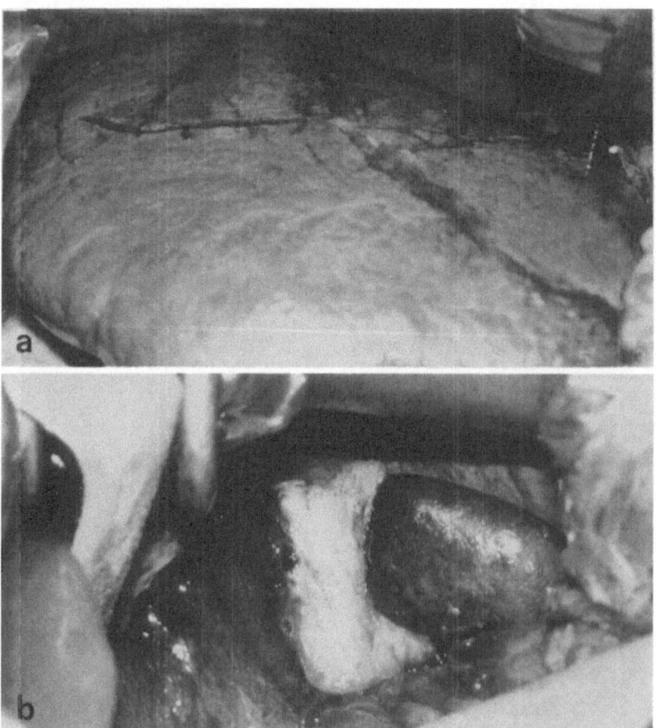

Abb. 1a, b. Traumatische Milzrupturen nach Fibrinklebung. **a** Readaptierende Verklebung einer verzweigten Berstungsverletzung an der Konvexität. **b** Ausklebung einer tiefen radiären Ruptur mit Kollagenvlies

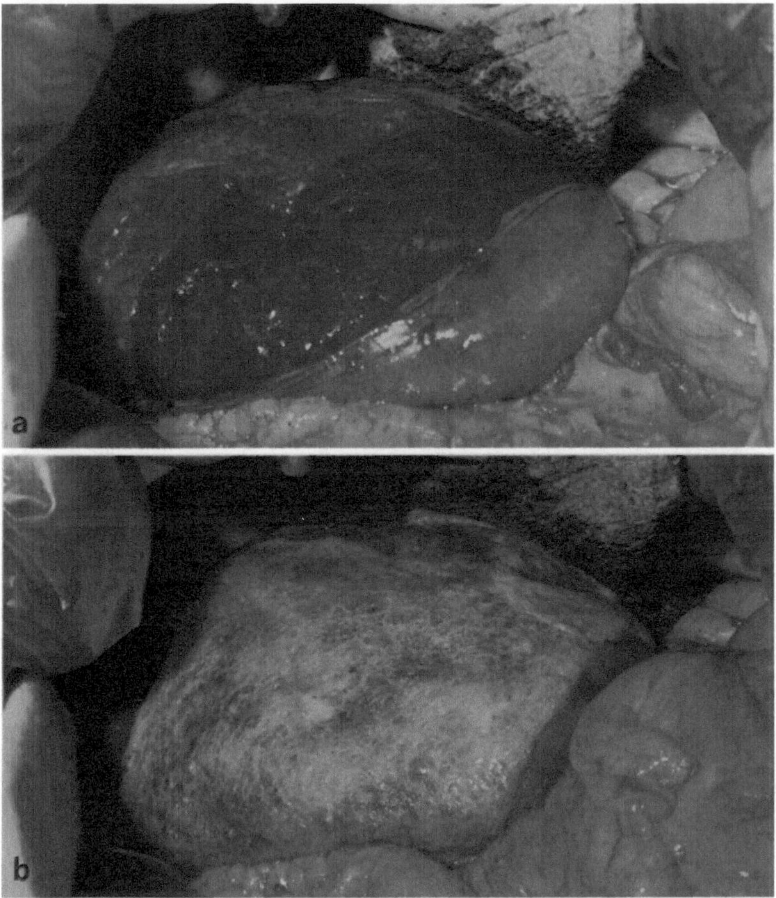

Abb. 2a, b. Versorgung eines großen, iatrogen entstandenen Kapseldefektes. **a** Nach Mobilisierung der Milz Abdichtung der hinteren Defekthälfte mit Kollagenvlies. **b** Völlige Bluttrockenheit nach Verklebung des Restdefektes

Auch die generelle diagnostische Splenektomie im Rahmen der Staginglaparatomie beim Morbus Hodgkin ist wegen gehäufter, oft tödlicher septischer Erkrankungen heute umstritten [1]. Bei jugendlichen Patienten mit normal großer, makroskopisch und palpatorisch unauffälliger Milz und regelrechtem Lymphknotenbefund wird im Rahmen einer Multicenterstudie (HD 82) der Deutschen Arbeitsgemeinschaft für Leukämieforschung und -behandlung im Kindesalter e.V. derzeit als Alternative eine Hemisplenektomie empfohlen.

Technik

Während an der Leber nach Tumorresektionen meist eine relativ trockene Wundfläche resultiert, bei traumatischer Ruptur durch Abklemmen des Lig. hepatoduodenale die Blutung einfach und effektiv gemindert werden kann, besteht bei

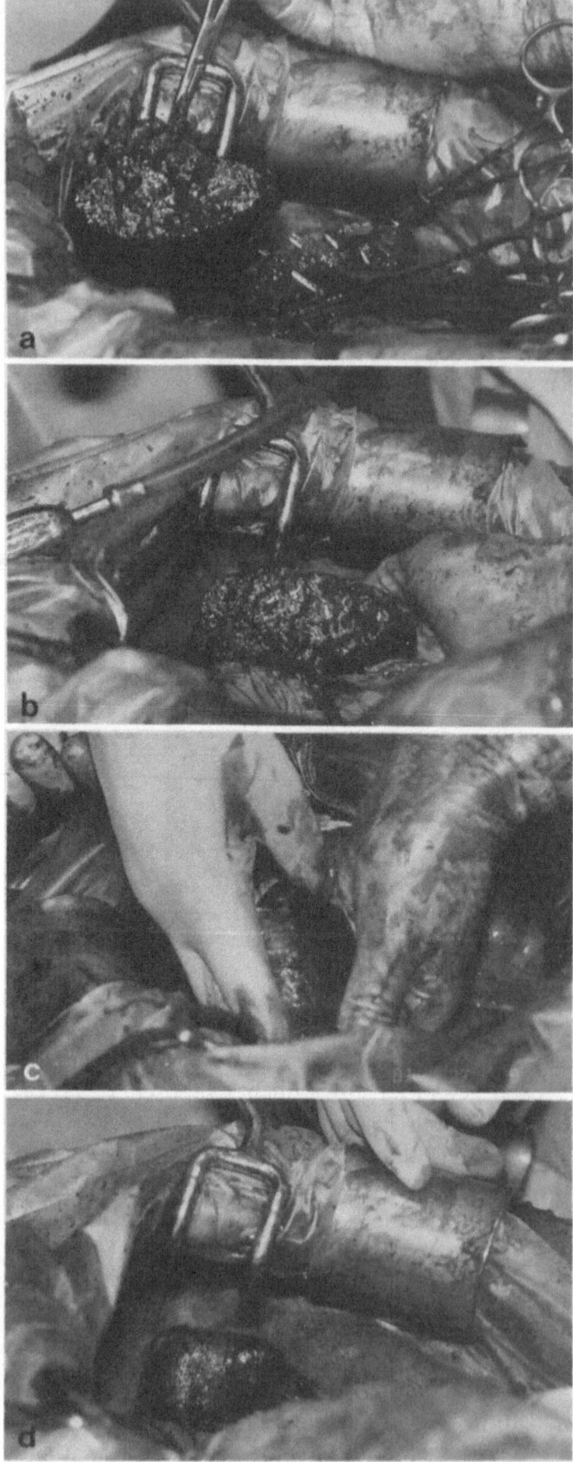

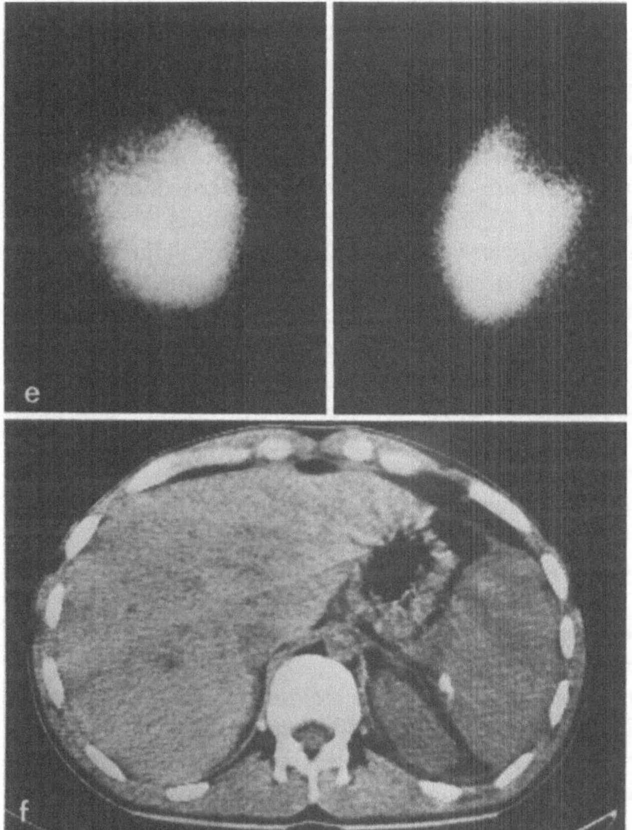

◁ **Abb. 3a–f.** Hemisplenektomie bei isoliertem Trauma des kranialen Milzpols mit Zerreißung der oberen Polarterie. **a** Die kraniale Milzhälfte (links) ist über Klemmen abgetragen. **b** Nach Ligatur gute Durchblutung der Restmilz. **c** 10minütiges Aufpressen von Kollagenvlies auf die Resektionsfläche. **d** Restmilz in situ. **e** Perfusionsszintigramm mit ^{99m}Tc-markierten, thermisch geschädigten Erythrozyten; gute Speicherung in der Milz als Zeichen einer normalen Filtration. **f** Computertomogramm 2 Wochen postoperativ: normale Struktur der Restmilz, keine Zysten, kein Hämatom

Milzverletzungen zum Zeitpunkt der Klebung meist eine recht erhebliche aktuelle Blutung. Eine dem Pringle-Manöver vergleichbare Präparation und Abklemmung des Milzhilus ist in der Regel zu zeitraubend und birgt die Gefahr weiterer, dann oft irreparabler Organverletzungen.

Der Fibrinkleber erreicht erst nach ca. 3–5 min durch Ausbildung kovalenter Bindungen eine ausreichende mechanische Belastbarkeit, eine stabile Verankerung an freiliegenden Kollagenstrukturen des Wundbettes und einen thrombotischen Verschluß kleinerer eröffneter Gefäße durch die thrombininduzierte Gerinnung des dort befindlichen körpereigenen Fibrinogens. Um ein Abschwimmen des Klebers während dieser Phase zu vermeiden, muß die Blutung vorübergehend durch Kompression gestoppt und der Kleber im Wundbereich quasi „fixiert" werden.

Bei *spaltförmigen* Rupturen gelingt dies durch Instillation der Kleberkomponenten und anschließende 3- bis 5minütige Kompression (Abb. 1 a, 4 a). Hier ist die Applikation mit der Mischspritze (Duplojekt) empfehlenswert, da eine homogenere Durchmischung, ein schnellerer Gerinnungsablauf und eine höhere Endfestigkeit des Klebers resultiert.

Bei *rinnenförmig* klaffenden Rupturen (Abb. 1 b), Kapseldefekten und Resektionsflächen läßt sich die vorübergehende Kompression der Blutung und damit der 3- bis 5minütige Kontakt zwischen Kleber und Wundbett nur durch Verwendung einer Trägersubstanz realisieren. Üblicherweise wird hierfür ein Kollagenvlies verwendet. Es ermöglicht eine eindeutige Kontrolle des Blutstillungseffektes und wird innerhalb von 4–8 Wochen teils resorbiert, teils in eine bindegewebige Pseudokapsel umgewandelt.

Bei der Klebung mit Kollagenvlies hat sich an unserer Klinik das getrennte Auftragen der Kleberkomponenten bewährt; der Gerinnungsvorgang setzt hierdurch etwas verzögert ein, so daß genügend Zeit verbleibt, das Vlies in die gewünschte Position zu bringen. Großflächige Defekte sollten hierbei schrittweise abgedichtet werden, um die Ausbildung von Hohlräumen zwischen Vlies und Wundfläche zu vermeiden (Abb. 2).

Komplexe Milzverletzungen erfordern teils ein Debridement bzw. eine Resektion stärker kontusionierter Parenchymbezirke (Abb. 3), teils eine Kombination der dargestellten Techniken und gelegentlich eine zusätzliche mechanische Absicherung tiefer Rupturen durch einzelne Nähte (Abb. 4).

Bei diagnostischen Milzresektionen sollten zunächst die zum Resektat führenden Gefäße ligiert werden. Dank der segmentalen Milzdurchblutung [5] wird nach wenigen Minuten eine scharf begrenzte Demarkierungslinie erkennbar. Die Resektion wird exakt an dieser Linie vorgenommen, wobei die Kapsel mit der Diathermie eingekerbt und das Parenchym anschließend teils scharf, teils zwischen Klemmen mit nachfolgender Ligatur verbleibender Strukturen durchtrennt wird. Im Gegensatz zum Vorgehen von Daum (s. S. 79) überkleben wir die Wundfläche erst nach vollständiger Resektion (Abb. 5).

Ergebnisse

Vom 1. 11. 1979 bis 31. 5. 1983 wurden bei 134 Patienten im Alter von 2–81 Jahren traumatische bzw. intraoperative Milzverletzungen durch Fibrinklebung versorgt (Einzelheiten s. Lit. [8]). Darüber hinaus wurde die Methode bei 5 diagnostischen Milzresektionen eingesetzt (Tabelle 1).

Während nach diagnostischer Milzresektion weder intra- noch postoperativ Schwierigkeiten beobachtet wurden, ließ sich bei 7 Patienten mit traumatischer Ruptur und 4 Patienten mit intraoperativer Verletzung keine ausreichende Blutstillung erzielen. Hier wurde die Milz in gleicher Sitzung entfernt. Ein weiterer Patient mit einer relativ kleinen intraoperativen Kapselverletzung mußte wegen einer Nachblutung am 1. postoperativen Tag relaparotomiert werden. Die Blutungsquelle lag im Bereich des Pankreasschwanzes und war erst nach Entfernung der intakten Milz zugänglich.

Bei keinem der anderen 122 Patienten mit intraoperativ vollständiger Hämostase ergaben sich im postoperativen Verlauf klinisch, sonographisch, anhand der Sekret-

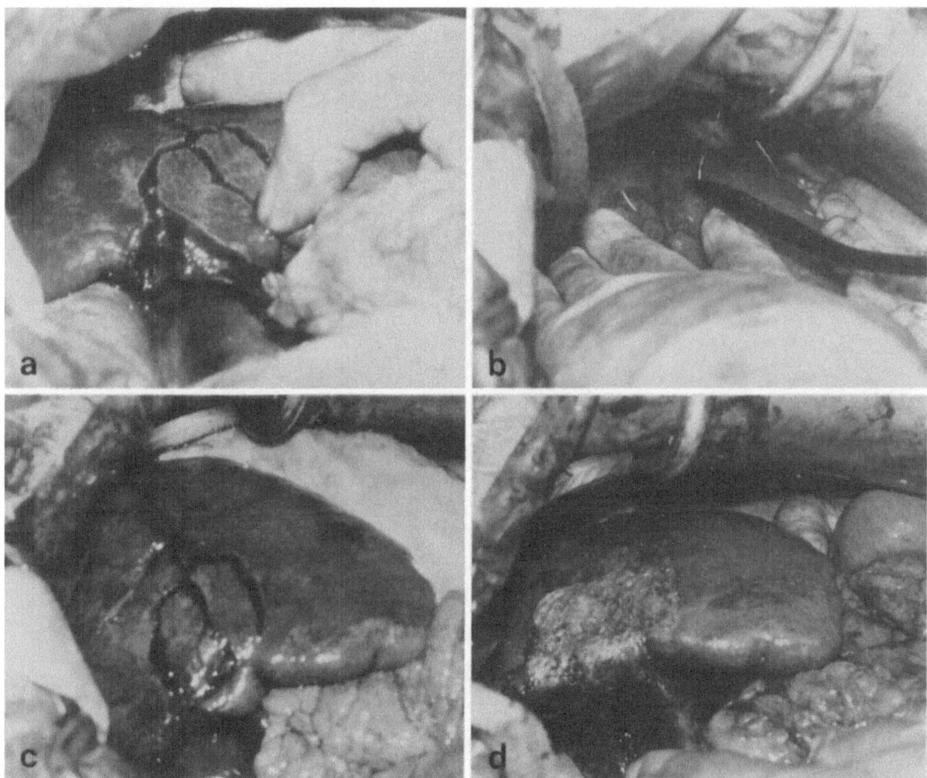

Abb. 4a–d. Kombinierte Versorgung einer fast kompletten queren Milzruptur. **a** Nach Instillation von Fibrinkleber in den Wundspalt 5minütige Kompression. **b** Zusätzliche Plazierung von Einzelknopfnähten zur Minderung der mechanischen Spannung. **c** Geringe Restblutung aus den Stichkanälen und an der Vorderkante. **d** Völlige Hämostase nach zusätzlichem Überkleben mit Kollagenvlies

Tabelle 1. Fibrinklebung an der Milz, 1. 11. 79 – 31. 5. 83

	Traumatische Ruptur	Intraoperative Verletzung	Diagnostische Resektion	Gesamt
Anzahl	50	84	5	139
Splenektomie bei Erstoperation	7	4	–	11
Effektive Blutstillung	43	80	5	128
Postoperativ verstorben	4	1	–	5
Splenektomie durch Relaparotomie	–	1	–	1
Definitive Milzerhaltung	39	78	5	122

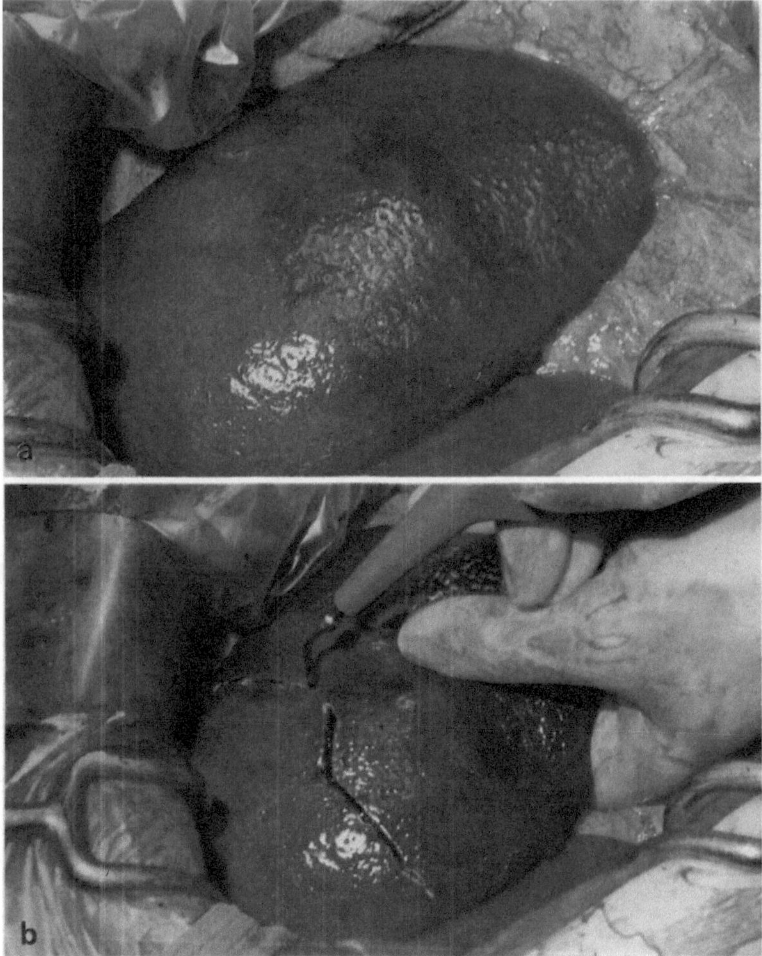

Abb. 5a–d. Diagnostische Milzresektion bei Morbus Hodgkin. **a** Nach Ligatur der unteren Polgefäße scharfe Demarkierung der nichtdurchbluteten Milzhälfte. **b** Inzision der Kapsel mit der Diathermie. **c** Nach Absetzen der unteren Milzhälfte über Klemmen mäßige diffuse Sickerblutung aus der Resektionsfläche. **d** Völlige Bluttrockenheit nach Aufkleben von Kollagenvlies

entleerung aus der obligaten Zieldrainage, autoptisch (4 Patienten mit Schädel-Hirntrauma) oder bei einer Relaparatomie (3 Fälle) Hinweise auf eine Nachblutung oder einen subphrenischen Abszeß.

Diskussion

Die Erhaltung einer traumatisch oder intraoperativ verletzten Milz stellt heute ein anerkanntes Behandlungsprinzip dar. Gegenüber der autologen Milzgewebetransplantation [9] hat die Versorgung des in situ belassenen Organs den Vorteil, daß das

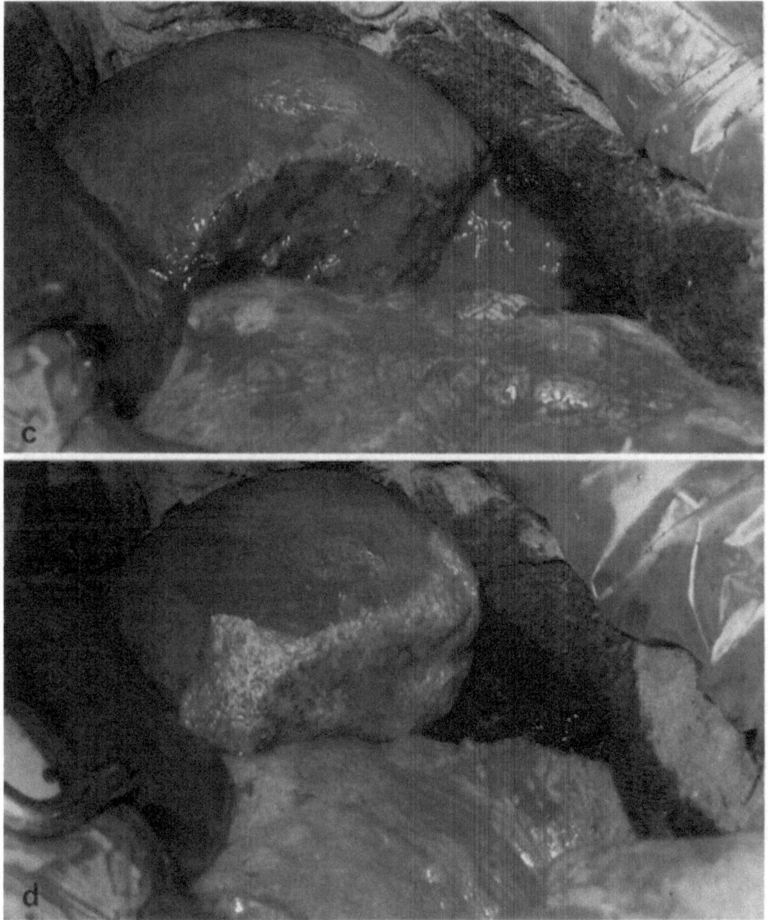

Abb. 5c, d

Perfusionsvolumen, damit die splenale Clearancefunktion und so letztlich die immunologische Kompetenz in vollem Umfang erhalten werden [3].

Der wesentliche Vorteil der Fibrinklebung gegenüber anderen Methoden der Organerhaltung liegt in der direkten Applikation von Gerinnungssubstanzen auf die Wundfläche. Dies führt selbst bei zerklüfteten Rupturen oder flächenhaften Blutungen nach ausgedehnten Kapselverletzungen zuverlässig innerhalb von 5 min zu einer völligen Hämostase, auch bei Patienten mit systemischer Gerinnungsstörung. In der Mehrzahl der Fälle kann zudem auf eine Mobilisierung der Milz verzichtet werden, so daß eine wesentliche Operationsverzögerung mit erhöhtem zusätzlichen Blutverlust vermieden wird.

Während der ersten Anwendungsjahre wurde die Fibrinklebung überwiegend bei relativ kleinen, meist iatrogenen Kapselverletzungen eingesetzt. Der routinemäßige Versuch einer Organerhaltung begann für größere intraoperative Verlet-

Tabelle 2. Effekt der routinemäßigen Fibrinklebung bei traumatischer und intraoperativer Milzruptur

	Traumatische Ruptur	Intraoperative Verletzung
Zeitraum	1. 1. 81 – 31. 5. 83	1. 6. 80 – 31. 5. 83
Gesamtzahl	70	87
Fibrinklebung	48 = 69%	81 = 93%
Milzerhaltung	41	75
Erfolgsquote	85%	93%
Milzerhaltungs-Rate	59%	86%

zungen Mitte 1980, für schwere traumatische Milzzerreißungen Anfang 1981. Seither wurde die Fibrinklebung bei ca. ⅔ aller traumatischen und über 90% der intraoperativen Milzverletzungen angewandt. Eine definitive Milzerhaltung ließ sich dadurch bei über 50% der Patienten mit traumatischer und über 80% der Patienten mit intraoperativer Verletzung erreichen (Tabelle 2).

Unabdingbare Forderung für den Verzicht auf eine Splenektomie ist eine absolut sichere intraoperative Blutstillung. Wenngleich ein derartiger Patient relaparatomiert werden mußte, haben wir nie eine Nachblutung aus der Milzwunde selbst beobachten müssen.

Ein entsprechender Klebeversuch erscheint bei intraoperativen Kapselverletzungen nahezu stets vertretbar, da der zusätzliche Zeitbedarf von ca. 10 min keine wesentliche Belastung des Patienten darstellt und die Blutung durch Tamponade der Milz bis zur Bereitstellung des Klebers meist ausreichend gemindert werden kann.

Ähnlich ist bei isolierten traumatischen Milzverletzungen insbesondere jugendlicher Patienten ein Blutstillungsversuch in der Regel gerechtfertigt. Beim schweren Polytrauma muß demgegenüber die Entscheidung Splenektomie oder Milzerhaltung vordringlich unter dem Aspekt der klinischen Gesamtsituation getroffen werden. Die Versorgung kleiner Rupturen oder oberflächlicher Kapselverletzungen verlängert die Operationszeit nicht wesentlich. Es wäre jedoch unverantwortlich, bei schweren Milzzerreißungen durch zeitintensive Organerhaltungsversuche mit erheblichem zusätzlichen Blutverlust die Diagnostik und Therapie sonstiger Unfallfolgen zu verzögern und den Patienten dadurch vital zu gefährden.

Literatur

1. Askergren J, Bjoekholm M (1980) Post-splenectomy septicemia in Hodgkins's disease and other disorders. Acta Chir Scand 146:569
2. Buntain WL, Lynn HB (1979) Splenorrhaphy: Changing concepts for the traumatized spleen. Surgery 86:748
3. Cooney DR, Dearth JC, Swanson SE, Dewanjee MK, Telander RL (1979) Relative merits of partial splenectomy in preventing postsplenectomy infection. Surgery 86:561
4. Danforth DN, Thorbjanarson B (1976) Incidental splenectomy. Ann Surg 150:124

5. Dixon JA, Miller F, McCloskey D, Siddoway J (1980) Anatomy and techniques in segmental splenectomy. Surg Synec Obstet 159:516
6. Harder F, Klco L, Tondelli P (1979) Komplikationen nach Splenektomie. Therapiewoche 29:853
7. Morgenstern L, Shapiro SJ (1979) Techniques of splenic conservation. Arch Surg 114:449
8. Scheele J, Gentsch H-H, Matteson E (1984) Splenic repair by fibrin tissue adhesive and collagen fleece. Surgery 95:6
9. Seufert RM, Böttcher W, Munz D, Heusermann U (1981) Erste klinische Erfahrungen mit der heterotopen Autotransplantation der Milz. Chirurg 52:525
10. Sherman R (1980) Perspectives in management of trauma to the spleen. J Trauma 20:1

Möglichkeiten zur Erhaltung von Milzgewebe

W. Brands, I. Joppich, C. Mennicken, H.-W. Menges und J. Hrstka

Seit King u. Schumacker 1952 [7] über schwere, teils septiforme Infektionen nach Milzexstirpation bei Kindern berichteten, überblicken wir heute bereits ein großes Spektrum von Möglichkeiten zur Erhaltung der verletzten Milz (Tabelle 1). Auf die entscheidenden Vorteile der Fibrinklebung bei Milzverletzungen haben wir schon früher hingewiesen, wobei neben den blutstillenden Eigenschaften des Fibrins die Möglichkeit der exakten Rekonstruktion des verletzten Organs durch den Kleber hervorzuheben sind [2, 3, 4, 5].

Ist jedoch aufgrund einer Massivblutung mit vollständigem Abriß der Gefäße im Hilusbereich dieses Vorgehen nicht möglich oder aber bei schlechtem Allgemeinzustand eines polytraumatisierten Patienten eine Rekonstruktion der Milz zu zeitaufwendig, so entschließen wir uns zur Reimplantation der nicht verletzten Milzteile im Fibrin-Faktor-XIII-Verbund [6].

Dieses Vorgehen haben wir primär im Tierexperiment an Ratten überprüft. Die zwischen 0,4–0,6 g schweren Milzen wurden in 6–8 Segmente zerteilt und in einem Fibrinogen-Thrombin-Gemisch mit einem Überschuß von Faktor XIII eingebettet (Abb. 1) und in die alte Milzloge, das Netz oder in einen Leberschnitt reimplantiert. Die dabei gewählte hohe Faktor-XIII-Konzentration von ca. 60 E pro ml Fibrinogenkonzentrat induziert eine frühzeitige, schon am 3. postoperativen Tage nachweisbare Einsprossung von Gefäßen in das Transplantat, so daß die normalerweise zu diesem Zeitpunkt einsetzende Zellnekrose weitgehend verhindert wird [1].

Bereits 2 Wochen nach dem Eingriff sind die Transplantate im Szintigramm nachweisbar. Die Laparotomie bestätigt die gute Durchblutung der Milzsegmente. Weitere entsprechende Kontrollen erfolgten nach 3, 4 und 6 Wochen. Nach 12 und

Tabelle 1. Behandlungsmöglichkeiten bei Milzverletzungen

1. Konservativ (nicht operativ)
2. Hämostyptika, Kollagentamponade (lokal, oberflächlich)
3. Elektro- und Infrarotkoagulation
4. Naht
5. Partielle Splenektomie (u. a. mit Ultraschallskalpell)
6. Klebung mit Histoacryl
7. Ligatur der A. lienalis
8. Embolisation der A. lienalis (medizinische Splenektomie)
9. Autotransplantation von Milzbrei
10. Direkte Klebung mit hochkonzentriertem Fibrinogen [2, 3]
11. Temporäre Embolisation segmentaler Milzarterien und/oder direkte Infiltration des Rupturbereiches mit Fibrinogen/Thrombin [4, 5]
12. Autotransplantation von intakten Milzsegmenten im Fibrin-Faktor-XIII-Verbund [6]

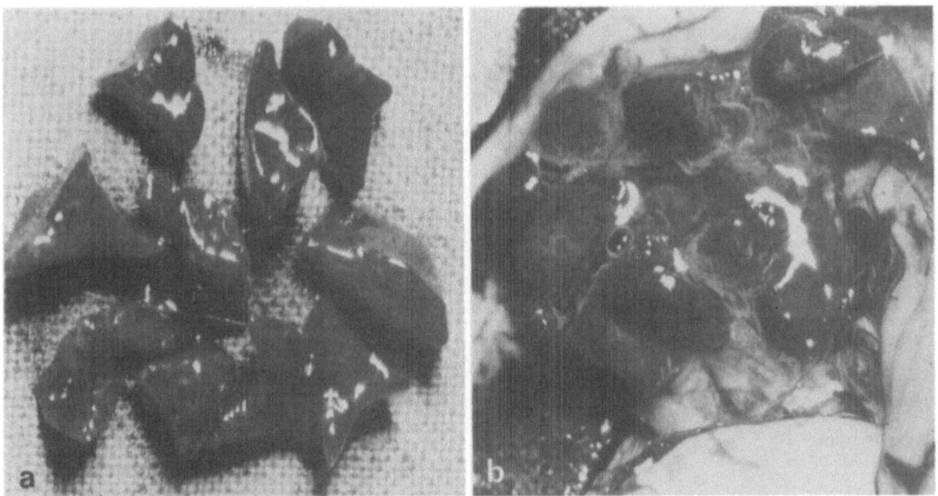

Abb. 1. Zerteilte Rattenmilz (**a**), im Fibrin-Faktor-XIII-Verbund (**b**)

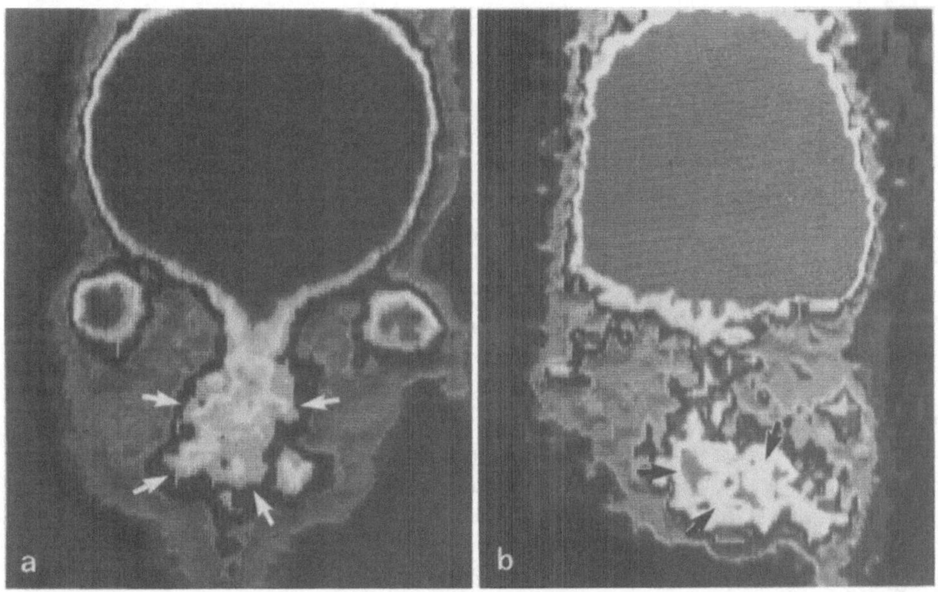

Abb. 2. Szintigramm transplantierter Milzsegmente bei der Ratte nach 12 (**a**) und 24 Wochen
(**b**)

24 Wochen läßt das Szintigramm die Unterscheidung in kleine getrennte Milzanteile zu (Abb. 2), der makroskopische Befund ist identisch (Abb. 3). Das Gesamtge-
wicht dieser kleinen Neomilzen liegt pro Tier nach 24 Wochen mit 0,6–1 g deutlich
über dem ursprünglichen Milzgewicht. Mikroskopisch sind die Transplantate im
Aufbau mit einer normalen Milz vergleichbar (Abb. 4).

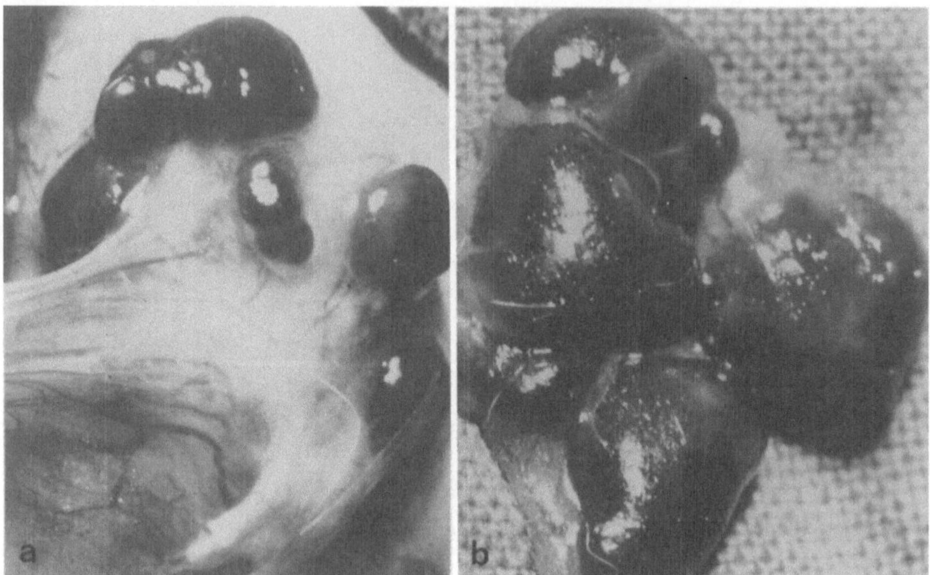

Abb. 3. Transplantierte Milzsegmente bei der Ratte nach 12 (**a**) und 24 Wochen (**b**)

Im Gegensatz dazu ist die Autotransplantation von Milzgewebe in die Leber relativ unbedeutend. Nach 8 Wochen sind nur noch vereinzelt kleine Inseln von Milzgewebe an der Leberoberfläche auszumachen.

Die Effektivität der mechanischen Filterfunktion der Transplantate nach Gabe einer Suspension menschenpathogener Pneumokokken ist bereits 8 Wochen nach Reimplantation nachweisbar. So beträgt die Überlebensrate 14 Tage nach Inokulation bei den Tieren mit Transplantaten im Netz oder der freien Bauchhöhle über 75%, bei den intrahepatischen Transplantaten nur noch ca. 25%. Die ausschließlich splenektomierten Tiere waren 5 Tage nach Impfung bereits alle verstorben.

Übertragen auf die Klinik wird bei irreparablen Milzrupturen das gesamte nichttraumatisch geschädigte Milzgewebe in ca. 4 mm flache, quergeschnittene Segmente aufgearbeitet (Abb. 5) und diese im Bereich der Milzloge, ähnlich einem Hauttransplantat, mittels eines Fibrinogen-Thrombin-Faktor-XIII-Gemisches dort sicher und innig fixiert.

Sonographische Kontrollen zeigen zu jeder Zeit die Segmente in voller Größe an gleicher Stelle (Abb. 6). Die einwandfreie Darstellung im Szintigramm 3 Wochen nach dem Eingriff (Abb. 7) spricht für die gute Durchblutung der Transplantate. Klinisch ist die Normalisierung der Thrombozytenzahl bei unauffälligem immunologischen Status hervorzuheben sowie das fast vollständige Verschwinden von Howell-Jolly-Körperchen nach 4 Wochen.

Die hervorragende spezifische Filtrationsleistung der Milztransplantate für ^{99m}Tc-markierte, wärmealterierte Erythrozyten zeigt sich 6 Monate nach Implantation im Szintigramm (Abb. 8).

Schließlich sei noch auf die Methode der temporären, segmentalen Fibrinembolisation bei Milzverletzungen hingewiesen [5]. Bei diesem, vorerst nur im Tierver-

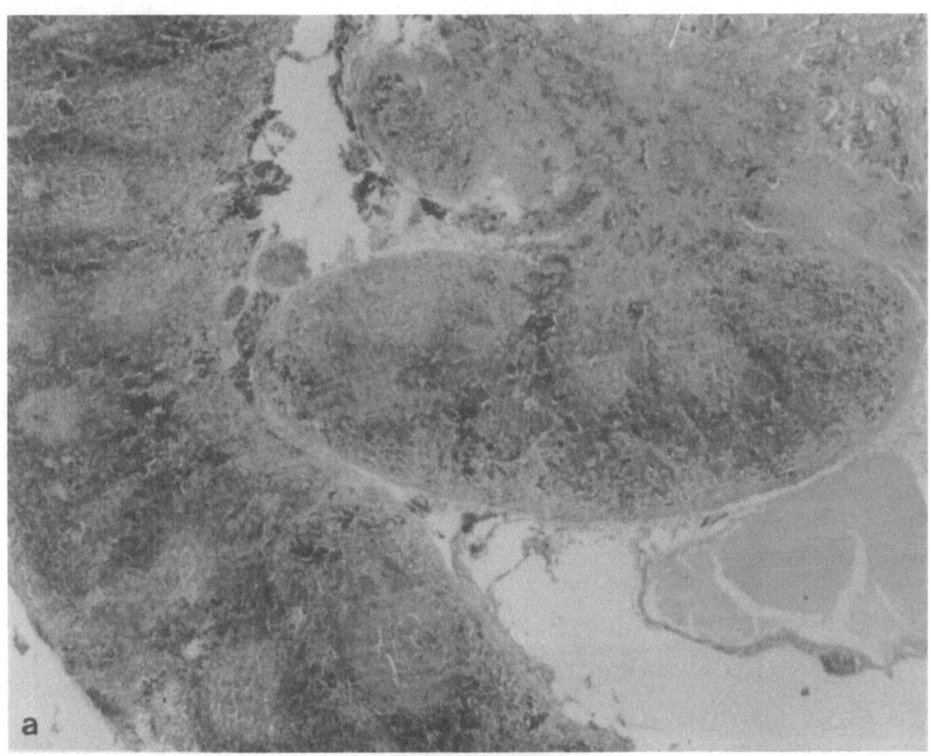

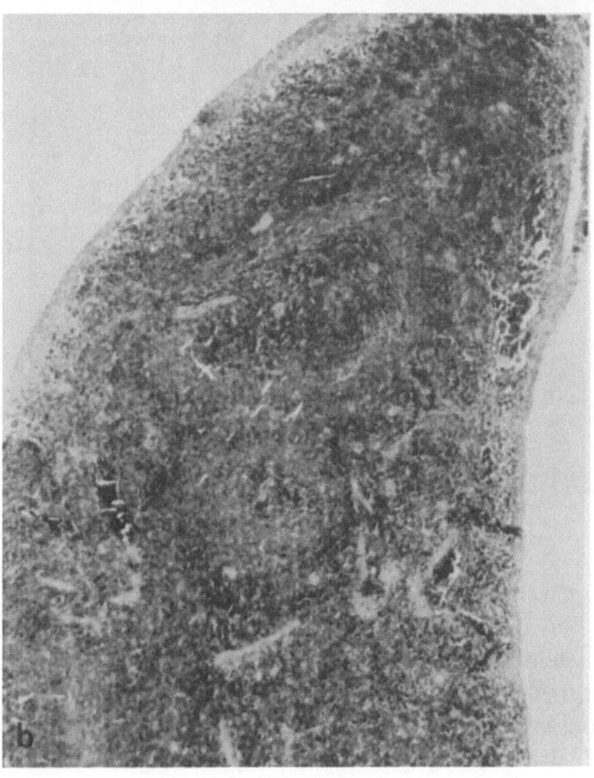

Abb. 4. Histologisches Bild der Milztransplantate (**a**), normale Milz der Ratte (**b**) (HE, Vergr. 10:1)

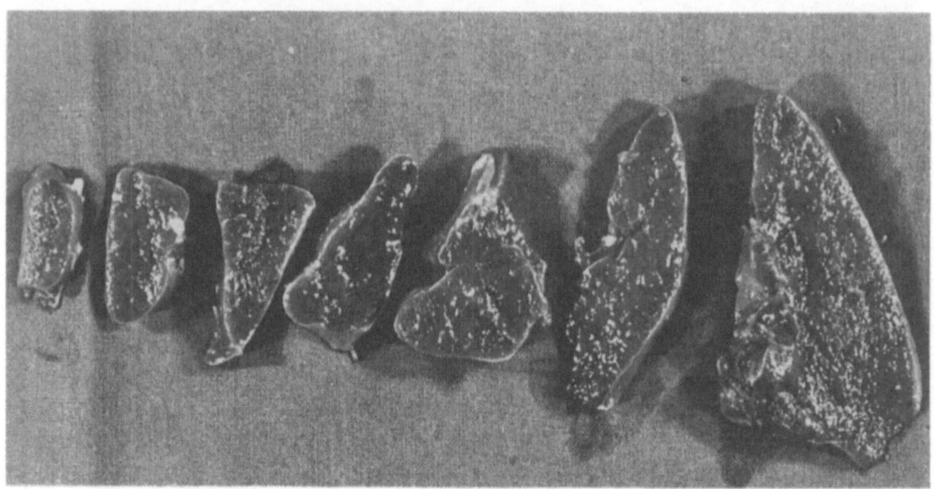

Abb. 5. Milzsegmente vom Kind vor der Reimplantation

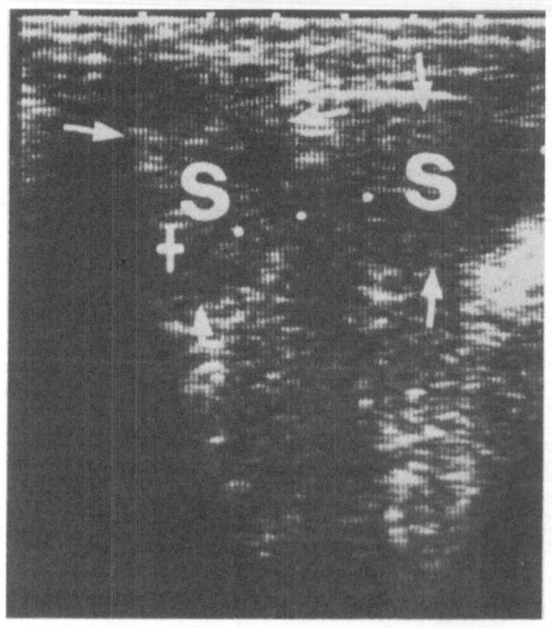

Abb. 6. Sonogramm 2 Wochen nach Milzsegmenttransplantation beim Kind (*S*, Segmente)

such an Hasen erfolgreich angewendeten Verfahren kommt es nach Fibrinein-schwemmung zum Stillstand der Blutung im Rupturbereich. Das eingebrachte Fibrin ist nach 5 min deutlich sichtbar, nach 5 Tagen sind noch Reste und nach 14 Tagen kein Fremdfibrin mehr nachweisbar (Abb. 9). Der Fremdfibrinnachweis erfolgte mit der Peroxidasereaktion nach Nakane u. Kawaoi [8]. Makroskopischer und szintigraphischer Befund der Milz zeigen keinerlei Auffälligkeiten bzw.

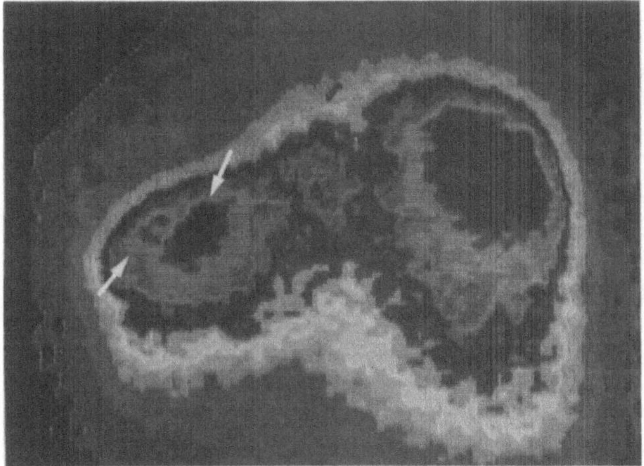

Abb. 7. Transplantierte Milzsegmente im Szintigramm beim Kind nach 3 Wochen (*Pfeile*), lateral überkippte Projektion

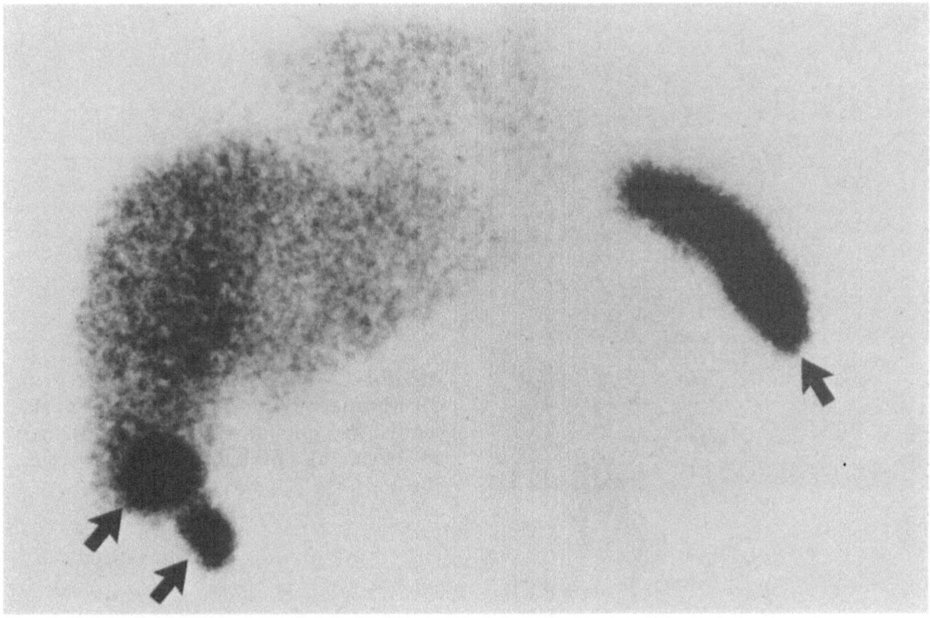

Abb. 8. Sequestration von ^{99m}Tc-markierten, wärmealterierten Erythrozyten in transplantierten Milzsegmenten beim Kind nach 6 Monaten (*Pfeile*), anterio-posteriore Projektion

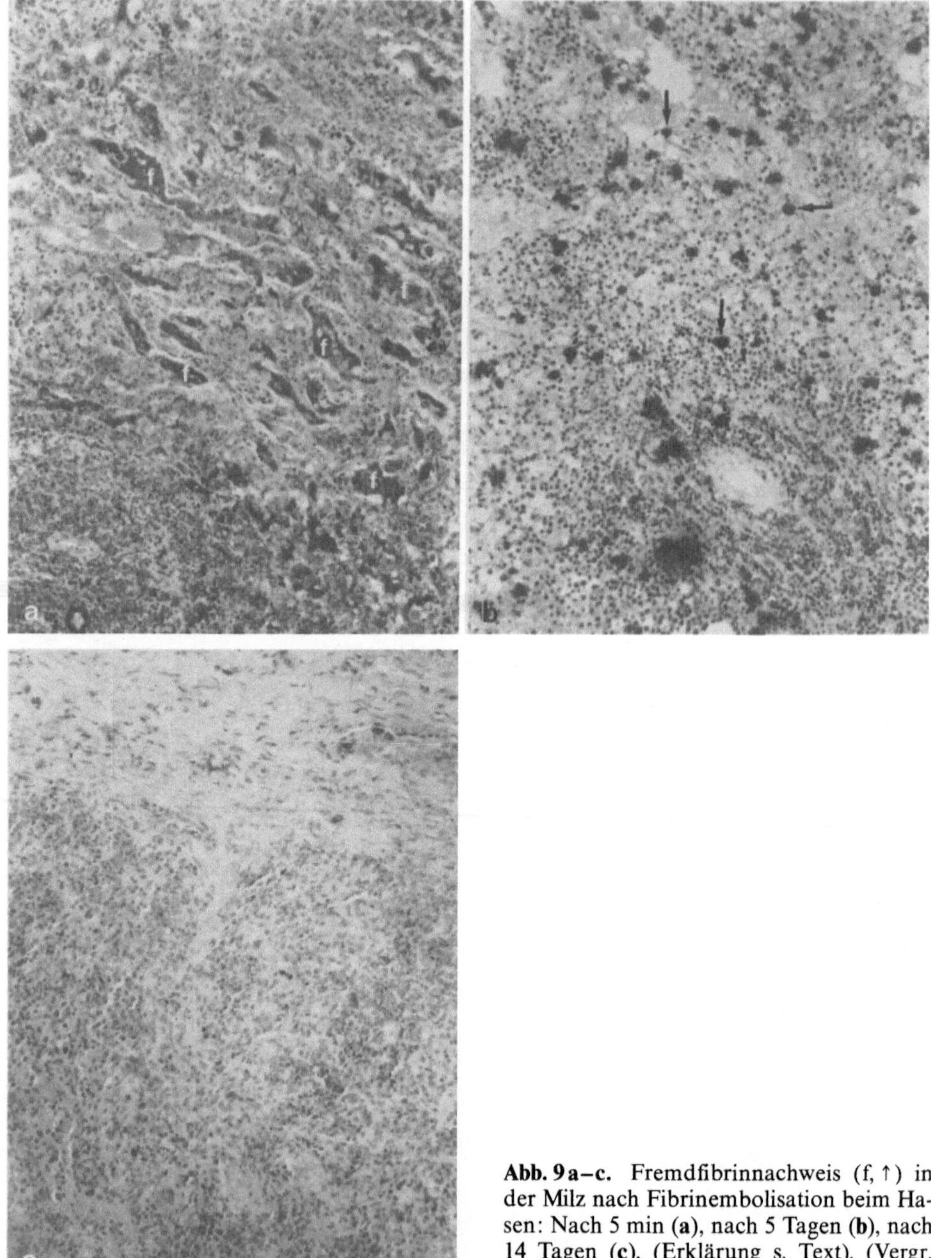

Abb. 9a–c. Fremdfibrinnachweis (f, ↑) in der Milz nach Fibrinembolisation beim Hasen: Nach 5 min (**a**), nach 5 Tagen (**b**), nach 14 Tagen (**c**), (Erklärung s. Text), (Vergr. 10:1)

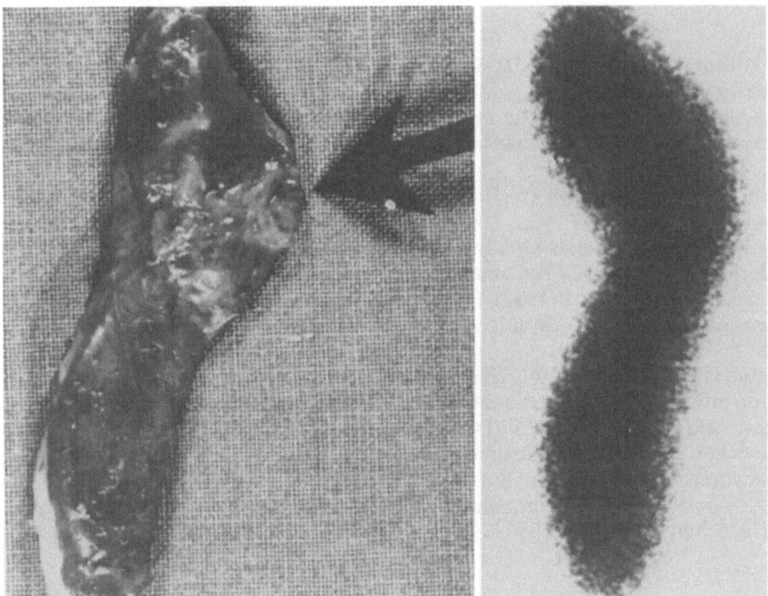

Abb. 10. Präparat und Szintigramm einer Hasenmilz 14 Tage nach segmentaler Fibrinembolisation

Speicherdefekte (Abb. 10). Im Gegensatz zu den üblichen Embolisationsverfahren (sog. medizinische Splenektomie) wird hierbei, bis zum Abbau des Fibrinclots die Durchblutung nur temporär unterbrochen und eine wesentliche Nekrose des Gewebes dadurch verhindert. So können in der Klinik bei Milzrupturen mit starken, diffusen Parenchymblutungen, die dem Rupturspalt angrenzenden Gewebsbereiche gefahrlos mit einem Fibrinogen-Thrombin-Gemisch zur Blutstillung infiltriert und mit dem üblichen direkten Klebevorgang kombiniert werden. Eine Defektheilung haben wir erwartungsgemäß nie beobachtet.

Mit der direkten Fibrinklebung alleine oder in Kombination mit der Fibrininfiltration steht uns eine hervorragende Möglichkeit zur Erhaltung der verletzten Milz zur Verfügung. Eine temporäre Fibrinembolisation, vorerst nur im Tierversuch erfolgreich durchgeführt, erweitert das Spektrum der Anwendungsmöglichkeiten. Ist die Erhaltung der gesamten Milz oder eine partielle Splenektomie nicht möglich, so sollte gerade im Kindesalter wegen der Gefahr der Postsplenektomie-Infektion die Reimplantation intakter Milzsegmente im Fibrinogen-Thrombin-Faktor-XIII-Verbund erfolgen, da hierbei sicherlich funktionelles Milzgewebe erhalten bleibt. Somit ist auch die Reimplantation von gesunden Milzsegmenten im Rahmen der Staging-Laparotomie beim Morbus Hodgkin ernsthaft zu diskutieren.

Literatur

1. Brands W (1979) Einsatz von Faktor-XIII-Konzentrat bei gefährdeten Hauttransplantaten. Die gelben Hefte 19:186
2. Brands W, Beck M, Joppich I (1982) Die Fibrinklebung experimenteller Milzverletzungen. In: Cotta H, Braun A (Hrsg.) Fibrinkleber in Orthopädie und Traumatologie. Thieme, Stuttgart New York, S 227–231
3. Brands W, Beck M, Raute-Kreinsen U (1981) Gewebeklebung der rupturierten Milz mit hochkonzentriertem Human-Fibrinogen. Z Kinderchir 32:341–347
4. Brands W, Joppich I, Lochbühler H (1982) Anwendung von hochkonzentriertem Human-Fibrinogen in der Kinderchirurgie – Ein neues Therapieprinzip. Z Kinderchir 35:159–162
5. Brands W, Mennicken C, Beck M (1982) Preservation of the ruptured spleen by glueing with highly concentrated human fibrinogen: Experimental and clinical results. World J Surg 6:366–368
6. Brands W, Mennicken C, Schaupp W, Herrmann H, Barth T, Raute-Kreinsen U (1982) New methods for preservation of functional tissue of the spleen. Collegium Internationale Chirurgiae Digestivae (C.I.C.D.) 7th World Congress, Sept. 6–9., 1982, Tokyo, Japan
7. King H, Schumacker HB jr (1952) Splenic studies – I. Susceptibility to infection after splenectomy, performed in infancy. Ann Surg 136:239–242
8. Nakane PK, Kawaoi A (1974) Peroxidase labeled antibody – A new method of conjugation. J Histochem Cytochem 1084–1091

Technik der Milzresektion im Kindesalter unter Verwendung von Fibrinkleber

R. Daum und H. Roth

Wegen der immunologisch-hämatologischen Bedeutung der Milz ist man heute besonders bei jungen Patienten bestrebt, bei pathologischen Prozessen oder bei einer Ruptur eine organerhaltende Operation durchzuführen. Die Milznaht oder die partielle Resektion scheiterte bis vor einiger Zeit am morphologischen Aufbau, insbesondere aber an der sehr zarten Milzkapsel.

Die Fibrinkleber haben hier eine entscheidende Wende herbeigeführt. Bei der partiellen Resektion wirkt sich die Tatsache günstig aus, daß nach den Untersuchungen Guptas [1] sich der Hauptast (Abb. 1a) in 84% in einen unteren und oberen Ast aufteilt, d.h. jeweils eine Hälfte der Milz isoliert versorgt wird. In 16% (Abb. 1b) liegt eine Dreiteilung vor, d.h. zusätzlich besteht noch ein mittleres Segment, das getrennt durchblutet wird. Dank der Tatsache, daß die Milzarterien Endgefäße darstellen und in der Horizontalachse ausgerichtet sind, kommt es bei der Unterbindung des Hauptgefäßes zu einer scharfen Trennungslinie (Abb. 2a), welche eine Resektion erleichtert.

Uns hat sich hierbei das folgende Verfahren bewährt: Nach Darstellung der am oberen Pankreasschwanz verlaufenden Milzgefäße und nach Unterbindung der entsprechenden Segmentgefäße wird eine Organfaßzange am unteren Milzpol angelegt und die Milz nach kaudal gezogen. Die Durchtrennung der Milz erfolgt scharf, eine Finger-fracture-technique wie bei der partiellen Leberresektion ist nicht erforderlich. Die Durchtrennung erfolgt etappenweise, die jeweilige Resektionsfläche wird

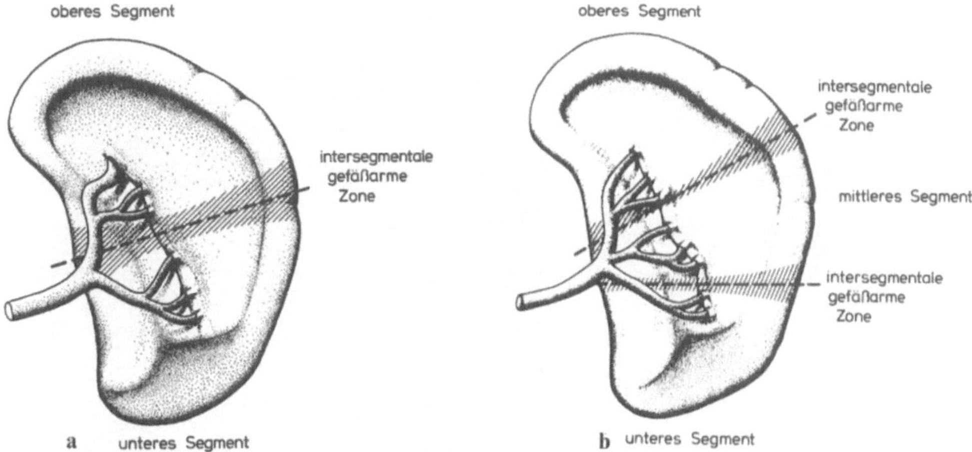

Abb. 1a, b. Schematische Darstellung der Milzarterienaufteilung. **a** Aufteilung in zwei Hauptäste (84% nach [1]). **b** Aufteilung in drei Äste (16% nach [1])

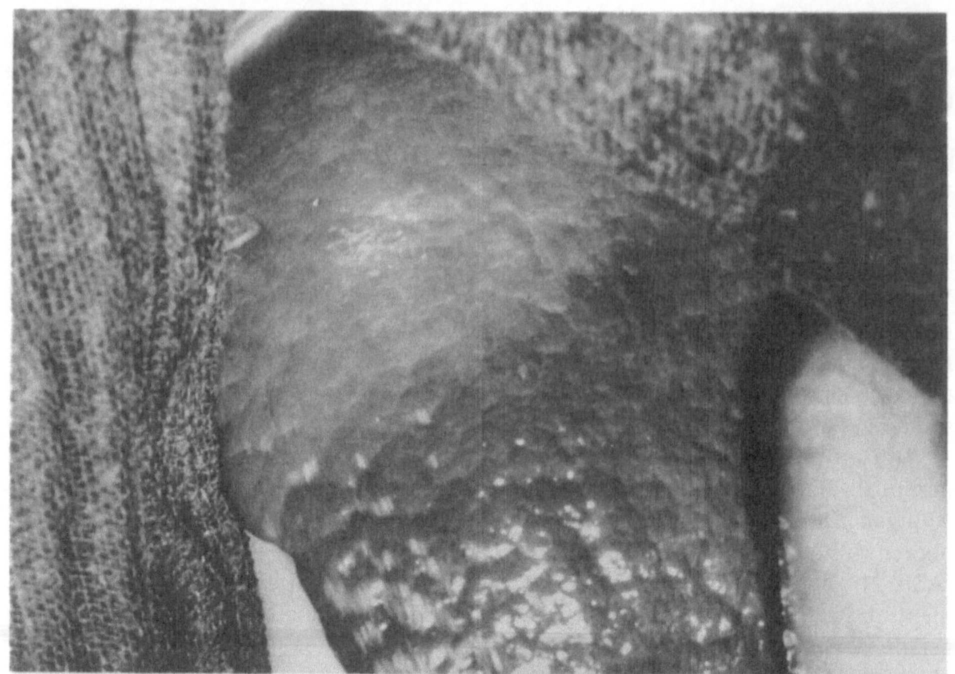

a

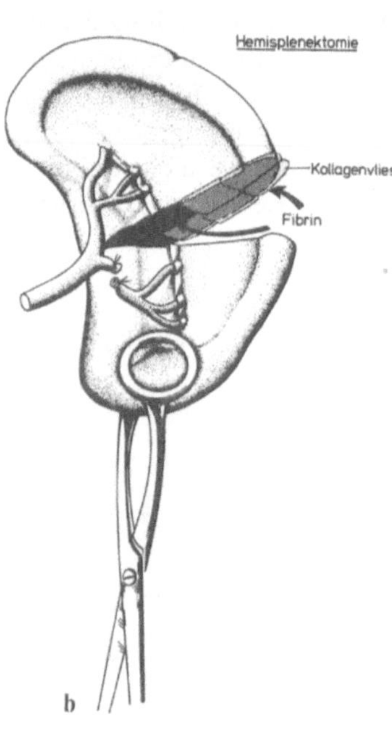

b

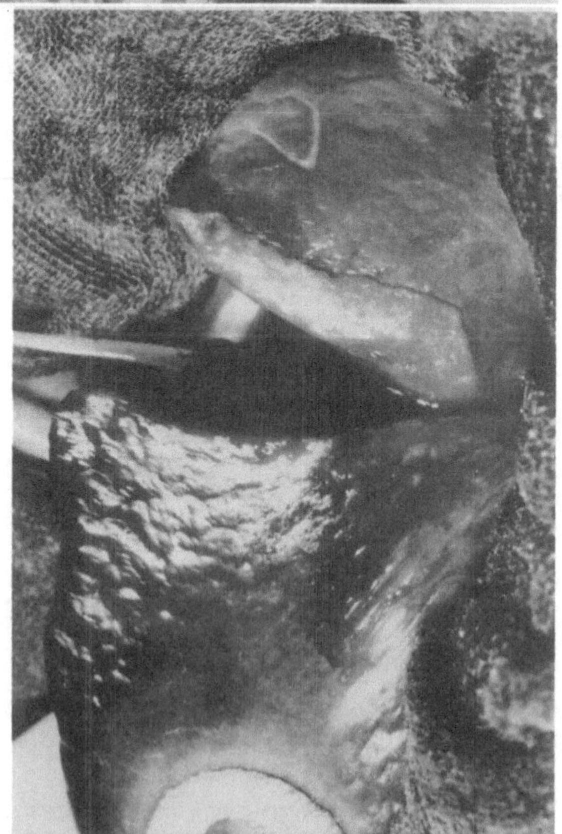

c

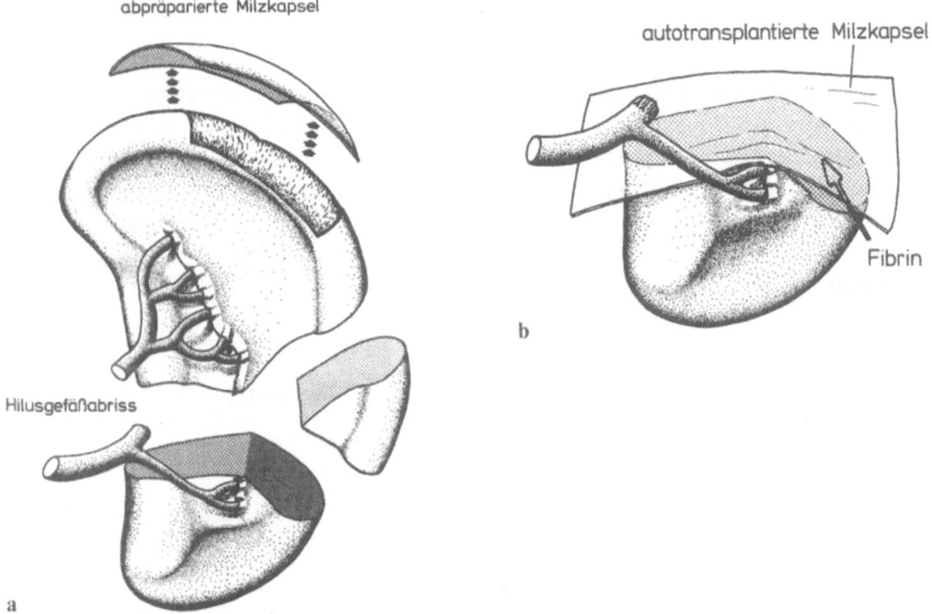

Abb. 3. Schematische Darstellung der Resektionstechnik eines mittleren Milzsegments

Abb. 4a, b. Traumatische Milzruptur mit partiellem Hilusgefäßabriß. **a** Resektionslinien und Abpräparation der Milzkapsel. **b** Abdichtung der Parenchymfläche des erhaltenen unteren Milzpols mit Fibrin und autotransplantierter Milzkapsel

Abb. 2a–c. Resektion des kaudalen Milzsegmentes. **a** Deutlich sichtbare Demarkierungslinie nach Durchtrennung der zum unteren Segment führenden Arterie. **b** Klebetechnik bei Hemisplenektomie; Deckung mit kleinen Kollagenvliesläppchen. **c** Milz in situ nach Deckung der Resektionsfläche nach Beträufelung mit Fibrinkleber pflastersteinartig durch Auflegen von kleinen Kollagenvliesläppchen bedeckt, die ebenfalls (Abb. 2 b) mit Fibrinkleber durchtränkt werden und so modellierbar werden. Diese kleinen Kollagenstückchen werden 4–5 min lang an die Resektionsfläche angedrückt, um ein Abrutschen zu verhindern. Es erfolgt die weitere sukzessive Durchtrennung und die genannte Deckung (Abb. 2c) der Schnittfläche. Auf eine einzeitige Durchtrennung der Demarkierungslinie und Deckung mit großen Kollagenvliesen verzichten wir, da es hierbei infolge Sickerblutung zu einer Abhebung kommen kann. Bei der Resektion eines mittleren Anteils beim Vorliegen einer Dreiteilung der Arterie (Abb. 3) lassen sich die erhalten gebliebenen Milzanteile in der genannten Weise aufeinanderkleben. Liegt eine traumatische Milzruptur vor, kann nach der Resektion die Kapsel des entfallenen Anteiles abpräpariert und für die Deckung der Resektionsfläche (Abb. 4a) im Sinne der Autotransplantation mit Fibrinkleber verwendet werden (Abb. 4b).

Fibrinkleber haben an der Milz atraumatische Nähte, welcher Art auch immer, überflüssig gemacht und eine partielle Resektion auch in der Neugeborenen- und Säuglingsperiode ermöglicht.

Fazit

Es wird über die von uns modifizierte Operationstechnik der Milzresektion berichtet. Nach sorgfältigem Studium der Gefäße wird im Bereich der Demarkationslinie eine sukzessive Durchtrennung vorgenommen und die Wundfläche mit Fibrin und Kollagenvlies, das mit Fibrin getränkt modellierbar ist, abgedichtet.

Literatur

1. Gupta LD, Gupta SC, Arora AK, Jeya Singh P (1976) Vascular segments in the human spleen. J Anat 121:613
2. Wannagat L (1977) Anatomy of splenic segments. Thieme, Stuttgart

Fibrinklebung bei traumatischen Milz- und Leberrupturen

R.-D. KOCH und P. ECKERT

Einleitung

Seit der Indienststellung des Rettungshubschraubers „Christoph 16" am 15. 4. 1978, der an unserem Krankenhaus in Saarbrücken stationiert ist, werden jährlich mehr als 250 polytraumatisierte Patienten aller Schweregrade in unserer Klinik versorgt und behandelt.

In den letzten Jahren haben wir die Schweregrade unserer Verletzten nach Schweiberer differenziert, weil sich die amerikanische Einteilung nach der NACA als für unsere Zwecke ungeeignet erwiesen hat. Bezogen auf unser Thema ist das Stadium III nach Schweiberer relevant (Tabelle 1).

Wir verstehen darunter solche Verletzte, die einen schweren Schock mit arterieller Hypoxie infolge kombinierter Verletzungen von Kopf, Thorax, Bauch und Extremitäten aufweisen.

Im Auswertungszeitraum wiesen 217 Polytraumatisierte den Schweregrad III auf, davon hatten 59 eine Milz- und/oder Leberverletzung (Tabelle 2).

Diese Häufigkeit entspricht 27,2%, also mehr als ¼ aller Betroffenen. Die Milzverletzung im Rahmen kombinierter Organverletzungen war am häufigsten. Mit 33 Rupturen (= 54,2%) ist sie doppelt so häufig wie die Leberverletzung, die wir 16mal (= 27,1%) diagnostizierten und behandelten. Beide Organe waren 10mal (= 16,9%) verletzt.

Tabelle 1. Schweregrad III der Schwerverletzten nach Schweiberer

– Kreislaufschock mit arterieller Hypoxie (art. PO_2 unter 60 mm Hg)

– Gedecktes Schädel-Hirntrauma Grad III–IV, Thorax und/oder Bauchverletzung

– Offene und/oder geschlossene Extremitätenverletzungen

– Schwere Weichteilverletzungen

Tabelle 2. Leber- und Milzverletzungen bei 217 polytraumatisierten Patienten (Grad III)

Pat. (n)	Milz	Leber	Kombiniert
	33 (54,2%)	16 (27,1%)	10 (16,9%)
Summe	59 = 27,2%		

Therapie der Milz- und Leberverletzungen (Tabelle 3)

Von den 43 Milzverletzungen wurden 21 mit dem Fibrinkleber erfolgreich versorgt. Hierdurch konnte das Organ selbst teilweise oder ganz erhalten werden. In weiteren 9 Fällen erschien uns die ausschließliche Anwendung des Fibrinklebers nicht ausreichend bzw. nicht sicher genug, so daß wir zusätzlich ein Kollagenvlies verwendet haben. Bei 3 Patienten, bei denen sich das Organ nicht erhalten ließ, haben wir den Milzbrei in das Omentum bzw. in das große Netz autotransplantiert.

Bei insgesamt 26 Patienten lag eine Leberverletzung vor. Leberverletzungen und ihre Behandlungen unterliegen ihren eigenen Gesetzen und sind klar definiert. Oberflächliche Einrisse sind selten, so daß in der Regel nach dem Debridement oder einer Segmentresektion erst der Fibrinkleber mehr als Adjuvans angewendet wurde. Kleinere, oberflächliche, auch stark blutende Leberrisse sind gut für die alleinige Klebung mit Fibrin geeignet. Postoperative Komplikationen sind häufig (Tabelle 4). Die Komplikationsrate wurde unter dem Gesichtspunkt der Versorgungsart vorgenommen. Setzt man die Blutstillung als Kriterium für die Verwendung des Fibrinklebers voraus, ergaben sich in unserem Krankengut keine Nachblutungen. Die hier aufgeführten Blutungen resultieren aus einem Streßulkus des Duodenums und aus der Blutung im Retroperitoneum. Pulmonale Komplika-

Tabelle 3. Therapie der Milz- und Leberverletzungen

Versorgungsart	Milz	Leber
Fibrinkleber	21	17
Fibrinkleber + Kollagenvlies	9	–
Exstirpation	10	
Naht/Tamponade		9
Autotransplantation	3	
Summe	43	26

Tabelle 4. Postoperative Komplikationen: Typ A = mit Fibrinkleber; Typ B = andere Versorgung

	Milz		Leber	
	A	B	A	B
Nachblutung	–	–	–	–
Blutungen anderer Ursachen	–	1	–	1
Pneumonie/Pleuraerguß	1	2	1	3
Pankreatitis	1	–	–	1
Peritonitis	–	–	–	–
Ileus	–	–	–	1
Sepsis	1	–	–	1
Abszeß/Gallefistel	–	–	–	1
Tod	3	4	2	2

tionen im Rahmen von Polytraumen sind häufig; ihre Ursachen sind polyvalent und sicher nur im Einzelfall auf die Art der Versorgung im Oberbauch zurückzuführen. Anders zu werten sind die basalen Atelektasen der Lunge und die Pleuraergüsse, wenn sich Infektionen in der Milzloge oder subphrenische Abszesse ausbilden.

Gleiches gilt für die posttraumatische Pankreatitis. Die hohe Letalität der Unfallverletzten ergibt sich aus der Summe der zahlreichen Verletzungen, vornehmlich der schweren Schädel-Hirntraumen.

Fazit

Seit 1980 wird der Fibrinkleber an unserer Klinik in vielen – auch hier nicht angesprochenen – Bereichen angewendet. Unsere Erfahrungen sind gut. Es ergeben sich zusammenfassend nur Vorteile, von denen die Erhaltung eines wichtigen Organes, die Vermeidung spezieller chirurgisch-technischer Komplikationen und der Rückgang spezifischer Komplikationen, wie sie nach Milzexstirpationen vorkommen, im Vordergrund stehen.

Welche Rolle die Milz bei der Aufrechterhaltung des immunologischen Gleichgewichts spielt, ist ungewiß und daher ein Grund mehr, sie zu erhalten.

Indikation, Technik und Ergebnis der Fibrinklebung nach Leberresektionen

J. SCHEELE

Tumorresektionen an der Leber sind heute anerkannte Therapieverfahren, deren wichtigstes Indikationsgebiet die synchrone oder metachrone Entfernung von Lebermetastasen darstellt. Durch subtile, standardisierte Operationstechnik [10] und eine verbesserte perioperative Begleittherapie konnte die Komplikationsrate vermindert und die Letalität dadurch auf 3–10% gesenkt werden [1, 4, 6, 8, 10].

Ausgedehnte Leberresektionen nach traumatischer Parenchymzerreißung sind demgegenüber auch heute noch umstritten; im Gegensatz zur geplanten Tumorresektion droht hier durch den unfallbedingten Blutverlust eine schwer beeinflußbare diffuse Sickerblutung bzw. eine durch Gerinnungsstörungen bedingte Nachblutung [2, 3]. Entsprechend sind Komplikationsrate und Letalität höher als nach vergleichbaren Tumorresektionen.

Es stellt sich die Frage, inwieweit sich bei den genannten Indikationsgruppen und bei verschiedenen Resektionstypen Argumente für eine Abdichtung der Leberwundfläche mit Fibrinkleber ergeben.

Indikation zur Klebung der Leberresektionsfläche

Die wichtigsten chirurgischen Lokalkomplikationen nach einer Leberresektion sind die Blutung und die Gallefistel. Beide begünstigen die Entwicklung subphrenischer Abszesse.

Trotz kontrollierter, schrittweiser Durchtrennung des Parenchyms in „finger fracture technique" und sorgfältiger Umstechung oder Ligatur aller erkennbaren Gefäßstümpfe läßt sich sowohl bei anatomiegerechter als auch bei atypischer Resektion eine geringe Sickerblutung und ein minimaler Galleaustritt aus der Resektionsfläche nie vollständig vermeiden. Die Verwendung eines neuartigen Ultraschallskalpells (CUSA, Fa. Hoyer, Bremen) erlaubt zwar eine subtilere, exakt an den intrahepatischen Grenzflächen orientierte Resektion bzw. eine sparsame und dennoch radikale Enukleation kleiner, oberflächennaher Metastasen (Abb. 1). Trotz glatt begrenzter Resektionsflächen verbleibt jedoch auch hier ein geringfügiger diffuser Blut- und Galleaustritt aus der Leberwunde.

Um perihepatischen Abszessen vorzubeugen, halten daher alle Autoren eine ausgiebige Drainage für erforderlich. Diese begünstigt ihrerseits eine retrograde Infektion der subhepatischen Höhle, weshalb Starzl mehrere Wochen lang eine Spülbehandlung vornimmt [10]. Hieraus resultiert eine nicht unerhebliche postoperative Morbidität und Belästigung des Patienten.

Die Verklebung der Leberresektionsfläche stellt in diesen Fällen eine *prophylaktische* Maßnahme dar. Durch völlige Abdichtung der Wunde sollen selbst eine geringe postoperative Nachblutung oder Gallefistel vermieden, eine primäre Wundheilung gesichert und somit die postoperative Erholungsphase verkürzt werden.

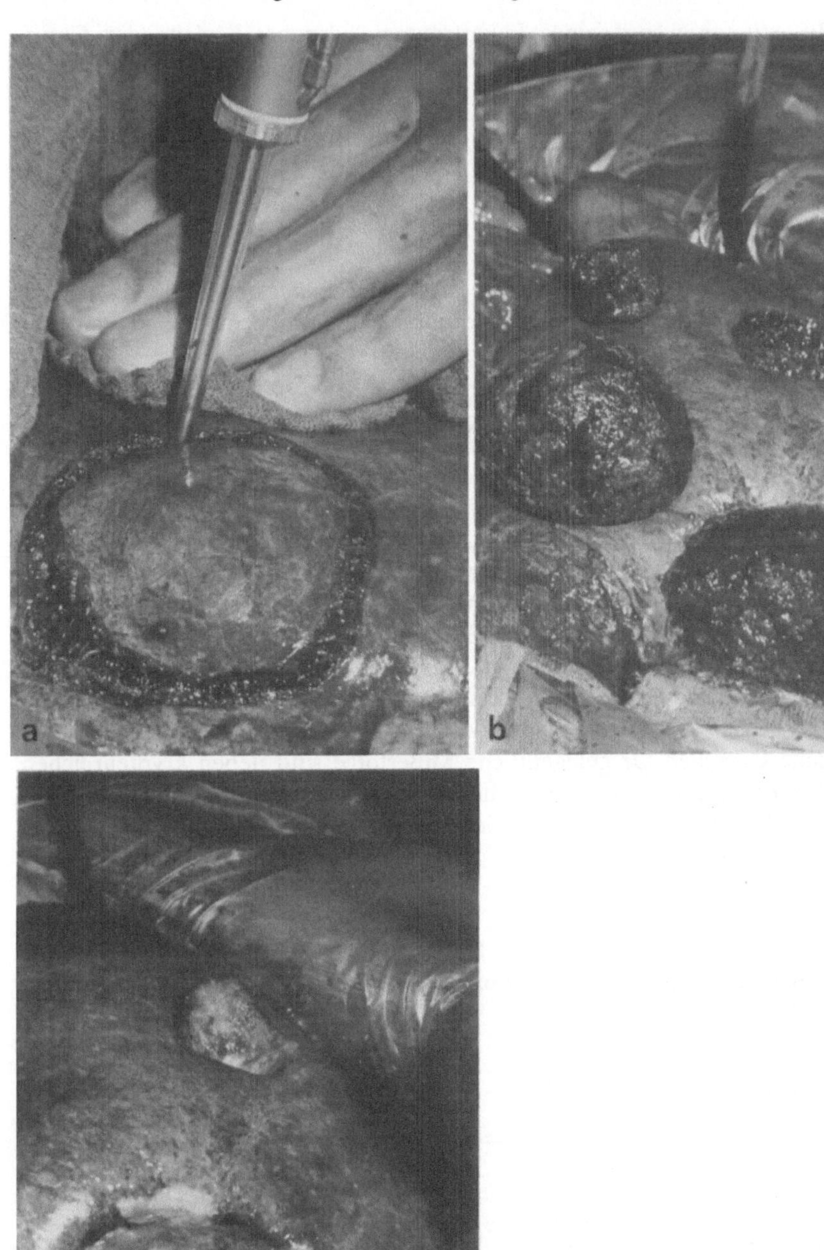

Abb. 1a–c. Lokale Exzision von 2 Metastasen aus dem medialen Segment des linken Leberlappens. **a** Durchtrennung des Lebergewebes mit dem Ultraschallskalpell; Gefäße und Gallengänge bleiben hierbei erhalten. **b** Wundhöhlen und Exzisionspräparate. **c** Zustand nach Auskleben mit Kollagenvlies

Nach Resektionen wegen eines Lebertraumas oder bei begleitender Gerinnungsstörung persistiert gelegentlich eine erhebliche diffuse Restblutung. Nur in diesen Fällen wird die Fibrinklebung als Blutstillungstechnik *therapeutisch* eingesetzt. Gerade beim Trauma stellt sie in Einzelfällen eine Alternative zur Tamponade dar.

Klebetechnik

Die Abdichtung der Leberresektionsfläche erfolgt am günstigsten durch sukzessives Aufkleben kleiner Kollagenvliesstreifen. Voraussetzungen für eine effektive Wundversiegelung sind hierbei:

– eine glatte Resektionsfläche
– eine möglichst weitgehende chirurgische Blutstillung durch Umstechung und Ligatur
– eine korrekte Klebetechnik.

Zur Vermeidung von Hohlräumen zwischen Kollagenvlies und Leberoberfläche ist eine schrittweise Abdichtung mit kleinen Vliesstreifen erforderlich. Diese werden von beiden Seiten oberflächlich mit Thrombinlösung befeuchtet, anschließend einseitig mit Fibrinogenkonzentrat überschichtet und nunmehr der Resektionsfläche für die Dauer von 3–5 min antamponiert. Erst nach dieser Zeit liegt ein mechanisch belastbares Fibringerinnsel vor. Das Anpressen kann mit der flachen Hand oder mit Stiltupfern durchgeführt werden (Abb. 2).

Wesentliche Ursachen für gelegentliche Mißerfolge sind neben kryptenreichen Resektionsflächen eine inkomplette Abdichtung, die Verwendung zu großer Kollagenplatten und eine zu kurze Kompressionszeit (Abb. 3 a).

Ergebnisse

Vom 1. Juni 1976 bis 31. Mai 1983 wurde bei 73 Patienten nach Entfernung von Lebertumoren oder Metastasen die Resektionsfläche durch Fibrinklebung abgedichtet (Tabelle 1).

Tabelle 1. Fibrinklebung bei ausgedehnten Tumorresektionen der Leber (1. 6. 1976 – 31. 5. 1983)

	n	Regelrecht	Gallefistel	Aus Resektionsfläche	Verstorben
Anatomiegereichte Resektion	51	41	9	5	3
Hemihepatektomie rechts	27	23	3	1	1
Trisegmentektomie	6	4	2	1	2
Hemihepatektomie links	10	8	2	2	–
Li.-laterale Segment-Resektion	8	6	2	1	–
Atypische große Resektion	22	21	1	1	–
Gesamt n	73	62	10	6	3
%		85%	14%	8%	4%

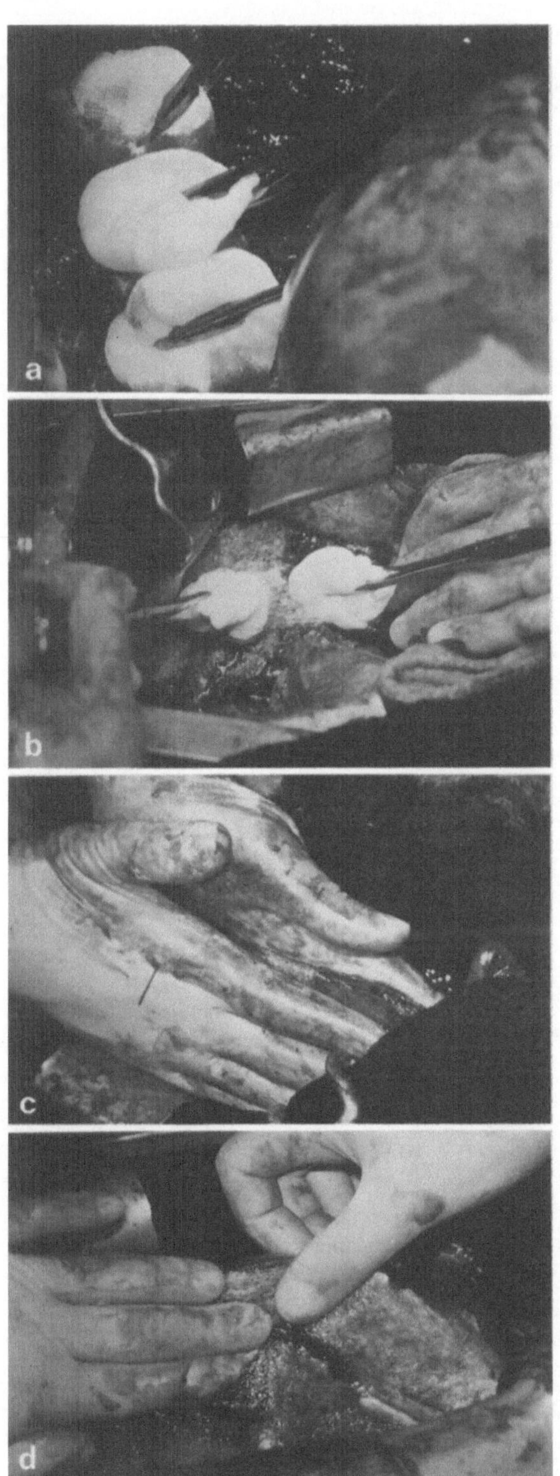

Abb. 2 a–d. Technisches Vorgehen bei der schrittweisen Abdichtung von Leberresektionsflächen. **a, b** Aufpressen von Kollagenvlies mit Stieltupfern. **c, d** Anmodellieren und Aufpressen von Kollagenvlies mit der Hand (günstigeres Verfahren)

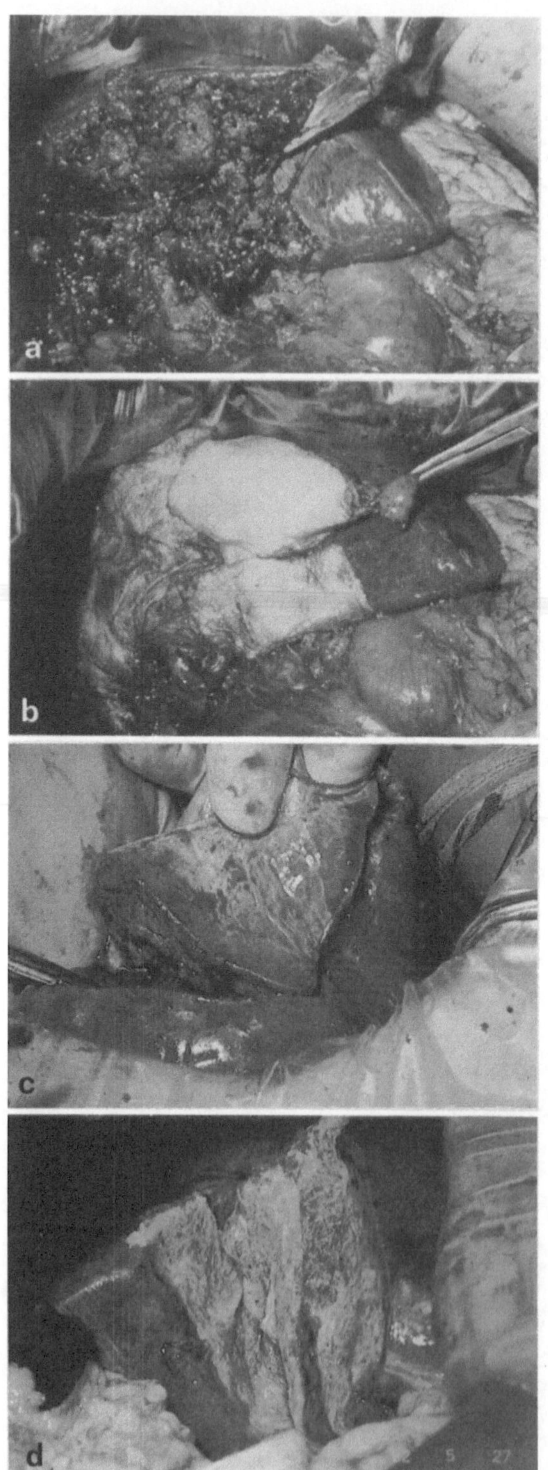

Abb. 3a–d. Fehlerquellen bei der Abdichtung von Leberresektionsflächen. **a, b** Sehr kryptenreiche Resektionsfläche nach Trisegmentektomie; Verklebung mit nur 2 großen Kollagenplatten; nach zunächst unauffälligem Verlauf massive Gallenfistel am 9. postop. Tag, Kollagenvlies bei der Relaparotomie komplett abgehoben; 4 Tage später Tod im septischen Leberversagen. **c, d** Keilexzision eines kleinen Leberzellkarzinoms am Gallenblasenbett; inkomplette Abdichtung unter viel zu kurzer Kompressionszeit; wenige Stunden postoperativ deutliche Gallefistel, Patient überlebte nach mehreren Reoperationen

Tabelle 2. Fibrinklebung bei Leberresektionen nach Trauma (1. 6. 1976–31. 5. 1983)

	n	Gallefistel	Aus Resektionsfläche	Verstorben
Anatomiegerechte Resektion	6	1	–	–
Atypische große Resektion	8	–	–	1
Gesamt	14	1	–	1

Eine Nachblutung oder ein perihepatischer Abszeß wurde bei keinem Patienten beobachtet. Aus diesem Grunde wurde die anfangs noch ausgiebige Drainage des perihepatischen Gebietes zunehmend gemindert. Derzeit werden selbst nach ausgedehnten Leberresektionen nur 2–3 geschlossene Silikondrainagen in den rechten Oberbauch eingebracht.

Bei 62 Patienten (85%) war der postoperative Verlauf völlig störungsfrei. Diese Patienten konnten nach 8–12 Tagen aus stationärer Behandlung entlassen werden.

Bei 10 Patienten entwickelte sich eine Gallefistel, je einmal entlang einer vorbestehenden T-Drainage bzw. aus einer Anastomose des teilweise resezierten linken Ductus hepaticus, zweimal aus übernähten Gallenwegsdefekten. Bei 6 Patienten muß als Ursprung der Gallefistel die Resektionsfläche angesehen werden. In einem Fall waren sehr große Kollagenplatten aufgeklebt worden und hatten sich nach 9tägigem unauffälligen Verlauf plötzlich komplett abgehoben (Abb. 3 b). Bei 2 Patienten war die Abdichtung nur teilweise und unter sehr kurzzeitiger Kompression erfolgt (Abb. 3 c, d), dreimal war retrospektiv kein technischer Fehler erkennbar.

Drei Patienten verstarben postoperativ, hiervon zwei wegen einer Gallefistel mit galliger Peritonitis, einer im postoperativen Leberversagen bei regelrechtem Operationssitus. Unter Einbeziehung von 14 ausgedehnten Resektionen nach Leberruptur (Tabelle 2) beträgt die Letalität im Gesamtkrankengut 3,5%.

Diskussion

Dank einer verbesserten, nichtinvasiven Diagnostik mit Sonographie und Computertomographie und einer konsequenten, langfristigen Kontrolle von Tumorpatienten gelingt immer häufiger der Nachweis solitärer oder zumindest resezierbarer Lebermetastasen. Auch primäre Lebertumoren werden frühzeitig und damit häufiger in einem operablen Stadium erkannt. Hierdurch nimmt die Resektionsrate maligner Lebertumoren stetig zu. Durch eine wesentliche Senkung des Operationsrisikos erscheint darüber hinaus die Leberresektion auch bei größeren, symptomatischen, benignen Tumoren vertretbar.

Das operative Vorgehen ist sowohl für die anatomiegerechte, an der Aufzweigung der hilären Strukturen orientierte Resektion (Abb. 4), als auch für die atypischen Resektionsverfahren (Abb. 5) standardisiert [10]. Intraoperative Zwischenfälle sind bei sorgfältiger Technik und persönlicher Erfahrung des Operateurs selten. Wenngleich somit die Letalität ausgedehnter Leberresektionen heute durch-

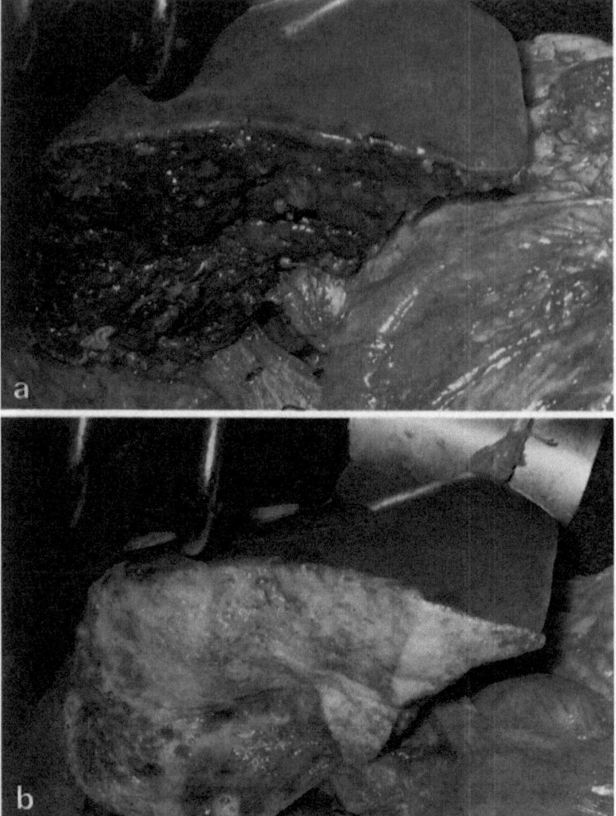

Abb. 4a, b. Anatomiegerechte Hemihepatektomie rechts wegen solitärer Metastase. **a** Nach Durchtrennung der Leber mit dem Ultraschallskalpell glatte, nahezu trockene Resektionsfläche. **b** Zustand nach Verklebung mit Kollagenvlies; glatter postoperativer Verlauf

wegs gering ist, werden postoperativ in bis zu 50% gravierende oder für den Patienten lästige Lokalkomplikationen beobachtet [6].

Ziel der *routinemäßigen prophylaktischen* Anwendung der Fibrinklebung ist es, im randständigen Gewebe der Resektionsfläche eine zusammenhängende Fibrinschicht zu erzeugen, um so kleine Gallengänge und Gefäße bis zur endgültigen bindegewebigen Abheilung provisorisch zu verschließen.

Bei den eigenen Patienten konnte dadurch in 85% ein absolut komplikationsloser Verlauf erreicht werden. Eine lokale Unverträglichkeit mit entsprechenden Spätstörungen ist nicht zu erwarten, da sowohl der Fibrinkleber als auch das Kollagenvlies resorbiert bzw. in eine Bindegewebsmembran transformiert werden [5, 7].

Als *Blutstillungsmaßnahme* erweist sich die Fibrinklebung insbesondere bei diffusen, durch eine Gerinnungsstörung bedingten Restblutungen als effektiv. Sie ist freilich nicht in der Lage, größere Blutgefäße oder Gallengänge abzudichten. Daher sollte sie nicht als Ersatz bewährter konventioneller Operationstechniken mißverstanden und überfordert, sondern als zusätzliche Bereicherung der bisher verfügbaren Möglichkeiten eingesetzt werden.

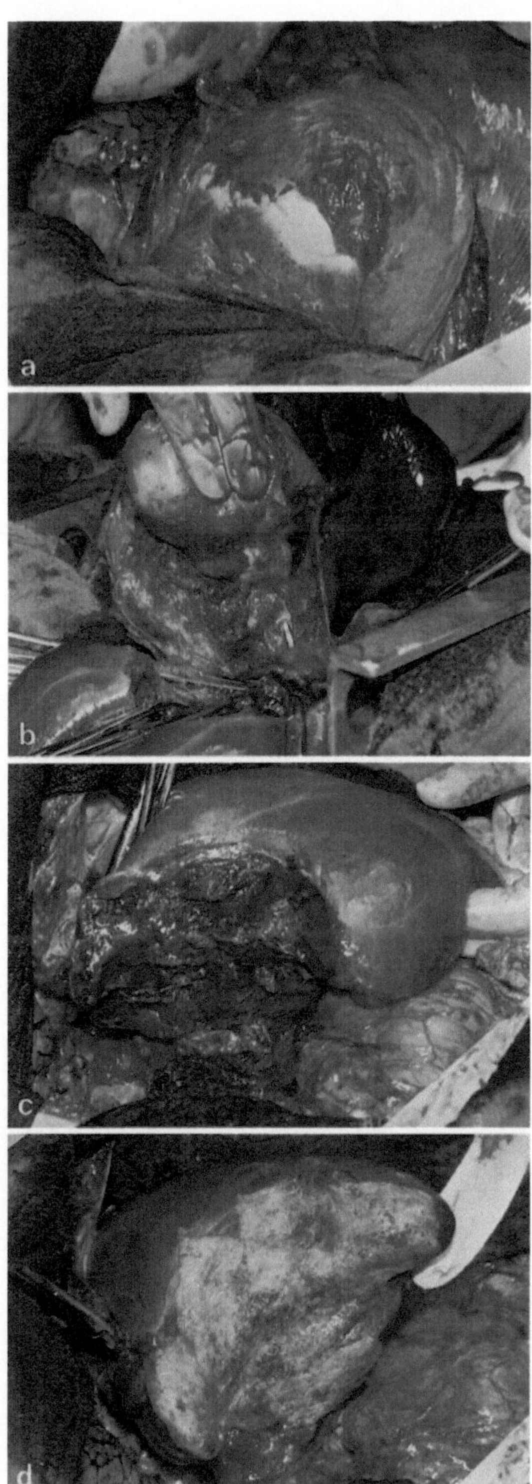

Abb. 5a–d. Atypische Resektion einer Echinokokkuszyste an der Kuppe des rechten Leberlappens mit transdiaphragmaler Penetration in den rechten Lungenunterlappen. **a** Situs nach abdomino-rechtsthorakaler Freilegung. **b** Nach Resektion des Lungenunterlappens Ausschälen der Hauptzyste aus der Leber. **c, d** Leberresektionsfläche vor und nach der Fibrinklebung; glatter postoperativer Verlauf

Literatur

1. Adson MA, van Heerden JA (1980) Major hepatic resections for metastatic colorectal cancer. Ann Surg 191:576–583
2. Clagett GP, Olson WR (1979) Non-mechanical hemorrhage in severe liver injury. Ann Surg 187:369–374
3. Elerding SC, Moore EE (1980) Recent experience with trauma of the liver. Surg Gynec Obstet 150:853–855
4. Fortner JG, Kim DK, MacLean BJ, Barrett MK, Iwatsuki S, Turnbull AD, Howland WS, Beattie EJ (1978) Major hepatic resection for neoplasia: personal experience in 108 patients. Ann Surg 188:363–369
5. Fritsche HM, Jacob H, Stemberger A, Wriedt-Lübbe I, Haas S, Spilker G, Blümel G (1980) Tierexperimentelle Studie zur Versiegelung blutender Leberparenchymdefekte mittels Fibrinkleber und resorbierbaren Wundauflagen. In: Zelder O, Fischer M, Eckert P, Bode JC (Hrsg) Experimentelle und klinische Hepatologie. Thieme, Stuttgart New York, S 29–35
6. Hanks JB, Meyers WC, Filston HC, Killenberg PG, Jones RC (1980) Surgical resection for benign and malignant liver disease. Ann Surg 191:584–592
7. Scheele J, Heinz J, Pesch H-J (1981) Fibrinklebung an parenchymatösen Oberbauchorganen, tierexperimentelle Untersuchungen. Langenbecks Arch Chir 354:245–254
8. Scheele J (1982) Wundversorgung an parenchymatösen Oberbauchorganen mit Fibrinkleber und Kollagenvlies. In: Cotta J, Braun A (Hrsg) Fibrinkleber in Orthopädie und Traumatologie. Thieme, Stuttgart New York, S 232–242
9. Spilker G, Fischer M, Stemberger A, Fritsche HM, Haas S, Blümel G (1980) Fibrinklebung nach ausgedehnten Leberparenchymdefekten – ein neues therapeutisches Verfahren in der Leberchirurgie. In Zelder O, Fischer M, Eckert P, Bode JC (Hrsg) Experimentelle und klinische Hepatologie. Thieme, Stuttgart New York, S 25–28
10. Starzl TE, Bell RH, Beart RW, Putnam CW (1975) Hepatic trisegmentectomy and other liver resections. Surg Gynec Obstet 141:429–437

Fibrinklebung am Pankreas

A. MARCZELL

Die gewebespezifischen Eigenschaften des Pankreasparenchyms, nämlich seine enorme Zerreißlichkeit und seine tryptische Aktivität in Kombination mit der Möglichkeit der Selbstverdauung bedingen, daß gerade nach Operationen am Pankreas die Komplikationsrate besonders hoch ist.

Parenchymnähte, sollten sie dazu noch primär blutstillend sein, führen zu ischämischen Nekrosen, diese zu lokalen Entzündungsherden.

Die Folge davon: die typischen lokalen Komplikationen nach Operationen am Pankreas:
- Nachblutung
- Pankreatitis
- Pankreasfistel.

Die Operationsmethoden wurden verbessert, die Techniken verfeinert, die Ergebnisse im Durchschnitt jedoch nicht zufriedenstellender, wobei im besonderen bei kleineren Eingriffen am Pankreas die Komplikationsrate unverhältnismäßig hoch blieb (Tabelle 1).

Diese, abgesehen von einzelnen Serien, allgemein doch schlechten Ergebnissen in allen Bereichen der Pankreaschirurgie haben uns veranlaßt, nach Verbesserungsmöglichkeiten zu suchen, die lokalen Komplikationen zu verringern.

Die Problemstellung, die sich bot, war die Versorgung einer blutenden und sekretierenden Parenchymfläche.

Das Ziel, das wir uns setzten war, diese blutstillend, primär flüssigkeitsdicht und atraumatisch (ohne Folgeschädigung) zu versorgen.

Die logische Folge war der Einsatz einer Substanz, die alle diese Eigenschaften in sich vereint: des Fibrinklebers (FK).

Der Beginn gestaltete sich schwierig, da zum Zeitpunkt der Erstanwendung an unserer Klinik im Jahre 1977 weder experimentelle noch klinische Erfahrungen bzw. Ergebnisse vorlagen.

Tabelle 1. Durchschnittliche Komplikations- und Letalitätsrate

	Komplikationsrate (%)	Letalität (%)
Einfache PE oder Keilresektion	9,5%	3,8%
Enukleationsresektion	0 − 43%	4,5 − 13%
Schwanzresektion und erweiterte Linksresektion	0 − 41%	1 − 11%
Whipple-Operation	16,4 − 44%	4,5 − 23%
Innere Drainagen	27%	6,1%
Traumatische Läsionen	25 − 75%	?

Tabelle 2. Möglichkeiten der Anwendung des Fibrinklebers bei Pankreasoperationen

1. PE oder Keilexzision
2. Enukleationsresektion
3. Pankreasschwanz- oder Linksresektion
4. Pankreaskopfresektion mit pankreatojejunaler Anastomose
   Pankreaskopfresektion ohne pankreatojejunale Anastomose
5. Drainageoperationen
6. Traumatische Läsion

Nach problemlos abgeheilten geklebten Probeexzisionen bei inoperablem Pankreaskarzinom haben wir den Fibrinkleber zunehmend bei unterschiedlichen Operationen eingesetzt (Tabelle 2).

PE oder Keilexzision

Eine gesicherte Diagnose ist gerade in der Pankreaskarzinomchirurgie besonders wichtig! Man kann statistisch die unter falscher Diagnose durchgeführten Duodenopankreatektomien mit ungefähr 11% erheben. Ursache ist sicher die z. B. ungenügend durchgeführte präoperative Abklärung mit zu geringer Gewebsentnahme, die in 20–40% zu falschen Ergebnissen führt. Die Komplikationsraten sind aber für diesen kleinen diagnostischen Eingriff mit bis zu 10% zu hoch.

Hier bietet der FK die Möglichkeit tiefe Gewebsdefekte nahtlos zu versorgen, ohne mit einer postoperativen lokalen Komplikation rechnen zu müssen. Wir haben dies in 25 Fällen durchgeführt.

Enukleationsresektion

Auch die enukleierenden Verfahren weisen eine Komplikationsrate bis zu 23% auf, hauptsächlich getragen von der Pankreasfistel mit einer Letalitätsrate von durchschnittlich 4,5%. Auch hier wird der Gewebsdefekt mit FK verplombt. Wir haben 3 Inselzelladenome exstirpiert und auf diese Weise versorgt und keine postoperativen Komplikationen beobachtet.

Schwanz- und erweiterte Linksresektion

Auch in Kliniken ohne Schwerpunkt „Pankreaschirurgie" wird man öfters vor die Situation gestellt, Resektionsflächen oder ausgedehnte oberflächliche Gewebsdefekte am Pankreas zu versorgen, etwa bei erweiterten Gastrektomien mit Lymphknotendissektion, bei Karzinomen der linken Flexur oder bei traumatischen Läsionen.

In unserem Krankengut war auch eine Pankreasfistel nach auswärtiger Splenektomie, die wahrscheinlich auf der Basis einer ischämischen Schwanznekrose entstanden ist. Aber auch Splenektomien großer hämatologischer Milzen machen öfters die Versorgung einer Pankreasschwanzverletzung nötig. Wir finden hier Komplikationsraten bis zu 41%, getragen bis zu ⅔ von der Pankreasfistel. Auch die Letalitätsrate weist relativ hohe Werte bis zu 11% auf.

Oberflächliche Defekte werden wie Anastomosen versiegelt. Tiefe, etwa bei Keilexzisionen, verplombt. Auf zusätzliche Nähte haben wir stets verzichtet.

Nach Linksresektionen ohne darstellbaren Ductus pancreaticus wird die Resektionsfläche fischmaulartig angefrischt, verklebt und anschließend die „Lippen" nochmals mit FK überzogen. Bei darstellbarem Ductus wird dieser vorher solitär mit resorbierbarem Nahtmaterial umstochen.

Wir haben in allen Fällen, auch bei ausgedehnten Linksresektionen, in letzter Zeit immer geklebt, nie eine kaudale Pankreatojejunostomie angelegt und keine postoperative Komplikation gesehen.

Pankreaskopfresektion

Nach Whipple-Operation wegen chronischer Pankreatitis werden beide Anastomosen mit FK versiegelt. Diese Methode bringt hervorragende Ergebnisse.

Ich möchte jedoch hauptsächlich auf direkte Pankreasparenchymklebungen eingehen.

Die Whipple-Operation bei Pankreas-, Papillen- und distalem Choledochuskarzinom hat nach wie vor eine hohe postoperative Komplikationsrate und in Folge davon auch eine hohe Sterblichkeitsrate (Tabelle 3). Unter den Todesursachen und nichttödlichen Komplikationen rangiert an erster Stelle die Insuffizienz der pankreato- und biliodigestiven Anastomose mit 30%, an zweiter Stelle die Nachblutung aus der Resektionsfläche des Restpankreas mit 15,5%.

Wir sind daher 1978 dazu übergegangen, FK auch hierbei einzusetzen. Einerseits versiegeln wir die biliodigestive Anastomose, andererseits haben wir in der Karzinomchirurgie die pankreatodigestive Anastomose veranlaßt.

Zu Beginn gingen wir nach der alten Methode vor: Ligatur des Ductus pancreaticus und Versiegelung der Schnittfläche des Restpankreas.

Bei 9 auf diese Weise versorgten Patienten sahen wir keine Früh- oder Spätkomplikationen, insbesonders auch keine Pankreasfistel. Bei einem Patienten mußte wegen einer Restpankreatitis die partielle in eine totale Pankreatektomie umgewandelt werden, und wir verloren diesen Patienten am 7. postoperativen Tag.

Demzufolge davon gingen wir wieder dazu über, das Restpankreas mit einer Anastomose zu versorgen.

Tabelle 3. Letalität der Whipple-Operation beim Pankreaskarzinom (Sammelstatistiken)

Warren	1975	15%
Nakase	1977	21%
Kern	1976	23%
Bodner	1979	22%

Später änderte ich die Methode folgendermaßen, daß wir eine Auffüllung des Ductus Wirsurgianus, heute würde man Okklusion dazu sagen, mit FK vornahmen und das Restpankreas zusätzlich versiegelten.

Das Problem hierbei ist, den FK mit einer gewissen Kontinuität einzuspritzen und den Vorgang nicht zu unterbrechen. Diese geänderte Methode wurde seitdem angewendet. Es gab auch hier eine postoperative Restpankreatitis, wobei wir wieder gezwungen waren, die partielle in eine totale Pankreatektomie umzuwandeln. Nachblutungen oder Pankreasfisteln traten nicht auf.

Innere Drainage

Auch hier kann man die Anastomose mit FK manschettenförmig abdichten, evtl. auch an der Innenseite, und so nicht nur einer Insuffizienz, sondern auch einer Nachblutung vorbeugen.

Traumatische Läsionen

Hier hängen sowohl Komplikationsrate, als auch Letalitätsrate vom Ausmaß der Verletzung ab – daher auch die differenten Zahlenangaben in der Literatur. Je nach Schweregrad der Verletzung erwartet man in 25–75% postoperative Komplikationen, getragen von der postoperativen Pankreasfistel.

Meines Erachtens ist es sinnvoll, den FK bei folgenden Indikationen anzuwenden:
1. linksseitige, auch perforierende Verletzungen;
2. Kopf-Korpus-Verletzungen mit intaktem Hauptausführungsgang;
3. Versorgung aller Resektionsflächen.

Bei 75 derartigen Operationen traten nur 2 Mißerfolge auf (Tabelle 4).

Die Ergebnisse sind gerade bei den sogenannten „kleineren" Eingriffen am Pankreas zufriedenstellend. Das ist insofern interessant, da gerade diese Operatio-

Tabelle 4. Indikation und Ergebnisse der Fibrinklebungen am Pankreas vom 1. 4. 1977 bis 30. 12. 1981

	n	Mißerfolg
PE	25	0
Enukleation	3	0
Lymphknotendissektion	6	0
Schwanz-Linksresektion	11	0
Kopfresektion	10	1 (1+)
Kopfresektion und Gangfüllung	15	1 (totale)
Drainageoperationen	2	0
Trauma	3	0
	75	2 (1+)

nen auch an jedem Nichtschwerpunkt-Krankenhaus durchgeführt werden müssen und der FK hier sicherlich dazu beitragen kann, die Komplikationsrate zu senken.

Zur Technik wäre zu sagen, daß wir bei Pankreasklebungen ausnahmsweise auf den Leitspruch „so dünn wie möglich" verzichten und für uns der sicher blutstillende sowie flüssigkeitsdichte Effekt wichtiger als eine zarte Narbe ist. Eine Mindestkonzentration des Aprotininis von 3000 NIH muß unbedingt eingehalten werden.

Wir verwenden bei Pankreasklebungen kein Kollagenvlies.

Zusammenfassend kann gesagt werden, daß der Einsatz der Fibrinklebung gerade zur Versorgung parenchymatöser Organe mit blutenden oder sezernierenden Gewebsflächen durch seinen sofort blutstillenden und flüssigkeitsdichten Effekt bestens geeignet ist. Seine einfache Handhabung und die atraumatische, gewebeschonende Methode sind für uns Gründe genug, ihn auch weiter einzusetzen.

Nierenparenchymoperationen mit Fibrinklebung

K. Henning und H. Urlesberger

Die Probleme der Nierenparenchymchirurgie sind komplex. Zielsetzung einer optimalen Nierenparenchymchirurgie ist es, den notwendigen Eingriff am Parenchym mit dem möglichst geringsten Organtrauma vorzunehmen. Dies inkludiert Steinfreiheit und Sanierung intrarenaler und pelvinärer Harntransportstörungen bei Nephrolithiasis, Radikalität bei Tumorresektion und weitgehenden Parenchymerhalt beim Nierentrauma. Im Vordergrund stehen somit Aspekte der postoperativen Organfunktion.

In vielen Detailfragen wurden dabei in jüngster Zeit bedeutende Fortschritte erzielt. So eröffnet die intraoperative Sonographie vielversprechende Möglichkeiten einer verbesserten Steinlokalisation – eine der Voraussetzungen für die parenchymschonende Nephrotomie. Gleiches gilt für die Dopplersonographie zur Erfassung der segmentarterienfreien Zonen, womit die Problematik der Operation in Organischämie aktualisiert wurde. Im Bemühen um eine funktionell orientierte Nierenparenchymchirurgie stellen Hämostase und Parenchymverschluß jedoch nach wie vor zwei Kardinalprobleme dar, von denen postoperativer Verlauf und funktionelle Resultate unmittelbar abhängen. Die heute noch vielfach geübte Technik, Hämostase und Parenchymverschluß mit Parenchymnähten durchzuführen, widerspricht den Prinzipien einer organschonenden Nierenparenchymchirurgie. Nähte setzen durch Kompression Parenchymnekrosen oder können vor allem bei entzündlich oder traumatisch vorgeschädigtem Parenchym durchschneiden. Funktionsverluste durch Narbenbildung sind die Folge. Konventionelle Technik kann somit die Forderung nach parenchymschonender Operation nur bedingt realisieren. Alternative Techniken mit Anwendung von synthetischen Klebestoffen konnten sich in der Nierenparenchymchirurgie nicht durchsetzen. Synthetische Klebestoffe sind lithogen und histotoxisch. Der Fibrinkleber (FK) hat den Vorteil der biologischen Substanz, wird ohne störende Gewebereaktion resorbiert und ist nicht lithogen. Er kann bei effektiver Hämostase auch am blutenden Nierenparenchym angewandt werden.

Operationstechnik

Nach experimentellen Studien an Ratten- und Hundenieren wendete Rauchenwald 1975 in Klagenfurt erstmalig den Fibrinkleber in der humanen Nierenchirurgie an.

Anfänglich wurde von uns die Indikation zur Fibrinklebung im urologischen Fachgebiet auf die Nierenparenchymchirurgie beschränkt. Später haben wir die Anwendung des Fibrinklebers auch auf andere Indikationen ausgeweitet.

Zielsetzung der Operationstechnik mit Fibrinkleber am Nierenparenchym sind die Beschränkung von Umstechungsligaturen auf größere arterielle Gefäße und der

Verzicht auf Parenchymnähte. Zwei operationstechnische Prinzipien kommen zur Anwendung:

1. Beim Verschluß von *Nephrotomien* und *Nierenrupturen* die nahtlose Gewebesynthese von nicht unter Spannung stehenden Parenchymflächen mit gleichzeitiger Hämostase.
2. Bei der *Nierenteilresektion* die flächenhafte Versiegelung von diffus blutenden Parenchymflächen durch Aufkleben von Kollagenvlies.

Da eine rasche Clotierung des Fibrinklebers erwünscht ist, und andererseits das Nierenparenchym eine hohe fibrinolytische Aktivität besitzt, verwenden wir zur Fibrinklebung an der Niere eine Thrombinkonzentration von 500 INH/E pro ml und eine Aprotininkonzentration von 1500–3000 KIE pro ml.

Im einzelnen werden von uns bei den verschiedenen Nierenparenchymoperationen folgende Operationstechniken angewandt:

- Kleinere *Nephrotomien* sind problemlos ohne Organischämie und ohne jegliche Naht zu verkleben. Bei kleinen Nephrotomien empfiehlt es sich, die Parenchyminzision nach Spaltung der Capsula fibrosa mittles Elevatorien stumpf dissezierend bis in den Hohlraum durchzuführen. Mit dieser Technik kann die Verletzung von Segmentarterien weitgehend vermieden werden. Eine zusätzliche Bereicherung der Operationstechnik stellt zweifellos die Anwendung der Dopplersonographie dar, um die segmentarterienfreien Zonen der Nieren feststellen zu können.
  Ursprünglich wurde von uns der Fibrinkleber zur Verklebung von Nephrotomien fraktioniert in die zu verklebende Nephrotomie eingebracht, zuerst Fibrinogen, dann die Thrombinlösung. Jetzt bevorzugen wir das gleichzeitige Einspritzen beider Komponenten in die Nephrotomie, wobei sich die Applikation mit der Duplojekt-Spritze bewährt hat. Nach Einbringen des Fibrinklebers wird die Nephrotomie manuell adaptiert und zwischen 3 und 5 min in ruhiger Position gehalten, um in dieser Zeit eine Stabilisierung des Fibrinclots zwischen den Parenchymflächen und damit eine entsprechende Festigkeit der verklebten Nephrotomie zu gewährleisten. Über der verklebten Nephrotomie wird die Capsula fibrosa mit einer fortlaufenden 4-O-Vicryl-Naht verschlossen (Abb. 1).
- Bei größeren, stärker blutenden Nephrotomien ist die Fibrinklebung nur in Ischämie möglich, da der Fibrinkleber noch vor entsprechender Polymerisation vom Blutstrom weggeschwemmt werden würde. Bei kurzen Ischämiezeiten bis maximal 20 min ist unter Mannitdiurese unserer Meinung nach auch eine warme Ischämie vertretbar. Im eigenen Krankengut kam es zu keinen Komplikationen hinsichtlich der postoperativen Nierenfunktion (Abb. 2). Sind längere Ischämiezeiten abzusehen, führen wir die Operation von vorneherein in lokaler Hypothermie durch (Operationstechnik bezüglich Ischämie bei 51 Nephrotomien: keine Ischämie 22, warme Ischämie 12, externe Hypothermie 17) (Abb. 1).
- Bei der *Nierenteilresektion* bewährt sich folgendes Vorgehen:
  Nach Parenchymresektion werden größere Gefäße umstochen und das Kelchsystem mit fortlaufender Naht verschlossen. Das noch blutende Parenchym wird durch Aufkleben von Kollagenvlies versiegelt. Der Operationstechnik von

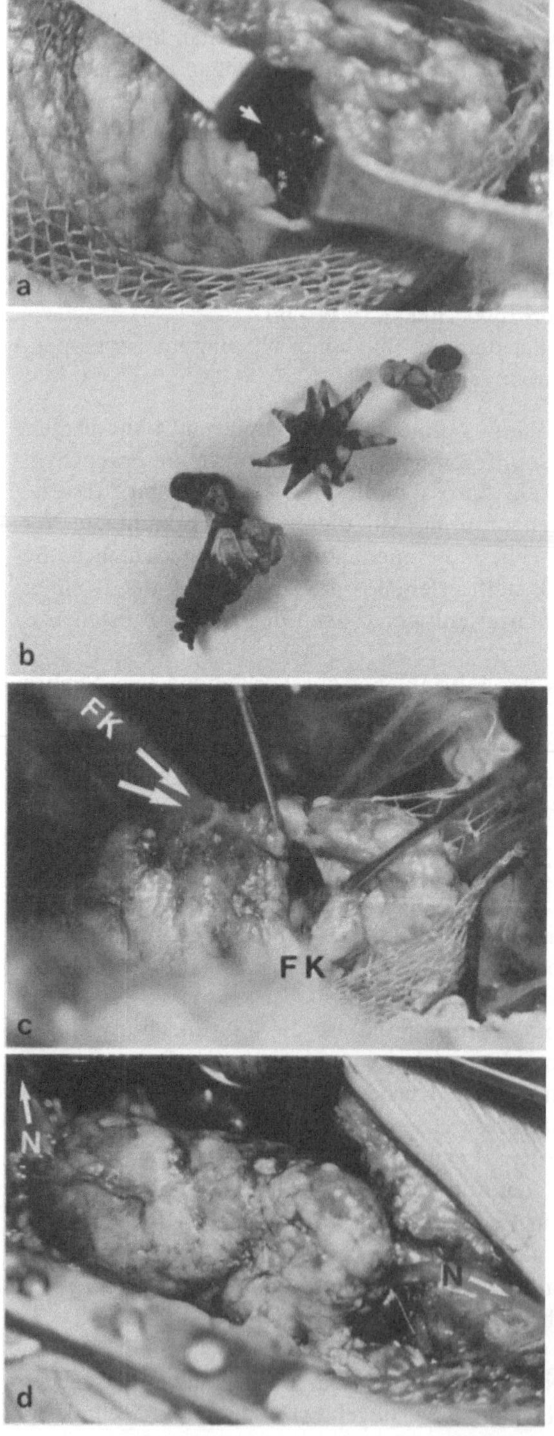

Abb. 1 a–d. Entfernung eines Kelchausgußsteines über Nephrotomie mit externer Hypothermie, operativer Verlauf. **a** Operationssitus der radiären Nephrotomie an der Dorsalseite der Niere, mit welcher die hydronephrotisch ausgeweitete obere Kelchgruppe eröffnet wurde; in der Nephrotomie ist der mit einem Pfeil markierte morgensternförmige Kelchstein zu sehen. **b** Die entfernten Konkremente. **c** Mittels Duplojektspritze wird der *FK* auf die Parenchymflächen der Nephrotomie aufgebracht; das sofortige Clotieren des FK ist deutlich zu sehen. **d** Operationssitus nach Beendigung der Ischämie; zur postoperativen Harnableitung wurde ein Durchzugsnephrostomiedrain Charr 16 (*N*) durch den obersten und untersten Kelch gelegt.

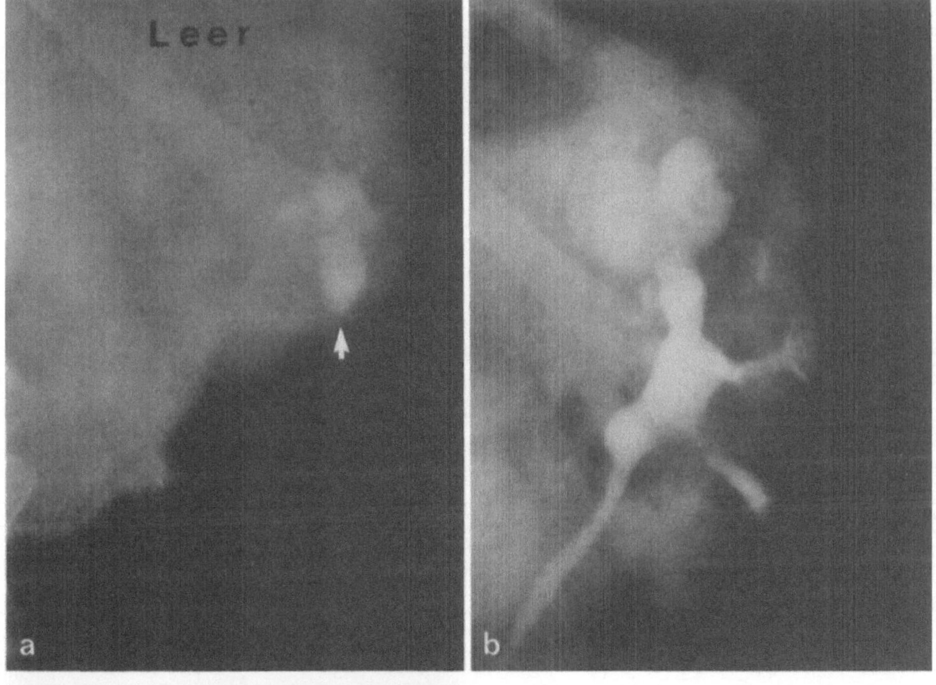

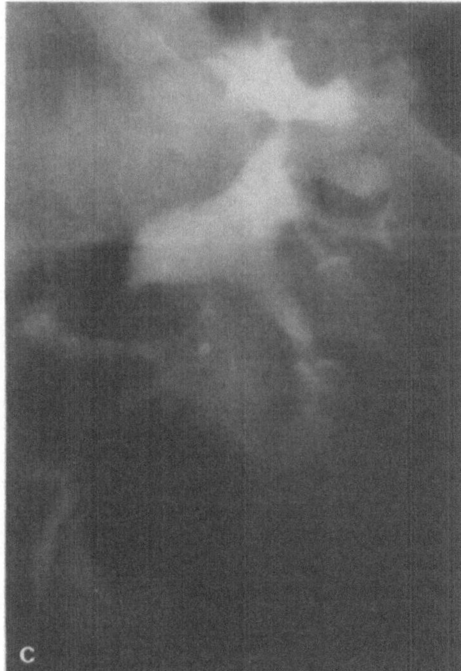

Abb. 2a–c. Gleicher Fall wie Abb. 1 – radiologischer Verlauf. **a** Leeraufnahme: Ausgußstein im oberen Hauptkelchhals mit zusätzlichem morgensternförmigen Stein sowie 5 kleinen Kelchsteinen in der dilatierten oberen Kelchgruppe; die kleinen Kelchsteine waren erst an der intraoperativen Röntgenaufnahme exakt zu sehen. **b** Ausscheidungsurogramm: beträchtliche Kelchhydronephrose der oberen Kelchgruppe durch die Obstruktion des oberen Hauptkelchhalses. **c** Ausscheidungskontrolle 3 Monate postoperativ: die Niere ist steinfrei, zeigt eine gute Ausscheidung und hat ungestörte Abflußverhältnisse; die Kelchhydronephrose der obersten Kelchgruppe hat sich gegenüber präoperativ weitgehend zurückgebildet

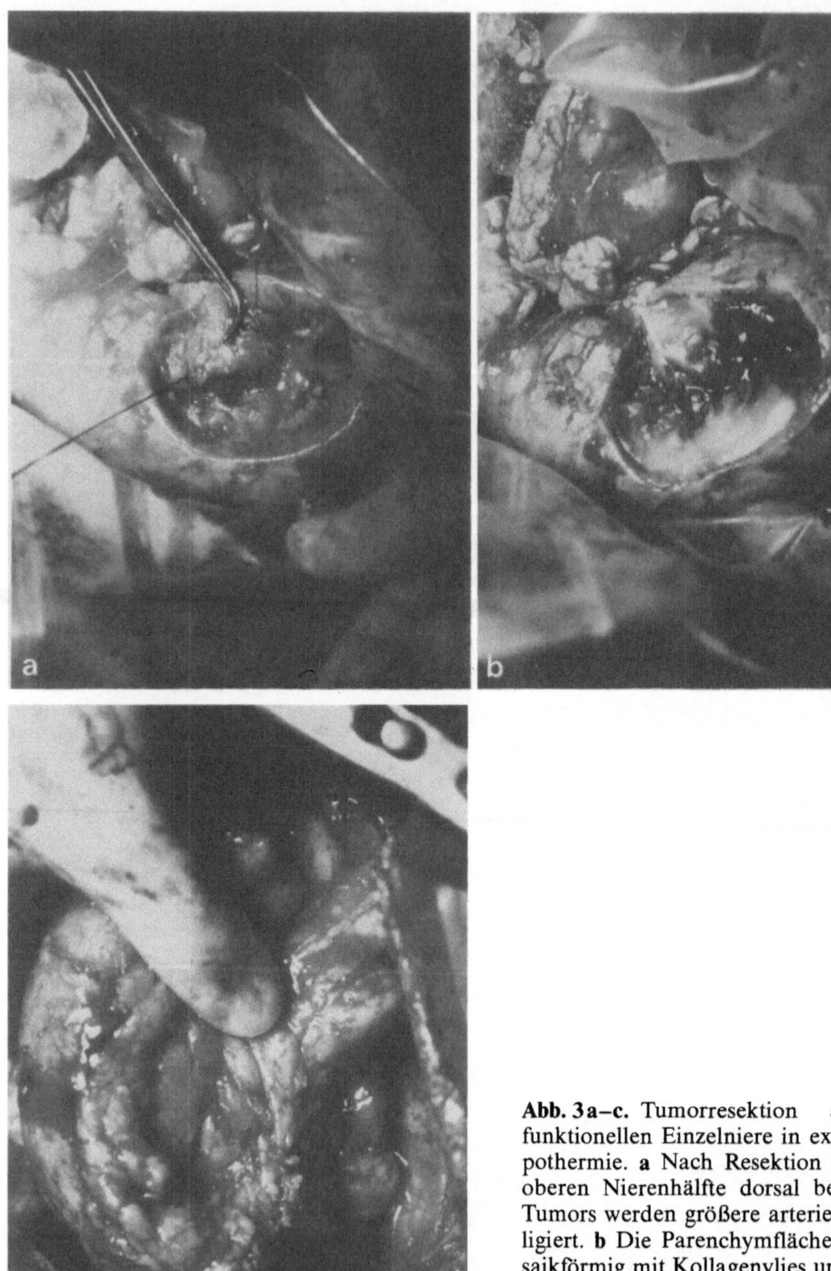

Abb. 3a–c. Tumorresektion an einer funktionellen Einzelniere in externer Hypothermie. **a** Nach Resektion des in der oberen Nierenhälfte dorsal befindlichen Tumors werden größere arterielle Gefäße ligiert. **b** Die Parenchymfläche wird mosaikförmig mit Kollagenvlies und FK versiegelt. **c** Ein gestielter Lappen aus der Capsula adiposa wird in den Parenchymdefekt eingeklebt; nach Beendigung der Ischämie kommt es zu keiner Blutung

Scheele bei Leber- und Milzklebung folgend empfiehlt es sich, bei größeren Parenchymflächen das Kollagenvlies mosaikförmig aufzukleben und evtl. anschließend mit einer größeren Kollagenplatte nochmals zu überkleben. Wird von vornherein eine größere Kollagenplatte aufgeklebt, so könnte diese unter Umständen stellenweise infolge mangelhaften Kontaktes mit der Parenchymfläche durch ein sich ausbildendes Hämatom von der Unterlage abgehoben werden. In diesem Falle wäre die Hämostase durch den Fibrinkleber nicht ausreichend, und eine Nachblutung könnte entstehen. Falls vorhanden, wird die Capsula fibrosa zusätzlich auf die Parenchymfläche aufgeklebt. Steht keine Capsula fibrosa zur Verfügung, so empfiehlt es sich, die versiegelte Parenchymfläche mit einem eigens präparierten gestielten Lappen aus der Capsula adiposa zu überkleben (Abb. 3).

In einem Fall wurde nach Resektion eines großen Tumors am Unterpol einer funktionellen Einzelniere auf die Resektionsfläche ein gestielter Lappen des Omentum majus aufgeklebt. In diesem Falle operierten wir mit transarterieller Perfusionskühlung, wobei wir in Abwandlung der Originaltechnik den Swan-Ganz-Katheter durch direkte Punktion der freigelegten Aorta intraoperativ einlegten. Ansonsten wurden Tumorresektionen von uns in externer Hypothermie durchgeführt.

– Besondere Vorteile bietet die Fibrinklebung bei der operativen Versorgung von *Nierenrupturen*. Die atraumatische Verklebung selbst größerer Rupturen läßt sich gut bewerkstelligen. Stärker traumatisierte Parenchymteile werden reseziert und auf die Parenchymflächen ein Kollagenvlies nach Möglichkeit mit zusätzlicher Deckung von Capsula fibrosa oder Capsula adiposa aufgeklebt.

Krankengut, Komplikationen und Resultate

Von 1975 bis März 1983 wurden an der Urologischen Abteilung Klagenfurt 143 Nierenparenchymoperationen mit Fibrinklebung vorgenommen (Tabelle 1). In Tabelle 2 ist die Anzahl der pro Fall durchgeführten Nephrotomien angegeben, in Tabelle 3 sind die Indikationen zu 46 Nierenteilresektionen aufgeschlüsselt. Bei Nephrolithiasis haben wir in der letzten 5-Jahresperiode die Indikation zur Nierenteilresektion weitgehend eingeschränkt.

Die Komplikationen der von uns durchgeführten 143 Nierenparenchymoperationen sind in Tabelle 4 angegeben. 9 temporäre Harnfistelungen schlossen sich nach Einlegen eines Ureterenschienungskatheters, fallweise auch einer perkutanen Nephrostomie spontan.

Tabelle 1. 143 Nierenparenchymoperationen mit FK (Urologie Klagenfurt, 1975 – März 1983)

Nephrotomie	51
Heminephrektomie	18
Nierenteilresektion	46
Nierentrauma	28

Tabelle 2. Anzahl der Nephrotomien bei 51 Operationen

Nephrotomie	1	2 – 3	4 – 5	6 – 7
n	20	24	4	2

Tabelle 3. Indikationen zu 46 Nierenteilresektionen

Steine	31
Nierentumor	9
Tumorverdacht	3
Diverse (TB, Hufeisenniere)	3

Tabelle 4. Komplikationen bei 143 Nierenparenchymoperationen mit Fibrinklebung

Mortalität	0
Nachblutung (konservativ)	1
Temp. Harnfistelung	9
Harnfistel; abszed. PN., Sekundärnephrektomie 14 T. postop.	1
Diverse (Lungeninfarkt, Pneumonie)	5
Steinfrührezidiv	0
Steinrelikt	2
Rezidivkonkremente	3
Sekundärnephrektomie – Steinrezidive	1
Sekundärnephrektomie – Trauma	1

Die Befürchtung, Reste von Fibrinkleber im Nierenhohlraumsystem könnten die Matrix für ein Steinfrührezidiv abgeben, ist nach unseren Ergebnissen nicht begründet. Es kam zu keinem einzigen Steinfrührezidiv, welches ursächlich mit dem Fibrinkleber in Zusammenhang gebracht werden könnte. In 124 Fällen ergab das Kontrollurogramm eine gute Funktion der operierten Niere bei Steinfreiheit. Bei einem kleinen Teil der Patienten steht die Kontrolle noch aus.

Literatur

1. Braun F, Henning K, Holle J, Kovac W, Rauchenwald K, Urlesberger H, Spängler HP (1977) Erfahrungen mit einem biologischen Klebesystem (Fibrin) bei der Versorgung von Nierenparenchymwunden. Zbl Chir 102:1235–1246
2. Henning K, Rauchenwald K, Urlesberger H (1977) Anwendung eines Fibrinklebers in der Nierentraumatologie. Helv Chir Acta 44:329–332
3. Henning K, Pflüger H, Rauchenwald K, Urlesberger H (1980) Klinische Erfahrungen mit Fibrinkonzentrat in der Nierenparenchymchirurgie. Helv Chir Acta 47:297–302
4. Henning K, Urlesberger H, Rauchenwald K (1982) Fibrinklebung bei Nierenrupturen. In: Cotta H, Braun A (Hrsg). Fibrinkleber in Orthopädie und Traumatologie. Thieme, Stuttgart New York, S 243–246
5. Marberger M (1978) Ischämie und regionale Hypothermie bei Operationen am Nierenparenchym. In: Fortschritte der Urologie u. Nephrologie, Bd 10. Steinkopff, Darmstadt
6. Pflüger H, Lunglmayer G, Breitenecker G (1976) Vaso-Vasoanastomose unter Verwendung von Fibrinogenkonzentraten; Versuche an Kaninchen. Wien Klin Wochenschr 24:800
7. Pflüger H, Stackl W, Kerjaschki D, Weissel M (1981) Partial rat kidney resection using autologous fibrinogen thrombin adhesive system. Urol Res 9:105–110
8. Rauchenwald K, Henning K, Urlesberger H (1973) Nierenresektion – Operationstechnik und Spätergebnisse. Akt Urol 6:169
9. Rauchenwald K, Urlesberger H, Henning K, Braun F, Spängler HP, Holle J (1976) Anwendung eines Fibrinklebers bei Operationen am Nierenparenchym. Akt Urol 7:209–215
10. Rauchenwald K, Henning K, Urlesberger H (1977) Humanfibrinklebung bei Nephrotomie. Helv Chir Acta 45:283–286
11. Rauchenwald K, Henning K, Urlesberger H (1980) Erfahrungen mit der Humanfibrinklebung bei Operationen am Nierenparenchym. In: Schimpf K (Hrsg) Separatum aus Fibrinogen, Fibrin und Fibrinkleber. Schattauer, Stuttgart New York, S 267–268

12. Riedmiller H, Thüroff J, Alken P, Hutschenreiter G, Hohenfellner R (1981) Gefäß- und Steinlokalisation durch Ultraschall – das Ende von Ischämie und Kühlung in der Nierensteinchirurgie? Akt Urol 12:210–215
13. Scheele J (1982) Wundversorgung an parenchymatösen Oberbauchorganen mit Fibrinkleber und Kollagenvlies. In: Cotta H, Braun A (Hrsg) Fibrinkleber in Orthopädie und Traumatologie. Thieme, Stuttgart New York, S 232–242
14. Stadie G, Schneider HJ, Brundig P (1981) Die Anwendung freier Peritoneallappen bei Operationen am Nierenbecken und Harnleiter. Der Urologe A: 246–249
15. Stanek G, Bösch P, Weber P (1980) Über die Keimvermehrung in einem Fibrin-Klebesystem im Vergleich zu Blut und das Lyseverhalten mit und ohne Faktor XIII. In: Schimpf K (Hrsg) Separatum aus Fibrinogen, Fibrin und Fibrinkleber. Schattauer, Stuttgart New York, S 239–241
16. Urlesberger H, Rauchenwald K, Henning K (1979) Fibrin adhesives in surgery of the renal parenchyma. Europ Urol 5:260–261
17. Urlesberger H, Henning K, Rauchenwald K (1981) Fibrinklebung in der Urologie. Scientific Workshop 1981. Sympos.: Anwendung des Fibrinklebers in operativen Fächern. Graz

Plastisch-rekonstruktive Operationen mit Fibrinkleber

K. HENNING und H. URLESBERGER

Die beiden Eigenschaften des Fibrinklebers, Hämostase und Klebung, prädestinieren seine Anwendung neben der in der Nierenparenchymchirurgie auch für andere Operationen im urologischen Fachgebiet:

1. Zur *lokalen Haemostase* bei diffuser Blutung aus Nebenniere, Leber, Milz, Pankreas bei iatrogener Läsion anläßlich Nephrektomie, am Beckenboden nach Zystektomie, in der Prostataloge nach Adenomektomie und am Corpus cavernosum bei Chordaresektion (Tabelle 1).
2. Zur *Gewebesynthese* bei verschiedenen plastisch-rekonstruktiven Operationen (Tabelle 2).

   Zwei Techniken kamen zur Anwendung:

1. Die direkte Gewebeklebung ohne Naht zur Interponierung von gestielten Peritoneallappen beim operativen Verschluß von Harnfisteln bzw. das Aufkleben eines freien Peritoneal-Patches bei intubierter Ureterotomie.
2. Ein kombiniertes Naht-Klebe-Verfahren bei Nierenbeckenplastiken, vaginalem Verschluß von Vesikovaginalfisteln, sowie bei diversen Hautplastiken und bei der Nephropexie.

Tabelle 1. Lokale Hämostase mit FK und Kollagenvlies bzw. Klebung an anderen parenchymatösen Organen (Urologie Klagenfurt 1975 – März 1983)

Nebenniere	4
Leber 4, Milz 5, Pankreas 1	10
Prostataloge – Adenomektomie	10
Beckenboden – Zystektomie	10
Corp. cavernosum – Chordaresektion	3

Tabelle 2. Plastisch-rekonstruktive Operationen mit Fibrinkleber (Urologie Klagenfurt 1975 – März 1983)

1. direkt, ohne Naht		2. Komb. Naht-Klebe-Verfahren	
– Interponierung von Perit.-Lappen bei Ves. vag. Fistel	7	– Nierenbeckenplastik	8
bei Prostatalogenrektumfistel	1	– vag. OP einer ves. vag. Fistel	1
– Freier Peritonealpatch, intubierte Pyelo-Ureterotomie	2	– Nephropexie	6
		– div. Hautplastiken	2

Beim operativen Verschluß von 9 Harnfisteln mit Anwendung des Fibrinklebers hatten wir folgende Resultate: Der Fistelverschluß gelang bei einer vaginal operierten Vesikovaginalfistel und 5 transperitoneal in bekannter Technik mit Interponierung eines gestielten Peritoneallappens zwischen Vagina und Blase operierten Fisteln. Der Fistelverschluß war erfolgreich bei einer Prostatalogen-Rektumfistel, wobei ebenfalls ein gestielter Peritoneallappen als Interponat eingeklebt wurde.

Bei 2 Vesikovaginalfisteln mit transperitonealer Operation mißlang der Fistelverschluß. Es handelte sich allerdings um komplizierte Fisteln. In einem Fall bestand eine kombinierte Vesikovaginal-Rektovaginal-Fistel. Die Fistel war durch einen Fremdkörper entstanden, den die debile Patientin sich in die Vagina eingeführt hatte. Im zweiten Falle kam es nach Wertheim-Operation und Radiatio bei einer 32jährigen Patientin zum Auftreten einer großen Vesikovaginalfistel mit Schrumpfblase. Aufgrund des trophischen Gewebeschadens nach Radiatio und der geringen Blasenkapazität entschlossen wir uns in zweiter Sitzung zu folgendem Vorgehen: Die vordere Hälfte des kurzen Scheidenstumpfes wurde reseziert und mit der abpräparierten hinteren Vaginalwandhälfte im Sinne einer Kolpokleisis der Blasenboden zum Fistelverschluß gebildet; die Nähte wurden mit Fibrinkleber gesichert; zwischen Rektum und Blase wurde ein Sigmasegment als Sigmavagina interponiert und am Introitus vaginae zirkulär angenäht; die Operation verlief erfolgreich; die Patientin ist mit einer Blasenkapazität von 100 ml kontinent und hat normale Kohabitationen.

Ein weiteres interessantes Anwendungsgebiet für den Fibrinkleber ist unserer Meinung nach die Nierenbeckenplastik. Wir sehen die Zielsetzungen eines kombinierten Naht-Klebe-Verfahrens bei Nierenbeckenplastik in einer Reduktion der Anzahl verwendeter Nähte und dem primär wasserdichten Verschluß. Wir erhoffen uns damit geringere Narbenbildung des pyeloureteralen Überganges und somit besseren Harntransport. Unsere Erfahrungen beschränken sich allerdings erst auf 8 Fälle. Die ersten 3 Fälle wurden mit der Zielsetzung des primär wasserdichten Verschlusses ohne Splintung durchgeführt. Verwendet wurde eine niedrige Thrombinkonzentration von 4 INH/E/pro ml. In 2 Fällen war wegen einer Harnfistelung das Einlegen eines Splintes postoperativ erforderlich; davon entwickelte ein Patient eine Narbenstenose im Bereich der Plastik und mußte der Sekundärnephrektomie zugeführt werden.

Die nächsten 5 Fälle wurden mit Splintung unter der Zielsetzung der Reduktion der Anzahl verwendeter Nähte durchgeführt. Diese Fälle zeigten ein gutes Ergebnis.

In 2 Fällen wurde bei Rezidiv-Nierenbeckenstein und Vorliegen einer narbigen Ureterabgangstenose bzw. Narbenstenose des adrenalen Harnleiters eine intubierte Pyelo-Ureterotomie mit Deckung durch einen freien Peritonealpatch vorgenommen. Der freie Peritonealpatch wurde mit der Epithelseite lumenwärts gerichtet über die intubierte weit offene Pyelotomie bzw. Ureterotomie zur Deckung derselben aufgeklebt. Dabei kam eine niedrige Thrombinkonzentration von 4 INH/E/ml Thrombin zur Anwendung. Zur temporären Harnableitung wurde eine endständige Nephrostomie gelegt. Der dünne Schenkel des endständigen Nephrostomiedrains (Nephrostomie – Katheter Silkomed, Firma Rüsch) wurde in den Ureter vorgeschoben und dabei der dicke Schenkel (Charr 16) in den unteren Winkel der intubierten Ureterotomie plaziert. Das Nephrostomiedrain wurde in beiden Fällen am

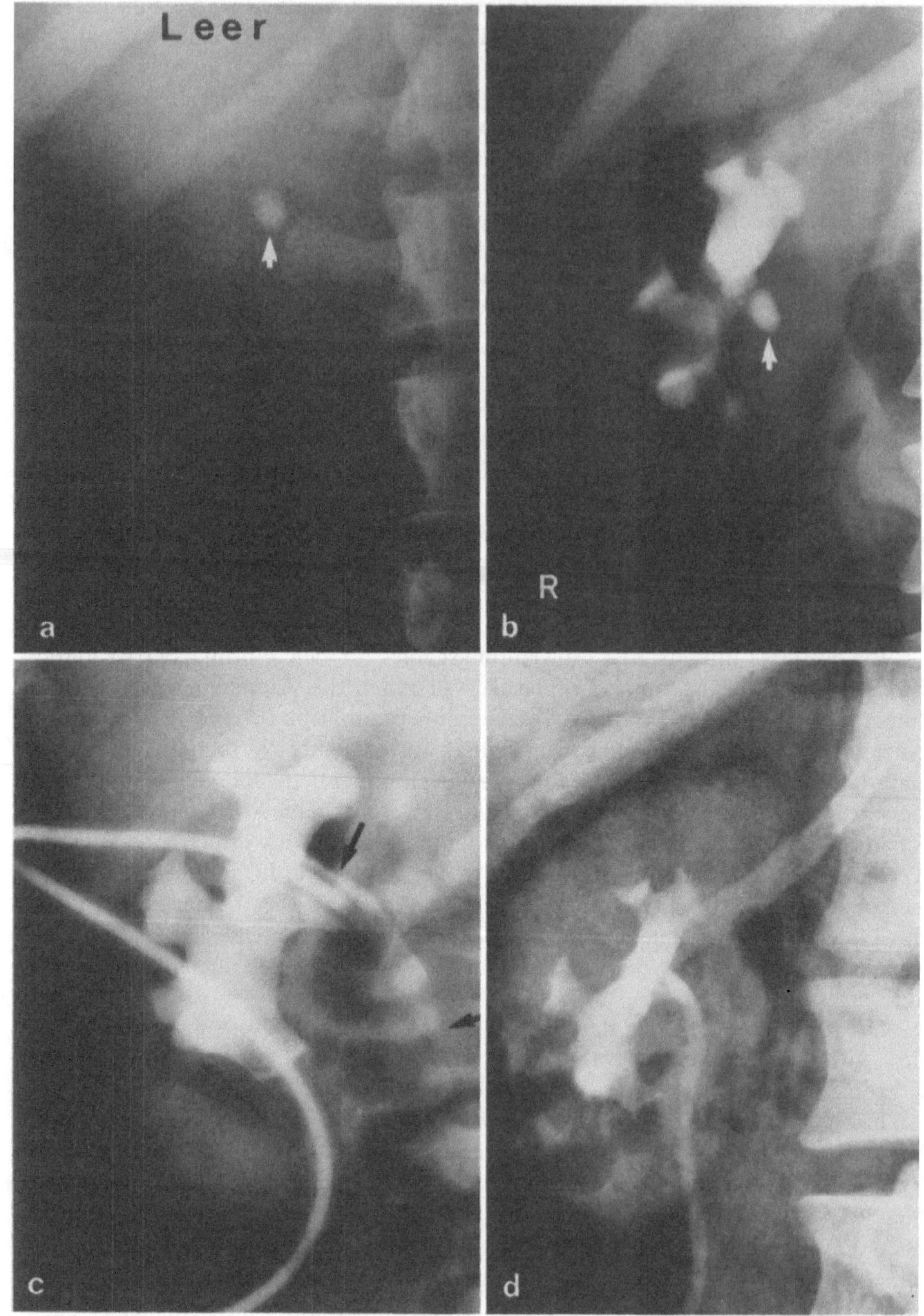
Leer
R

14. postoperativen Tag entfernt. Beide zeigten ein gutes postoperatives Resultat mit unbehindertem Abfluß aus der operierten Niere (Abb. 1).

Auch urologische Hautplastiken könnten zu einem Indikationsgebiet des Fibrinklebers werden.

Dazu eine Kasuistik: Bei einer Patientin mit Blasenkarzinom und Transureter-Ureterokutaneostomie war es zu einer hochgradigen narbigen Stomastenose gekommen; die Stomastenose wurde trichterförmig bis auf die Faszie exzidiert und ein freier Hautpatch aus dem Labium minus durch Klebung in den trichterförmigen Gewebedefekt einmodelliert; bei guter Einheilung des Transplantates konnte damit die Stomastenose behoben werden; das Stoma war über 1 Jahr lang funktionsfähig; in der Folge entwickelte sich jedoch eine terminale Ureterstenose mit beidseitiger Hydronephrose; diese machte die Resektion des stenosierten Ureteranteiles und die Neuimplantation in ein Ileum-Conduit erforderlich.

Abb. 1a–d. Intubierte Pyelo-Ureterotomie mit Deckung eines freien Peritonealpatches mit Fibrinkleber. **a** Leeraufnahme: Rezidivnierenbeckenstein rechts. **b** Ausscheidungsurogramm: Leichte Malrotation des deutlich gestauten Nierenhohlraumsystems rechts; Narbenstriktur am pyeloureteralen Übergang und am adrenalen Harnleiter. **c** Antegrade Pyelographie über die zur postoperativen Harnableitung eingelegte endständige Charr-16-Nephrostomie am 12. postoperativen Tag: die Länge der intubierten Pyelo-Ureterotomie ist mit den Pfeilen markiert; das hier längs inzidierte Nierenbecken bzw. der längs inzidierte Ureter ist mit dem Charr-16-Schenkel der endständigen Nephrostomie intubiert und der Längsdefekt mit einem freien Peritonealpatch überklebt. **d** Kontrollurogramm 1 Jahr postoperativ: kein Steinrezidiv, gute Ausscheidung, ungestörter Abfluß aus dem rechten Nierenhohlraumsystem mit normal weitem pyeloureteralem Übergang

III. Verdauungstrakt

Moderator: F. P. GALL

Grundlagen der Anastomosenheilung

J. Scheele

Die Abdichtung von Anastomosen des Verdauungstraktes war eine der ersten systematisch untersuchten Indikationen des Fibrinklebers [2,5]. Bei der serienhistologischen Untersuchung von Colonanastomosen im Tierexperiment ergab sich ein zügiger, über die gesamte Darmzirkumferenz ausgeglichen günstiger Heilungsablauf. Der klinische Einsatz im Rahmen einer einjährigen Pilotstudie vom 1. 4. 1976 bis 31. 3. 1977 führte zu einer deutlichen Abnahme der Insuffizienzrate, insbesondere nach großen abdominal-chirurgischen Eingriffen [5].

Eine kritische Wertung der damals erhobenen Befunde aus heutiger Sicht muß zwei Feststellungen treffen:

1. Die globale Insuffizienzrate war bei der seinerzeitigen Untersuchung mit 12,7% sehr hoch. Dank der routinemäßigen orthograden Darmspülung vor Kolonresektionen, einer konsequenteren Anwendung zweizeitiger Operationsverfahren (sog. Diskontinuitäts-Resektion) bei vorbestehenden eitrig-septischen Komplikationen, einer subtileren Blutstillung und nicht zuletzt einer exakteren Anastomosentechnik konnten Insuffizienzrate und postoperative Letalität ohne Fibrinklebung um ca. 50% gesenkt werden.
2. Bei exakter Einzelfallanalyse der damaligen Patienten ergeben sich besondere Vorteile für mit Fibrinkleber abgedichtete Anastomosen insbesonders dann, wenn perioperative Störungen der plasmatischen Gerinnung durch vorbestehende Leberparenchymschäden, abdominale Sepsis oder hohen intra- bzw. postoperativen Blutverlust nachweisbar oder anzunehmen waren.

Eine generelle Fibrinkleberabdichtung von Anastomosen des Verdauungstraktes bzw. die routinemäßige Anwendung dieser Technik bei bestimmten Operationstypen kommt bereits aus wirtschaftlichen Gründen kaum in Betracht. Andererseits erscheint auch die globale Ablehnung dieser Methode nicht gerechtfertigt. Vielmehr sollte die Indikation zur Fibrinklebung rational, emotionsfrei und individuell gestellt werden; sie sollte sich also am physiologischen Verlauf und den Störmöglichkeiten der Wundheilung von Anastomosen des Verdauungstraktes orientieren.

Normaler Heilungsablauf

Nach Resektion und anschließender Naht am Gastrointestinaltrakt kommt es – wie an sonstigen Geweben – im Bereich der Schnittflächen zunächst zu einem entzündlichen Ödem. Die Kapillaren erweitern sich und werden durchlässig für Plasmaproteine, neutrophil granulierte Leukozyten und Makrophagen. Mit dem Blutstrom austretendes Fibrinogen wird zu Fibrin umgewandelt und dichtet im Zusammenwirken mit den Thrombozyten Gefäßwanddefekte ab. Da dieses Fibringerinnsel unter Einwirkung von Faktor XIII auch mit freiliegenden Kollagenstrukturen des Wundbettes vernetzt wird, entsteht ein provisorischer Verschluß der Nahtlinie. Die mechanische Festigkeit der Anastomose wird während der ersten Tage jedoch einzig und allein durch die Nähte gewährleistet. Die einwandernden Leukozyten umschließen abgestorbene Bakterien und Zelltrümmer, um schließlich ihrerseits durch die Makrophagen wieder resorbiert, abgebaut und abtransportiert zu werden. Die geschädigten Kollagenstrukturen am Wundrand werden durch die Kollagenase aufgelöst.

Parallel hierzu drängen bereits wenige Stunden nach Wundsetzung von den Schnittflächen des Darmes wie vom umgebenden Perigewebe Fibroblasten und neue Kapillaren in das provisorisch verschließende Fibringerüst ein und überbrücken so im Laufe weniger Tage den Wundspalt unter Ausbildung eines resorptiven Granulationsgewebes. Durch Vernetzung des an der Zellmembran von Fibroblasten befindlichen Fibronektins mit Fibrin fixiert Faktor XIII diese Zellen am Fibringerinnsel, wodurch ihr Verbleib im Wundgebiet gesichert und eine essentielle Voraussetzung für die nachfolgende Kollagensynthese geschaffen wird [7]. Hierdurch wird die Anastomose bis zum Beginn der zweiten postoperativen Woche soweit gefestigt, daß die Nähte ihre Funktion nach und nach verlieren. Im weiteren Verlauf gewinnt die Anastomose zunehmend an mechanischer Belastbarkeit, wobei innerhalb einiger Wochen auch die ehemalige Wandstruktur wiederhergestellt wird [6].

Störmöglichkeiten

Es ist einleuchtend, daß der beschriebene Prozeß an mehreren Stellen und zu sehr verschiedenen Zeiten gestört werden kann. Eine unzureichende primäre Fibrinbildung führt zu einem insuffizienten provisorischen Verschluß der Anastomose und zum Wegfall der wichtigen Starterfunktion, die das Fibrin auf die reparativen Wundheilungsvorgänge, insbesondere auf die Kollagensynthese ausübt. Ausgedehnte Gewebsnekrosen mit entsprechend exzessiven Mengen an Zelldetritus oder überschießendes Bakterienwachstum können die initiale Entzündungsphase massiv verstärken und so ihrerseits wieder weitere Gewebsnekrosen nach sich ziehen. Blutungen in die Umgebung und die aus ihnen resultierenden perianastomotischen Abszesse verursachen eine übersteigerte Aktivität von Fibrinolyse und Kollagenase mit Schwächung der für die Verankerung des Nahtmaterials wichtigen mechanischen Wandstabilität.

Ursachen der Nahtinsuffizienz

Schematisierend lassen sich die Ursachen der Anastomoseninsuffizienz in solche von seiten des Patienten und hierbei wiederum in lokale und allgemeine Faktoren, und solche von seiten des Operateurs, also insbesondere technische Probleme untergliedern (Tabelle 1).

Gravierende Störungen von seiten des Patienten – etwa eine extreme Katabolie, eine hochgradige Gerinnungsstörung oder eine massive Peritonitis mit morscher

Tabelle 1. Wesentliche Faktoren der Anastomosenheilung

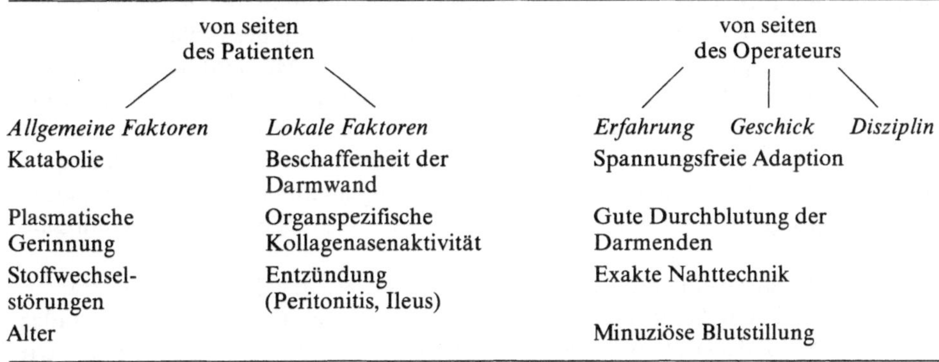

Darmwand – stellen zweifellos ein extremes Risiko für die Anastomosenheilung dar. Bei dem weit häufigeren Fall intakter Heilungsvoraussetzungen ist freilich der Erfahrung des Chirurgens und einer exakten, disziplinierten Operationstechnik der überwiegende Anteil an Erfolg oder Mißerfolg der Darmnaht zuzusprechen.

Wesentliche Forderungen

Die technischen Grundforderungen an eine Anastomose sind Spannungsfreiheit, gute Durchblutung und exakte Naht. Spannungsfreiheit bedeutet in erster Linie ausreichende Mobilisierung, bei der anterioren Resektion beispielsweise das routinemäßige Auslösen der linken Kolonflexur. Zur Sicherung einer optimalen Durchblutung sollte bei dieser Operation eine zweite Gefäßarkade über die Arteria colica sinistra, den von der Aorta abgetrennten Stamm der Arteria mesenterica inferior und die zum oberen Sigma ziehenden Gefäße erhalten werden.

Nahttechnik

Das Hauptaugenmerk wurde immer wieder der Nahttechnik gewidmet [2–6]. Bei manueller Technik ist heute insbesondere die invertierende und die schichtgerechte Naht von Bedeutung. Alternativ werden zunehmend Klammernahtgeräte verwandt, die teils eine evertierende (Peetz, TA), teils eine invertierende (GIA, EEA, KZ28) Wandadaptation erzeugen. Als Routinemethode hat sich tierexperimentell und in der eigenen klinischen Erfahrung die einreihig-extramuköse, schichtgerechte Nahttechnik mit synthetischen, resorbierbaren Fäden als günstigstes Verfahren bewährt. Hier werden die mechanisch besonders belastungsfähigen submukösen Bindegewebsschichten beider Darmenden von der Naht mitgefaßt und primär exakt aneinander adaptiert, so daß sich zügig eine neue, früh belastungsfähige gewebliche Brücke ausbilden kann. Da die Schleimhaut von vornherein bündig aneinander liegt und keine nahtbedingten Mukosadefekte entstehen, wird dieser bindegewebige Heilungsprozeß nicht durch Kontamination von der Lumenseite her gestört oder verzögert. Es resultiert daher unter sehr umschriebener und zügiger Vernarbung eine Art Primärheilung der Darmwunde. Invertierende Techniken zeigen infolge der weniger exakten Mukosaadaptation und der durch die fortlaufende innere Nahtreihe bzw. durch die Metallklammern bedingten Minderdurchblutung der eingestülpten Wandmanschette frühpostoperativ stets einen Epitheldefekt an der Nahtlinie, der zu einer Kontamination tieferliegender Wandschichten mit infektiösem Darminhalt und somit zu einer langdauernden fistelnden Entzündung führt. Es resultiert ein räumlich wie substantiell ausgedehnter entzündlich-reparativer Umbauvorgang mit einer erheblichen zeitlichen Verzögerung des Heilungsablaufes [3, 5, 6].

Während frühpostoperativ zwischen den verschiedenen Naht- und Klammertechniken erhebliche Unterschiede in der Heilungsqualität festzustellen sind, finden sich nach 5–10 Monaten weit geringere Differenzen im Heilungsergebnis. Die Darmwandschichtung ist bei allen Techniken weitgehend wiederhergestellt. Primär schichtgerecht adaptierende Nähte sind makroskopisch wie histologisch kaum mehr erkennbar und ohne Stenose verheilt. Demgegenüber finden sich bei invertierender Technik noch umschriebene Strukturveränderungen, leichte bis mäßiggradige Wandverdickungen im ehemaligen Nahtbereich und unterschiedlich starke interstitielle Wandfibrosen mit entsprechender gering- bis mäßiggradiger Stenoseneigung [6].

Für die klinische Anwendung läßt sich folgern, daß zwar eine schichtgerechte Naht anzustreben ist, daß jedoch sowohl die primäre Anastomosensicherheit als auch das funktionelle Spätresultat weit mehr von der Qualität der Durchführung als von der Wahl der Technik abhängen.

Indikation zur Fibrinklebung

Bei regelrechter Wundheilungspotenz kann durch das zusätzliche Auftragen von Fibrinkleber der Heilungsablauf sicherlich nicht beschleunigt und kaum nennenswert begünstigt werden. Auch Mitteilungen eines gering erhöhten Berstungsdruckes während der ersten postoperativen Tage erscheinen von untergeordneter Bedeutung; zu dieser Zeit herrscht ohnehin infolge der postoperativen Darmatonie kein nennenswerter intra-/extraluminaler Druckgradient.

Sinnvoll erscheint die Abdichtung von Anastomosen mit Fibrinkleber jedoch unter drei Gesichtspunkten (Tabelle 2).

1. Bei massiven Gerinnungsstörungen: Hier sind der physiologische Fibrinverschluß der Darmwunde und die Starterfunktion eines stabilen Fibrinpolymers für die initialen Wundheilungsvorgänge nicht mehr gewährleistet. Die Fibrinklebung stellt in diesen Fällen eine lokale Substitution von Gerinnungsfaktoren dar.
2. Bei rigider Darmwand (Peritonitis, Ileus, alte Perforation): Hier drohen die Nähte häufig durchzuschneiden, so daß weitere Nahtreihen nur eine zusätzliche Gewebeschädigung mit sich brächten. Durch ein kombiniertes Naht-/Klebeverfahren läßt sich ein günstigeres Verhältnis zwischen mechanischer Stabilität und nahtbedingter Gewebeschädigung erzielen.

Tabelle 2. Indikation zur Fibrinklebung am Verdauungstrakt

Störung	Beispiel	Ziel
Gerinnungsstörung	Sepsis, Peritonitis Blutungsschock	Lokale Fibrinsubstitution
Schlechte Gewebs- verhältnisse	Alte Perforation	Reduzierung des naht- bedingten Gewebeschadens
Ideale Naht nicht möglich	Biliodigestive Anastomose Pankreato- jejunostomie (Ca)	Schonende Abdichtung Mechanische Nahtunterstützung

Die Fibrinklebung ist *nicht* geeignet zur Kompensierung nahttechnischer Fehler

3. Bei Anastomosen, die nicht völlig dicht genäht werden können: Als Beispiel sei die bilio-digestive Anastomose bei zarter Choledochuswand genannt; hier entleert sich häufig aus den Stichkanälen Galle. Durch zirkuläres Aufbringen von Fibrinkleber und Invaginieren der Anastomose in den Dünndarmschenkel läßt sich schonend eine völlige Abdichtung erzielen. Ähnlich kann die Fibrinklebung bei der Pankreatojejunostomie nach Karzinomresektionen mit morphologisch intaktem und daher zartem Restparenchym eine locker geknotete Naht stabilisieren und ergänzen.

Fazit

Die Anastomosierung am Verdauungstrakt ist nur durch eine exakte chirurgische Naht bzw. durch die Anwendung von Klammernahtgeräten möglich. Die Fibrinklebung stellt hier allenfalls eine Ergänzung, niemals eine Alternative dar. Sie ist nur in seltenen Fällen indiziert, bietet dann jedoch zusätzliche Sicherheit und gelegentlich eine technische Erleichterung.

Literatur

1. Gall FP, Hermanek P, Schweiger M (1983) Wandel und Fortschritt in der chirurgischen Behandlung kolorektaler Karzinome. Fortschr Med 101:1922–1928
2. Harrison RC, Oka H (1982) Rectal anastomosis: sutures vs staples and glue. Contemp Surg 21:17–26
3. Herzog B (1974) Die Darmnaht. Huber, Bern Stuttgart Wien
4. Pollock AV (1980) Probleme der Kolon-Anastomose. Proktologie, 23–26
5. Scheele J, Herzog J, Mühe E (1978) Anastomosensicherung am Verdauungstrakt mit Fibrinkleber. Nahttechnische Grundlagen, experimentelle Befunde, klinische Erfahrungen. Zbl Chir 103:325–1336
6. Scheele J, Groitl H (1984) Auto suture oder Handnaht? Tierexperimentelle Untersuchungen zum Einfluß der Anastomosentechnik auf die Wundheilung am Verdauungstrakt am Beispiel des Hundecolons. Koloproktologie 6:65–76
7. Scheele J (1984) Wundversorgung und Wundverschluß. In: Lutz H, Rother K (Hrsg) Plasmatherapie. Med. Verlagsgesellschaft, Marburg/Lahn

Zusätzliche Nahtsicherung am Kolon mit verschiedenen Techniken der Fibrinklebung – Experimentelle Untersuchungen an der Ratte

R. Ascherl, M. Scherer, A. Stemberger, I. Weichenmeier und G. Blümel

Die vergleichsweise hohe Rate an Anastomoseninsuffizienzen in der Dickdarm-chirurgie – Goligher et al. [2] fanden bei einer äußerst kritischen Untersuchung eine Häufigkeit von 40 bzw. 69% – haben ihre allgemeinen Ursachen in der intra- und postoperativen Hypovolämie, massiven Bluttransfusionen sowie der eigentlichen Grunderkrankung und deren Medikation. Die lokale Kontamination, die Extraperitonealisierung, Drainagen sowie das Peritonealexsudat sind als lokale Faktoren zu werten. In der erhöhten lokalen Kollagenaseaktivität sieht Hawley [3] einen wesentlichen Faktor für die relativ verzögerte Wundheilung am Kolon. Eigene Untersuchungen haben für Jejunum und Kolon unterschiedliche Heilungsverläufe ergeben. Die von Priesching u. Blümel [5] beschriebene, deutlich verminderte Wundfestigkeit am 3. postoperativen Tag ist charakteristisch für das Jejunum; am Kolon findet sich keine entsprechende Abnahme der postoperativen Wundfestigkeit. Dieser statistisch hochsignifikante Unterschied könnte möglicherweise durch die unterschiedliche gewebeständige fibrinolytische Aktivität im Nahtbereich bedingt sein, die unseren Untersuchungen zufolge am 3. postoperativen Tag im Bereich von Dünndarmnähten gegenüber dem Kolon deutlich erhöht ist.

Nur in der Frühphase könnten demnach gefährdete Anastomosen zusätzlich gesichert werden. Scheele et al. [7] haben in ihren tierexperimentellen und klinischen Untersuchungen über die Anwendung von Fibrinkleber bei Anastomosen im Gastrointestinaltrakt, vor allem am Kolon, eine raschere und deutlich verbesserte Wundheilung gesehen und die Komplikationsrate senken können. Anders et al. [1] haben keine wesentlichen Vorteile der Fibrinklebung bei experimentellen Untersuchungen an der Ratte feststellen können, während in jüngsten Arbeiten der Gruppe um Oka [4], die am Hund entsprechende Untersuchungen durchführte, eine Reduktion der intraperitonealen Adhäsionen sowie der Anastomoseninsuffizienzen berichtet wird. Letzterer Befund war jedoch statistisch nicht signifikant.

Material und Methoden

Die Wertigkeit der Fibrinklebung zur zusätzlichen Nahtsicherung am Kolon wurde an 310 Ratten geprüft. In Allgemeinnarkose mit Ketamin und Xylazin wurde nach medianer Oberbauchlaparotomie am Colon descendens eine 1 cm lange Längsinzision durch 7 invertierende, einreihige Einzelknopfnähte nach Lembert mit 8–0-Seide verschlossen. Im einzelnen wurden folgende Fibrinklebetechniken überprüft:

- zusätzliche Gewebeklebung mit Tissucol
- Applikation von Tissucol mit einem handelsüblichen Kollagenvlies sowie

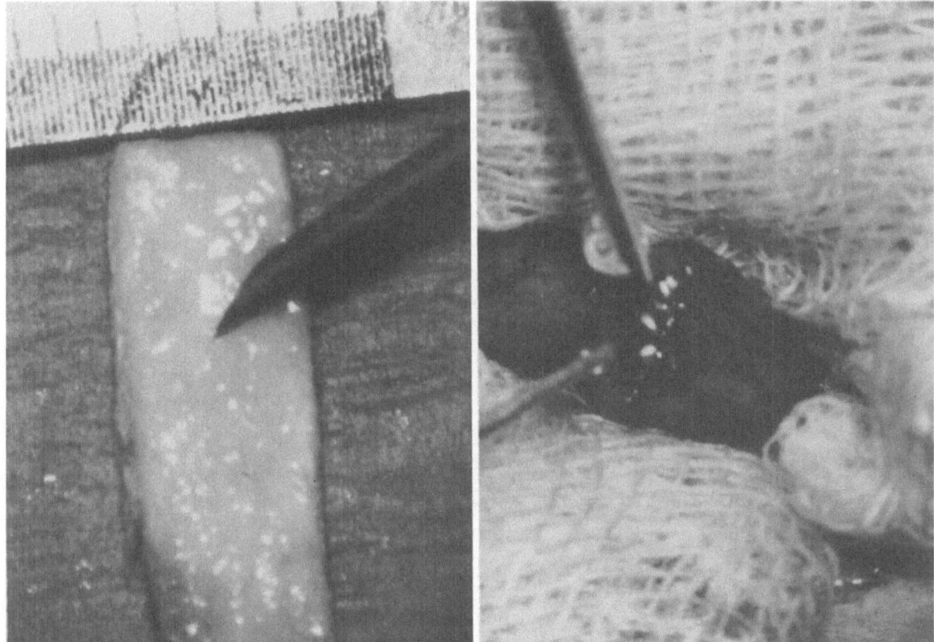

Abb. 1. Vorbereitung des Kollagens für die Darmklebung, bei der jeweils eine 0,5×1 cm große Auflage Verwendung fand. Dies entspricht beim aminoglykosidhaltigen Kollagen einer lokalen Applikation von ca. 1,5 mg Gentamycin (*links*). Applikation von Tissucol auf die Querinzision im Bereich des Colon descendens der Ratte (*rechts*)

– ein Kollagen-Fibrinogen-Lyophilisat, dem in einem besonderen Präparations- verfahren Gentamycin zugesetzt worden war (Abb. 1).

Nach 30 min, 2 und 24 h sowie 8, 5 und 7 Tagen wurden die Tiere geopfert und der subaquale Berstungsdruck als Maß für die mechanische Belastbarkeit be- stimmt.

Mikromorphologische und rasterelektronenoptische Untersuchungen der Darm- nähte sollten zusätzliche qualitative Aussagen über die Wundheilung geben.

Ergebnisse

0,5 und 2 h postoperativ wiesen alle mit den unterschiedlichen Fibrinklebetech- niken zusätzlich versorgten Nähte eine gegenüber den Kontrollen signifikant höhere Belastbarkeit auf. Die Gruppe mit alleiniger Tissucol-Applikation zeigte auch nach 24 h eine erhöhte Festigkeit. Am 5. und 7. postoperativen Tag unter- scheiden sich die einzelnen Gruppen nur unwesentlich. Auffällig ist die statistisch signifikant erniedrigte Belastbarkeit der mit Kollagenvlies und Fibrinkleber behan- delten Darmnaht am 3. postoperativen Tag (Abb. 2–4).

Zirkumskripte Netzadhäsionen fanden sich bei allen Gruppen in ca. 70% der Fälle. Eine erhöhte Adhäsionsbereitschaft nach lokaler Applikation von Tissucol

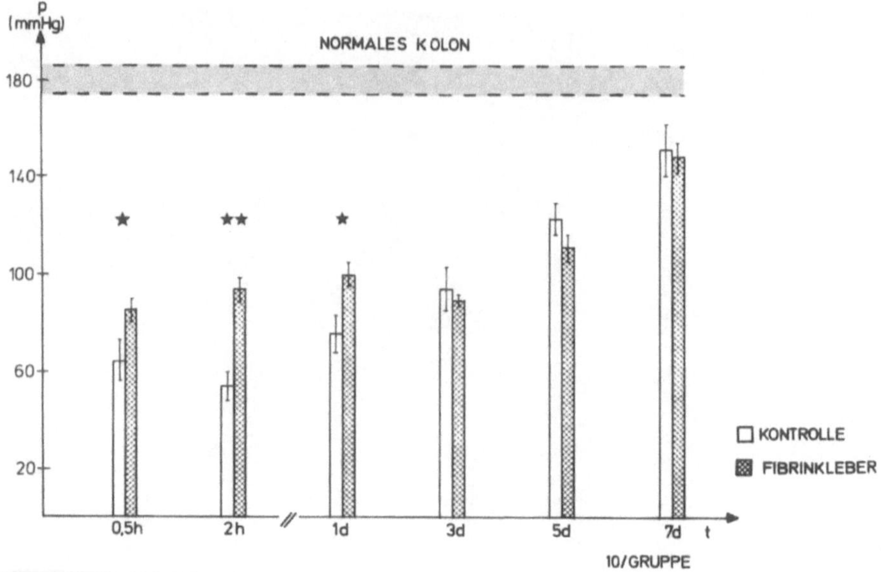

Abb. 2. Berstungsdrücke der mit Fibrinkleber versorgten Kolotomien im Vergleich zur Kontrollgruppe. Signifikant höhere Berstungsdrücke in der frühen postoperativen Phase. *Rasterquerbalken:* Reißfestigkeit des normalen Rattenkolons

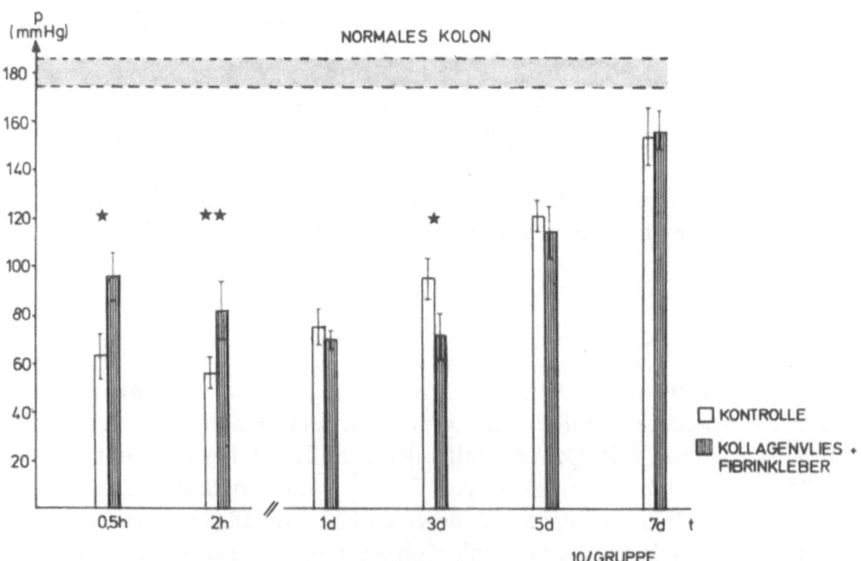

Abb. 3. Die Berstungsdrücke der Kollagenvlies- und Fibrinklebergruppe zeigen bis zur 2. Stunde erhöhte Werte. Am 3. postoperativen Tag ist die Wundfestigkeit wohl aufgrund der granulozytären Infiltration herabgesetzt (s. Text)

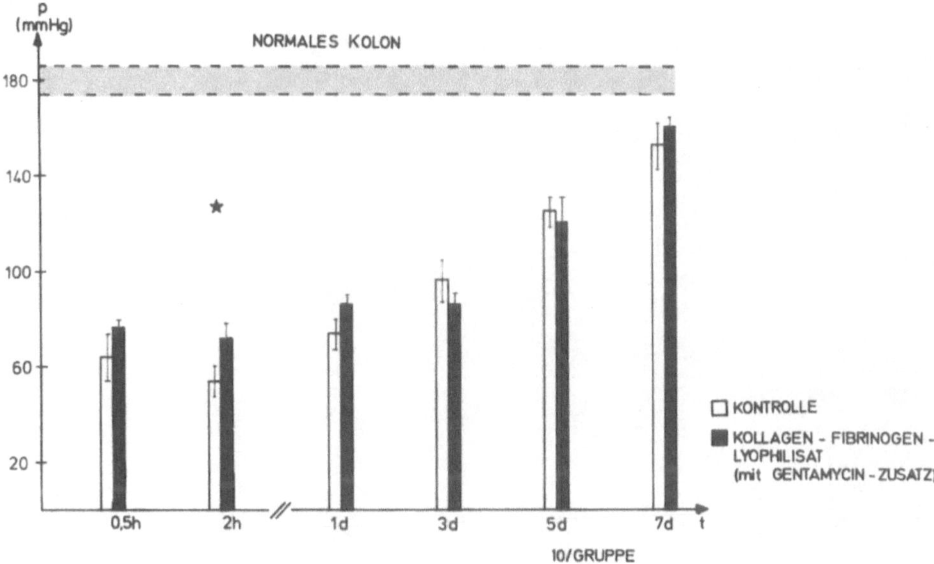

Abb. 4. Das antibiotikumhaltige Kollagen-Fibrinogen-Lyophilisat zeigt bis zur 2. postoperativen Stunde statistisch signifikant höhere Berstungsdrücke

bzw. der Kollagenauflagen wurde nicht beobachtet. Bei fehlenden Adhäsionen war bereits am 3. Tag in allen Gruppen die Kolotomie mit einem glänzenden, gut vaskularisierten Häutchen bedeckt (Abb. 5).

Uneinheitliche Ergebnisse haben wir bei mikromorphologischen Untersuchungen gefunden. Nach Applikation von Tissucol ist nur eine geringfügige granulozytäre Infiltration nachweisbar, die der Gewebereaktion der unbehandelten Kontrolltiere entspricht. Reste der Plasmafraktionen sind noch am 7. Tag nachweisbar. Die zusätzliche Applikation von Kollagenen induziert eine nach 24 h bereits nachweisbare granulozytäre Infiltration, die bis zum 7. postoperativen Tag zunimmt. Rasterelektronenoptisch haben wir bereits nach 2 h auf dem Kollagen haftende Granulozyten gesehen. Die Resorption des Materials wird nach dem postoperativen Tag durch Makrophagen und Fremdkörperriesenzellen unterstützt (Abb. 6 und 7). In einer getrennten Versuchsserie haben wir Kollagene in verschiedene Körperregionen implantiert und dabei eine Bestätigung der von Remberger [6] beschriebenen Befunde gesehen. 4 Wochen nach der Implantation wird das Kollagen durch Fremdkörperriesenzellen phagozytiert.

Diskussion

Der beschriebene Abfall der Wundfestigkeit am 3. postoperativen Tag bei Verwendung von Kollagenvlies und Tissucol ist unserer Meinung nach auf die beschriebene granulozytäre Infiltration zurückzuführen. Anders et al. [1] haben für

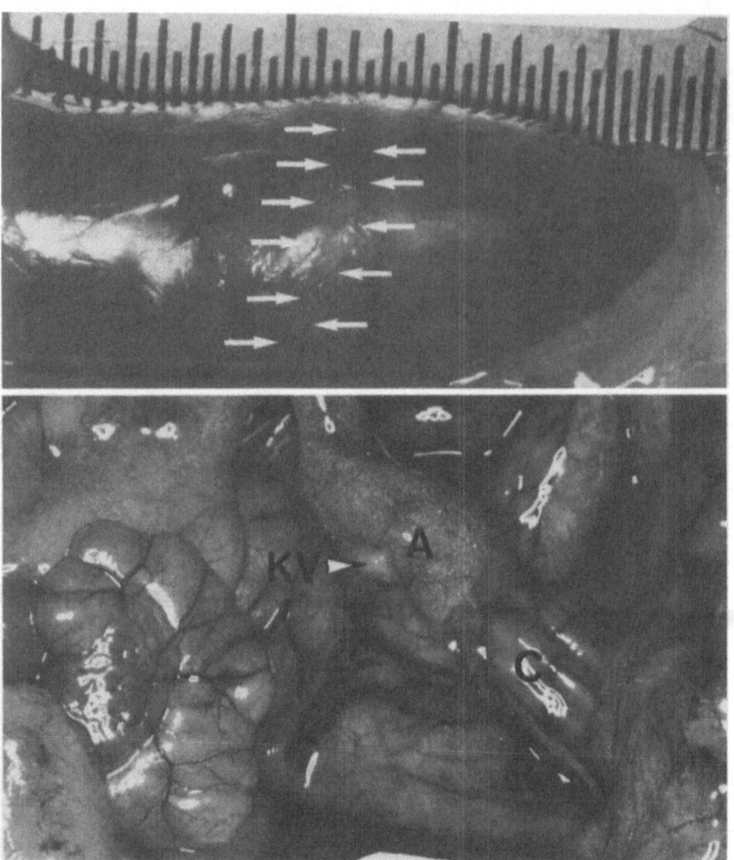

Abb. 5. *Oben:* Kaum mehr sichtbare Reste eines Kollagenvlieses 21 Tage post operationem (*Pfeile*). – *Unten:* Geringfügige Netzadhäsion (*A*) über einem Kollagenvlies (*KV*) im Bereich der Kolotomie (*C*)

diesen Meßzeitpunkt bei entsprechendem Vorgehen eine erhöhte mechanische Belastbarkeit gefunden. Darüber hinaus haben diese Autoren keine Verbesserung der Wundheilung nach alleiniger Applikation des Fibrinklebers gesehen; ihre Belastungsuntersuchungen wurden allerdings jeweils nach dem 3. postoperativen Tag durchgeführt. Vor diesem Zeitraum erhöhten die verschiedenen Klebetechniken jedoch eindeutig die Wundfestigkeit am Kolon, Tissucol dauerhaft bis zum 3. postoperativen Tag.

Gerade in der Frühphase entscheidet sich nach unserer Meinung das Schicksal einer Anastomose, die verschiedenen Fibrinklebetechniken scheinen da eine zusätzliche Abdichtung der Kolonnaht zu erreichen. Die Gewebeklebung mit Plasmafraktionen auch in Kombination mit Kollagenen stellt in der Chirurgie des Gastrointestinaltrakts niemals eine Alternative zur maschinellen oder manuellen Naht dar. Gefährdete Anastomosen, auch im Dickdarmbereich, könnten unseren Untersuchungen zufolge durch die lokale Applikation von Tissucol zusätzlich gesichert

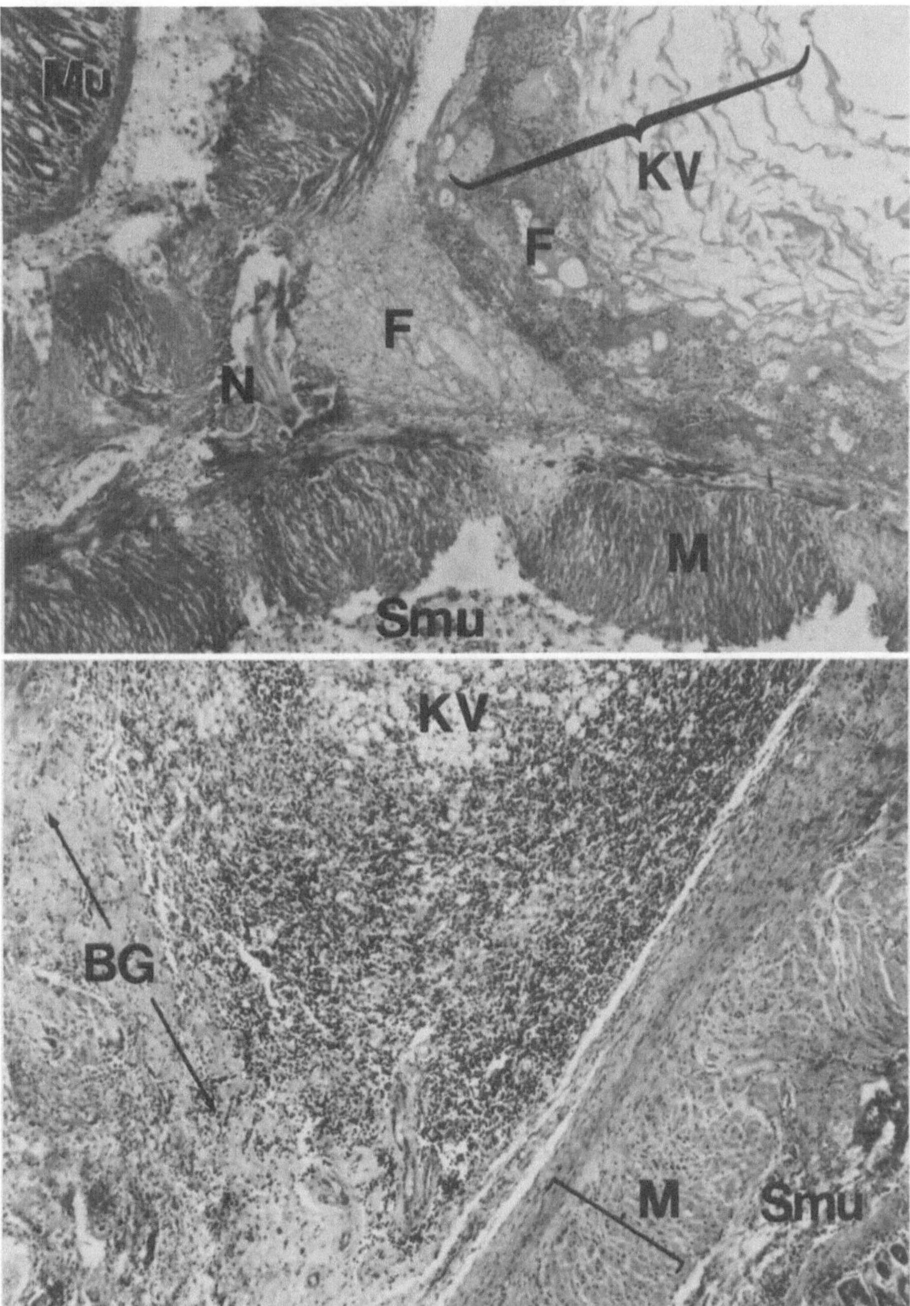

Abb. 6. *Oben:* Kolotomie mit Kollagen-Fibrinogen-Lyophilisat, Elastika van Gieson, 19fach, *KV* = Kollagenvlies, *F* = Fibrin, *N* = Nahtmaterial, *M* = Muscularis, *Mu* = Mukosa, *Smu* = Submukosa. *Unten:* Ausgeprägte granulozytäre Infiltration eines Kollagenvlieses (*KV*) mit bindegewebiger (*BG*) Einscheidung. 21 Tage p.o., Elastika van Gieson, 47fach, *M* = Muscularis, *Smu* = Submukosa

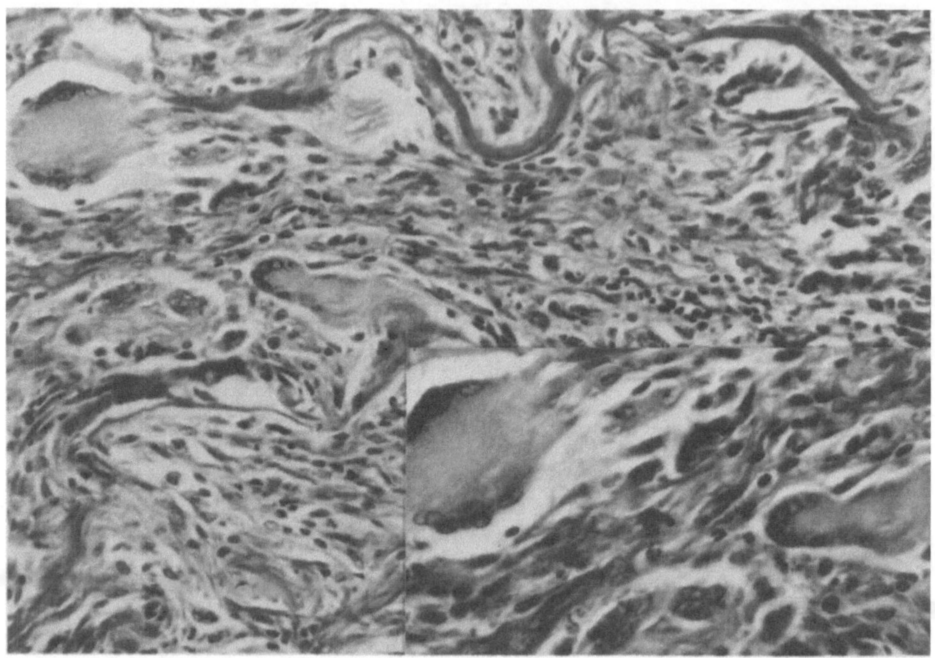

Abb. 7. Resorption der kollagenen Fasern durch Makrophagen und Fremdkörperriesenzellen, 4 Wochen postoperativ, Elastika van Gieson, 76fach, Insert: 190fach

werden. Bei ebenfalls leichter und sicherer Handhabung bietet der Kollagen-Fibrinogen-Gentamycin-Verbund die Vorteile des lokalen Antibiotikaumschutzes.

Literatur

1. Anders A, Bodemann T, Baer U, Bauknecht K-J, Lawrenz JU (1980/81) Eignen sich Fibrinklebung und Kollagenvliese zur zusätzlichen Nahtsicherung von Colonanastomosen? Langenbecks Arch Chir [Suppl] Chir Forum 175
2. Goligher JC, Graham NG, De Dombal FT (1970) Anastomotic dehiscence after anterior resection of rectum and sigmoid. Brit J Surg 57/2: 109–118
3. Hawley PR (1973) Causes and prevention of colonic anastomotic breakdown. Dis Col Rect 86/4:2,2–2,6
4. Oka H, Harrison RC, Burhenne HJ (1982) Effect of a biologic glue on the leakage rate of experimental rectal anastomoses. Am J Surg 143:561–564
5. Priesching A, Blümel G (1965) Die Reißfestigkeit der Darmnaht im Experiment. Wien Med Wochenschr 30/31:625–629
6. Remberger K, Hübner G (1979) Experimentelle Untersuchungen über Zell- und Gewebsreaktionen nach Implantation von xenogenem Kollagenschaum. Res Exp Med 175:67–79
7. Scheele J, Herzog H, Mühe E (1978) Anastomosensicherung am Verdauungstrakt mit Fibrinkleber. Nahttechnische Grundlagen, experimentelle Befunde, klinische Erfahrungen. Zbl Chir 103:1325–1336

Kann eine niedrige Applikationstemperatur des Fibrinklebers die Wundheilung im Gastrointestinalbereich stören?

M. Scherer, R. Ascherl, A. Stemberger, M.-L. Schmeller und G. Blümel

Ein positiver Effekt der lokalen Applikation von Fibrinkleber bei gefährdeten Anastomosen im abdominalchirurgischen Bereich dürfte mittlerweile unbestritten sein. Nach klinischer Erfahrung ergibt sich in der Regel erst durch die operative Situation der Entschluß zur Gewebeklebung. Aus Gründen der Zeitersparnis wird hierbei nicht immer eine Erwärmung der Kleberkomponenten auf annähernd Körpertemperatur abgewartet. In 2 Fällen von Anastomoseninsuffizienzen wurde, persönlichen Mitteilungen zufolge, eine verfrühte Applikation des noch nicht ausreichend erwärmten Klebers als auslösendes Moment angeschuldigt.

In experimentellen Untersuchungen wurden mögliche Einflüsse der Applikationstemperatur auf die Wundheilung und Festigkeit von Kolonnähten sowie auf die Klebefestigkeit des Klebergemisches bei unterschiedlichen Temperaturen bestimmt.

Material und Methodik

Die Kleberkomponenten wurden jeweils im Wasserbad auf die Temperaturen von 37 °C (Gruppe I) bzw. 14 °C (Gruppe II) gebracht. Für Gruppe II wurde eine Temperatur von 14 °C für die Kleberkomponenten gewählt, weil die Fibrinogenlösung bei dieser Temperatur eben noch gleichmäßig, wenn auch hoch viskös, anwendbar ist.

Zur Bestimmung der Festigkeit des Fibrinclots wurden zwei Kunststoffstempel mit einer dünnen Auflage aus Kollagenvlies mit Fibrinkleber verbunden und ca. 10 min lang entweder in einer feuchten Kammer mit einer Lufttemperatur von 31 °C (Gruppe I) oder bei einer Raumtemperatur von 14 °C (Gruppe II) inkubiert. Mit einer am Institut für Experimentelle Chirurgie der Technischen Universität München entwickelten Zugvorrichtung mit einer konstanten Divergenzbewegung von 4 cm/min wurden die Stempel anschließend wieder zerrissen und die hierzu benötigte Kraft gemessen.

In Allgemeinnarkose mit Ketamin (100 mg/kg KG) und Xylazin (16 mg/kg KG) wurde an 20 Ratten nach medianer Laparotomie im Bereich des Colon descendens jeweils eine 1 cm lange Längsinzision durchgeführt und durch 7 Einzelkopfnähte mit 8–0-Seide quer einreihig, invertierend nach Lembert unter mikrochirurgischen Kautelen versorgt. Zusätzlich wurde Fibrinkleber mit den Applikationstemperaturen von 37 °C und 14 °C aufgebracht. 24 h postoperativ wurde der subaquale Berstungsdruck als Maß für die mechanische Festigkeit an standardisierten Kolonresektaten (4 cm) bestimmt:

Eine Infusionspumpe mit kontinuierlichem Flow insuffliert hierbei Luft in das zu untersuchende Darmstück, der Druck wird über ein Statham-Element gemessen und registriert. Die Ruptur der Naht ist am plötzlichen Druckabfall erkenntlich, ihre Lokalisation an den entweichenden Gasblasen sichtbar.

Des weiteren wurden mikromorphologische Untersuchungen an jeweils mehreren Gewebeschnitten der zusätzlich geklebten Nähte durchgeführt.

Mikroangiographien mit Mikropaque/Rheomacrodex über die kanülierte Aorta abdominalis sollten Aufschluß über eine mögliche Gefäßschädigung im Wundbereich geben.

Die intravitalmikroskopischen Untersuchungen wurden am exponierten Mesojejunum vorgenommen, das mit körperwarmer physiologischer Kochsalzlösung feuchtgehalten wurde. Mikrophotographien sollten eventuelle Änderungen des Gefäßkalibers und der Flußparameter nach Überschichtung mit 14 °C kaltem Fibrinkleber zeigen.

Ergebnisse

Die Reißfestigkeit in vitro wies bei den unterschiedlichen Applikations- und Polymerisationsversuchen keine differenten Werte auf (Abb. 1). Die Festigkeit im dynamischen Zugversuch lag für beide Gruppen im Bereich von 4,4 N.

Nach tierexperimenteller Nahtsicherung haben wir in keiner Gruppe bei der Relaparotomie nach 24 h Anzeichen für Nahtdehiszenzen und/oder Nahtinsuffizienzen gefunden. Die mechanische Belastbarkeit beim Berstungsdruck lag in beiden Gruppen im Bereich von 90 mmHg. Die Adhäsionsrate lag, wie bei anderen, ähnlich gearteten Versuchen, generell bei ca. 70%. Auch in Gruppe II war kein Anhalt für Nekrosen feststellbar. Die mikromorphologischen Untersuchungen ergaben für beide Gruppen ein uniformes Bild; Zelluntergänge und nekrotische Areale waren nicht nachweisbar (Abb. 2). Der Gewebekontakt des Fibrinklebers war auch bei einer Applikationstemperatur von 14 °C ungestört.

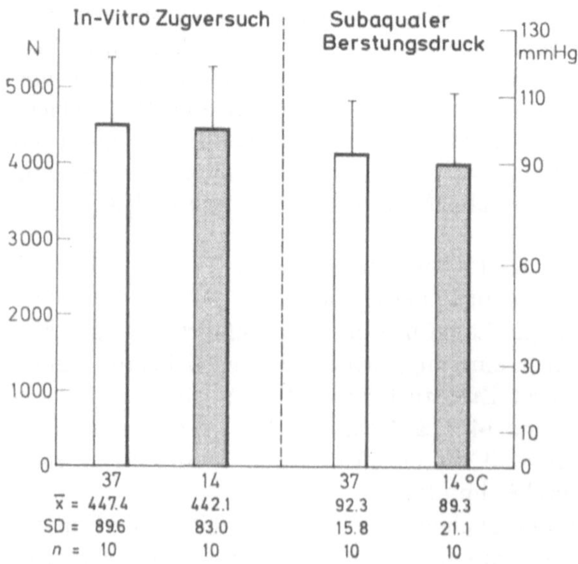

Abb. 1. Ergebnisse des Zugversuches und der Bestimmung des subaqualen Berstungsdruckes

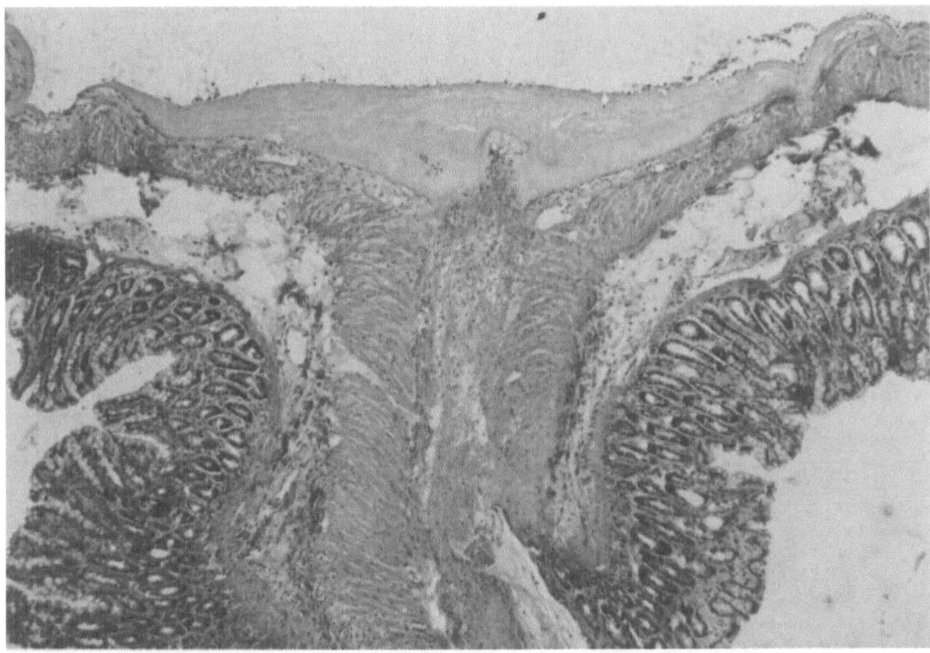

Abb. 2. Darmnaht, gesichert mit Fibrinkleber von 14 °C, EvG, Vergr. 19fach; guter Kontakt von Fibrinkleber und Darmwand, homogener Verschluß der Kolotomie

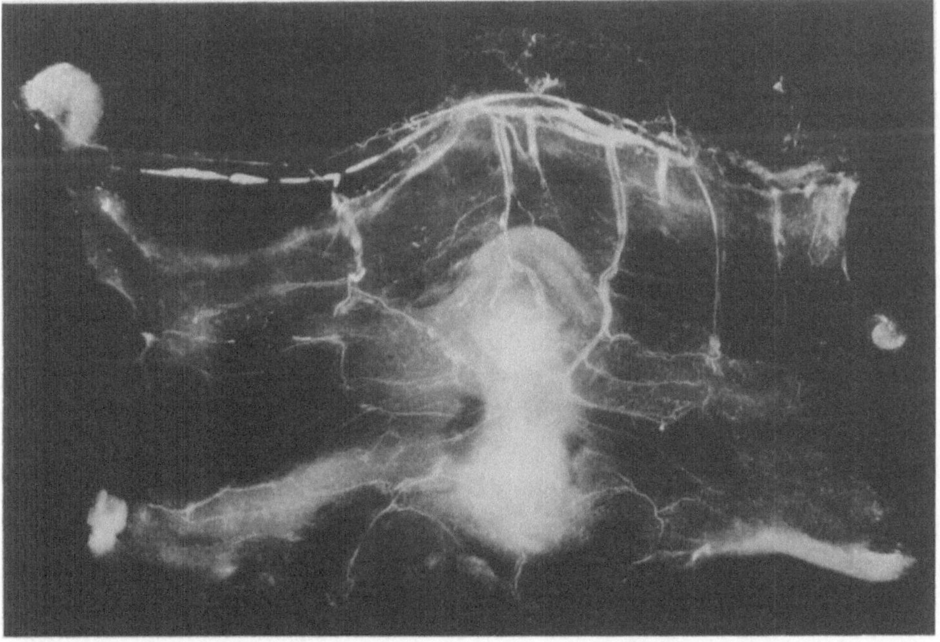

Abb. 3. Mikroangiographie einer Kolotomie, gesichert mit Fibrinkleber von 14 °C: ungestörtes Gefäßbild

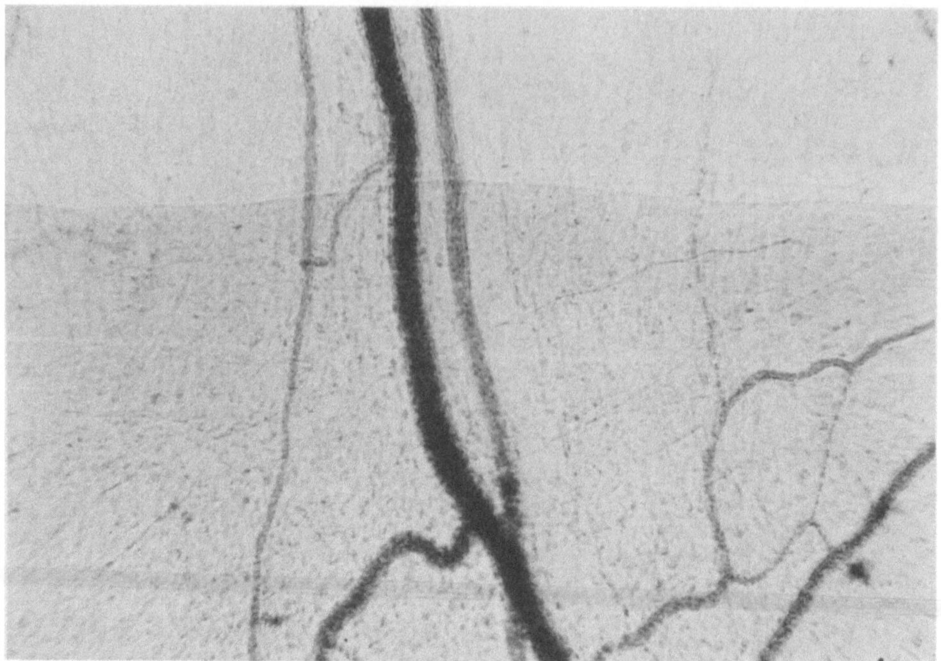

Abb. 4. 10 s nach Überschichtung mit kaltem Fibrinkleber keinerlei Änderung von Gefäß-kaliber und Flußparametern

Mikroangiographisch zeigte sich in beiden Gruppen eine gleich gute Revaskularisierung des Wundgebietes: auffällige Gefäßabbrüche, Füllungsdefekte oder Paravasate konnten nicht beobachtet werden (Abb. 3).

In den intravitalmikroskopischen Untersuchungen zeigten sich nach dem Aufbringen von kaltem Fibrinkleber in einer Menge von 0,05 ml bzw. von 0,2 ml weder bei Kapillaren noch bei Arteriolen und Venolen (20/40 µ) und bei kleinen Arterien und Venen (250/350 µ) eine definierbare Reaktion. Einzig eine großflächige Überschichtung des gesamten Mesojejunums mit ca. 0,3 ml hypotonem H_2O brachte bei einer kurzfristigen Erniedrigung der Gewebstemperatur von ca. 31 °C auf 21 °C eine kaum quantifizierbare Kaliberänderung der kleinen Arterien und eine ca. 10 s dauernde präkapillare Stase (Abb. 4).

Diskussion

Theoretisch könnte ein Kälteschaden am Gefäßsystem im angesprochenen Temperaturbereich erstens über eine direkte Auswirkung der niedrigen Temperatur auf die Blutgefäße und zweitens über eine lokale Reflexvasokonstriktion durch sympathische Nervenfasern wirken. Daraus würden hämodynamische Störungen wie Senkung des Perfusionsdruckes durch arterielle Spasmen, Permeabilitätsstörungen mit Plasmaextravasation bzw. -transsudation mit einem relativen Anstieg des Hämatokritwertes, einer Viskositätserhöhung und letztendlich intravaskuläre Störungen mit Gefäßobstruktion durch Thromben folgern. Keine der oben genannten Erscheinungen konnte jedoch beobachtet werden.

In Arbeiten von Friedman und von Lynch u. Adolph wird eine Erythrozytenaggregation bei Temperaturen um den Gefrierpunkt, bei Luyet u. Smith eine Hämolyse bei −3 °C beschrieben. Albrektsson u. Brånemark verwendeten gar eine Ausgangstemperatur von 22 °C des untersuchten Gewebes für ihre intravitalmikroskopischen Mikrozirkulationsstudien. Diese Gewebetemperatur wurde in unserem Experiment auch bei großflächiger Überschichtung mit 14 °C kaltem Fibrinkleber nur sehr kurzfristig erreicht.

Durch verfrühte Applikation von kaltem Fibrinkleber erscheint diesen Untersuchungen zufolge ein Gewebstrauma am Gastrointestinaltrakt bzw. am Kolon auch in einem niedrigen Temperaturbereich unwahrscheinlich.

Im Sinne einer so atraumatisch als irgend möglich anzuwendenden Operationstechnik sollte die Applikation von Fibrinkleber jedoch − auch bei noch so großer Ungeduld während der Operation − nur nach Anwärmen auf annähernd Körpertemperatur stattfinden.

Literatur

1. Scheele, J, Herzog J, Mühe E (1978) Anastomosensicherung am Verdauungstrakt mit Fibrinkleber. Nahttechnische Grundlagen, experimentelle Befunde, klinische Erfahrungen. Zbl Chir 103: 1325–1336
2. Spängler HP (1980) Erfahrungen mit Fibrin zur Gewebeklebung und lokalen Blutstillung in der Abdominalchirurgie. In: Schimpf K (Hrsg) Fibrinogen, Fibrin und Fibrinkleber. Schattauer, Stuttgart New York, S 263–265
3. Albrektsson B, Brånemark P-J (1969) Early microvascular reactions to slow and rapid thawing of frozen tissue. In: Harders H (ed): Advances in microcirculation, Vol. 2. Karger, Basel New York, S 37–68
4. Ärztl Praxis 23/72: (1981) 2450–2453

Anastomosensicherung durch Fibrinklebung im oberen Gastrointestinaltrakt

R. Bötticher

Für eine reibungslose Wundheilung an Darmanastomosen gibt es verschiedene wichtige Voraussetzungen:

1. gute Durchblutung der Anastomosenränder,
2. spannungsfreie Anastomose,
3. Serosa-Serosa-Naht, die am schnellsten verklebt,
4. Fernhalten von Pankreas- und Gallesekreten an Anastomosen im Pankreasbereich.

Sind diese Voraussetzungen eingehalten, wie das z. B. bei den meisten unkomplizierten Dünndarmresektionen, die praktisch immer komplikationslos heilen, der Fall ist, so bedarf es im allgemeinen keiner zusätzlichen Anastomosensicherung. Gleiches gilt für alle die Anastomosenformen, bei denen Serosa an Serosa gut adaptiert werden kann. Verbindungen am Magen (subtotale Resektion) sowie unkomplizierte Verbindungen zwischen Dünn- und Dickdarm unterziehen wir keiner zusätzlichen Sicherung.

Anders ist das bei den Verbindungen, die zwischen Organen hergestellt werden müssen, die keinen serösen Überzug haben, wo also ein schnelles Verkleben der Anastomose nicht erreicht wird und bei solchen, wo schlechte Durchblutungsverhältnisse vorhanden sind. Hier ist an erster Stelle der Ösophagus zu nennen, aber auch die sehr gefährdeten biliodigestiven und pankreo-jejunalen Anastomosen. In all diesen Fällen wird von uns eine zusätzliche Sicherung der Anastomose mit Fibrinkleber vorgenommen, d. h. wir versuchen praktisch dadurch eine künstliche

Tabelle 1. Klinische Ergebnisse der Anastomosenklebung

Operation	n (Klebungen)	Anastomosen- insuffizienz
Ösophasgusresektion mit End-zu-End-Anastomose, d. h. Verbindungsherstellung zwischen zwei nicht von Serosa überzogenen Organteilen, noch dazu beim Ösophagus mit schlechter Durchblutung	6	0
Transthorakale Fundektomie	29	1
Gastrektomie	34	1 (Peritonitis)
Whipple-Anastomosen mit Okklusion des distalen Ganganteils	19	0
Biliodigestive Anastomosen	66	1
Gesamt:	154	3

Serosierung zu erreichen. Uns scheint hierbei besonders von Bedeutung, daß die Anastomose in den ersten 24 h wasserdicht verschlossen ist. Hervorzuheben ist weiter, daß die Fibrinklebung sicher keine technischen Fehler wieder gut machen kann. Trotz der Klebung ist also eine Anastomosierung nach besten Möglichkeiten und bester Technik erforderlich; vor allen Dingen gelten hier zur Beachtung die bereits oben angeführten kritischen Punkte.

Unsere Ergebnisse der letzten 3 Jahre (Tabelle 1) beweisen die zusätzlichen Sicherungsmöglichkeiten durch den Fibrinkleber, obwohl wir uns darüber im klaren sind, daß eine statistische Absicherung außerordentlich schwierig ist und man nur auf Angaben aus der Literatur zurückgreifen kann.

Anastomosensicherung mit Fibrinkleber bei Kolonresektionen

G. ALDERI, V. NOCITI, P. PEREGO und A. BUGATTI

Die Anastomosensicherung ist sicher kein neues Problem, denn sie ist mit der Entwicklung der modernen Chirurgie eng verbunden. Aber erst in letzter Zeit hat man sich diesem Problem mit einer besseren, gezielteren und logischen Forschungsmethodik gewidmet.

Die Anastomosentechnik ist zwar ein wichtiger, aber nicht der einzige wichtige Faktor in der Anastomosenheilung. Auch verschiedene endogene Faktoren in der Wand der Darmstümpfe, wie die Kollagenaseaktivität spielen in positivem oder negativem Sinne eine entscheidende Rolle.

Hauptaufgabe der chirurgischen Technik ist, den natürlichen Heilungsprozeß der Anastomose so zu lenken, daß die positiven Faktoren voll zur Wirkung kommen können.

Als Anastomosensicherung wurden zuerst Organe benützt, die mit Mesothel bedeckt sind: Netz, Peritoneum oder seröse Oberflächen anderer abdomineller Organe.

Seit den 50er Jahren hat man in den USA versucht, mit Klebstoffen in der Chirurgie positive Resultate zu erzielen. Besonders wurden zunächst Cyanacrylate mit großem Interesse angewandt. Auch die Darmanastomosen wurden von dieser Begeisterungswelle für synthetische Klebstoffe betroffen. Heute ist die Anwendung dieser chemischen Stoffe bei Darmanastomosen sehr zurückgegangen, da man experimentell bewiesen hat, daß die synthetisch geklebte Anastomose erst spät und unvollständig vaskulär durchbaut wird.

In der letzten Zeit hat sich hingegen der homologe Fibrinkleber in der Behandlung von Darmanastomosen bewährt. Wenn wir von Darmanastomosen sprechen, müssen wir vor allem an die Kolonanastomosen denken, da sie jedem Chirurgen gelegentlich große Probleme bereiten.

Im Zeitraum von 1979–1982 wurden von uns insgesamt 65 Kolonresektionen (z. B. notfallmäßig) durchgeführt, bei denen die folgenden Anastomosentechniken angewandt wurden:

– die zweireihige, nichtinvertierende Naht nach Nockemann
– die einreihige nichtinvertierende extramuköse Naht „auf Stoß".

In 20 Fällen wurde zusätzlich Fibrinkleber verwendet.

Wir möchten nun einige technische Einzelheiten unserer eigenen Methodik bei der Verwendung von Fibrinkleber vorstellen:

– Es wird eine Lösung lyophilisierten Fibrinogens mit 3000 KIE Aprotinin/ml verabreicht
– In den meisten Fällen genügt 1 ml Humanfibrinogen pro Darmanastomose
– Während der lokalen Applikation des Fibrinklebers auf die Anastomose soll diese vom übrigen abdominalen Raum durch Zellophanfolien isoliert werden.

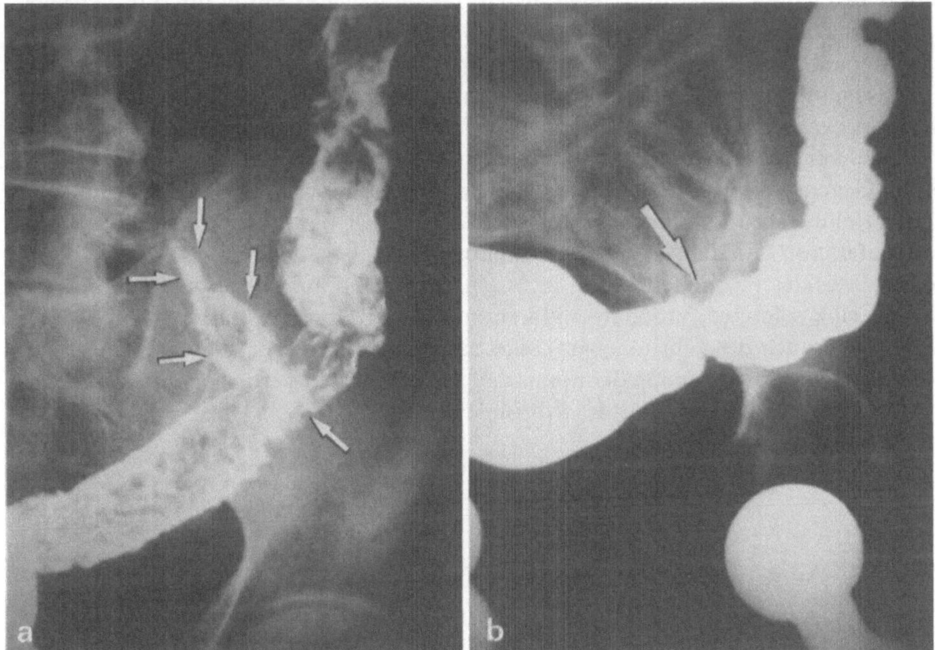

Abb. 1a, b. Postoperative Röntgenkontrollen fibrinkleberabgedichteter Anastomosen mit Gastrografin. **a** Umschriebene Anastomoseninsuffizienz. **b** Intakte Anastomosen ohne Stenose

– Die lokale Applikation des Fibrinklebers soll immer am Ende der Operation erfolgen, um die Fibrinschicht nicht anschließend zu traumatisieren.

Wir haben bei unseren Patienten Anastomoseninsuffizienzen in folgender Häufigkeit festgestellt:

– bei mit Fibrinkleber behandelten Fällen   1 auf 20 Fälle (5%)
– bei nicht mit Fibrinkleber behandelten Fällen 5 auf 45 Fälle (11%).

Andere Komplikationen (Stenosen, Substenosen usw.) wurden von uns bei den mit Fibrinkleber behandelten Fällen nicht festgestellt. Die Abb. 1a zeigt das Röntgenbild unserer einzigen Anastomoseninsuffizienz bei mit Fibrinkleber behandelten Darmanastomosen, die Abb. 1b das Röntgenbild einer mit Fibrinkleber abgedichteten Dickdarmanastomose mit optimaler Passage.

Unsere bisherigen klinischen Erfahrungen erlauben folgende Schlußfolgerungen:
1. Sie beweisen die Nützlichkeit der Anwendung des Fibrinklebers.
2. Sinnvole Indikationen für die Anwendeung des Fibrinklebers sind unserer Meinung nach:
   – linksseitige Kolonresektionen –
   – Sogenannte „Risikoanastomosen", bei denen wegen schlechten Allgemeinzustands des Patienten, wegen mangelhafter präoperativer Spülvorbereitung des Kolons oder wegen beginnender Darmwanddurchblutungsschäden eine Anastomoseninsuffizienz zu befürchten ist.

3. Wir betrachten den Fibrinkleber als ein sehr nützliches Mittel für eine Versiegelung der Anastomose während der ersten, für die Heilung entscheidenden, 3–4 postoperativen Tage. In diesem kurzen Zeitraum spielt die Gas- und Flüssigkeitsdichtigkeit der Anastomose eine sehr wichtige Rolle.

4. Die Anwendung des Fibrinklebers kann und soll aber nicht operationstechnische Fehler bei der Anastomosennaht beheben.

5. Im Gegensatz zu den synthetischen Klebstoffen beschleunigt der Fibrinkleber die Heilungsprozesse der Anastomose: das betrifft besonders die Bindegewebsproliferation und den vaskulären Durchbau.

6. Der Preis des Fibrinklebers soll nicht einschränkend auf dessen Anwendung wirken: eine selektive, rationale Indikationsstellung ist allein ausschlaggebend für den Gebrauch des Fibrinklebers. Man darf nicht vergessen, daß eine Anastomoseninsuffizienz sehr große ökonomische, soziale Kosten verursacht, die zweifellos viel höher sind als der Preis des Fibrinklebers.

IV. Thoraxchirurgie

Moderatoren: R. W. HACKER und J. VIERECK

Routinemäßige und gelegentliche Indikationen zur Fibrinklebung in der Herzchirurgie

M. Torka, J. Scheele, J. von der Emde und R. W. Hacker

In der herzchirurgischen Abteilung der chirurgischen Universitätsklinik Erlangen wird der Fibrinkleber seit Juni 1977 eingesetzt. Bis Mai 1983 kam er bei insgesamt 7641 Eingriffen am Herzen und den herznahen Gefäßen, darunter 5279 mit der Herz-Lungen-Maschine, 256mal zur Anwendung, d. h. bei 3,6% aller Operationen.

Im Gegensatz zur Allgemeinchirurgie, wo neben der hämostyptischen Wirkung des Fibrinklebers die Gewebeadaption und gelegentlich eine Wundheilungsförderung angestrebt werden, dient die Fibrinklebung in der Herzchirurgie nahezu ausschließlich der Blutstillung. Hierbei lassen sich eine therapeutische und eine prophylaktische Anwendung voneinander abgrenzen.

Die *therapeutische* Anwendung ist indiziert, wenn die Blutstillung durch chirurgische Naht nicht möglich oder risikobelastet erscheint. Als Beispiel seien genannt: diffuse Sickerblutungen, schwer zugängliche und häufig nicht exakt lokalisierbare Blutungen an der Aortenrückwand nach Implantation einer Aortenklappe, sowie Blutungen aus einer Vorhofnaht im Bereich des Sinusknotens bzw. in unmittelbarer Nachbarschaft einer Koronararterie. Besonders effektiv und gelegentlich lebensrettend ist die Abdichtung von Stichkanalblutungen nach Naht einer poststenotisch dilatierten, dünnwandigen und sehr zerreißlichen Aorta. Hier wurden früher durch weitere Nahtversuche häufig neue Blutungsquellen eröffnet und sehr langwierige, in Einzelfällen erfolglose Blutstillungsversuche notwendig [6, 12].

Während bei Stichkanalblutungen aus dem Vorhof oder den großen Gefäßen ein Kollagenvlies aufgeklebt wird, hat sich diese Technik zur Stillung großflächiger epikardialer Blutungen bei Zweiteingriffen nicht bewährt. Durch Scherkräfte kommt es häufig wieder zum Ablösen des Kollagenvlieses und damit zu einer sekundären Nachblutung. Günstiger dürfte hier das von Redl entwickelte Sprühverfahren sein [9]. Umschriebene Blutungsstellen, etwa aus dem Myokard nach Präparation von intramyokardial verlaufenden Koronarabschnitten können demgegenüber mit sehr kleinen, fibringetränkten Kollagenstückchen effektiv abgedichtet werden.

Eine relative Indikation zur therapeutischen Fibrinklebung liegt in der Verkürzung der Operationszeit durch schnellere Blutstillung und in der Verminderung des intraoperativen Blutverlustes, insbesondere nach langen Perfusionszeiten mit konsekutiver Gerinnungsstörung.

Sehr kritisch sollte die Fibrinkleberanwendung in der Bypasschirurgie beurteilt werden. Eine Leckstelle an einer Anastomose sollte vorzugsweise durch eine zusätzliche Naht verschlossen werden. Allenfalls nach Bypassende auftretende Blutungen aus Anastomosen aus der Herzrückseite lassen alternativ die Abdichtung mit Fibrinkleber vertretbar erscheinen, da hier die Versorgung durch eine zusätzliche Naht wegen der Notwendigkeit der Luxation des Herzens erschwert ist [12].

Sehr elegant können dagegen Transplantatvenen, die zu knicken drohen, durch Fibrinklebung am Herzen fixiert werden. Ein etwas zu lang geratener Bypass „wächst" mit einem Tropfen Fibrinkleber in Sekundenschnelle auf dem Epikard in idealer Position fest.

Als letzte therapeutische Anwendung sei die Versiegelung undichter Gefäßprothesen nach deren Implantation erwähnt.

Eine *prophylaktische* Anwendung des Fibrinklebers stellt die Abdichtung von Gefäßprothesen aus gewebtem oder gestricktem Dacron vor der Implantation dar.

Gewebtes Dacron ist primär blutundurchlässig. Es ist steifer, schwerer zu stechen und insgesamt schlechter zu handhaben. Darüber hinaus wird ein erhöhter thrombogener Effekt diskutiert [3, 14].

Gestricktes Dacron ist demgegenüber weicher, leichter zu stechen und somit günstiger in der Handhabung. Es wird – abhängig von seiner Porosität – von einer Neointima ausgekleidet. Der Nachteil dieses Materials besteht darin, daß es ohne Vorbehandlung (Preclotting) erst durch körpereigene Blutgerinnung abgedichtet wird [4, 11].

Zur prophylaktischen Abdichtung des Prothesenmaterials bieten sich hierbei folgende Maßnahmen an:

1. Das Preclotten der Prothese mit nicht heparinisiertem Eigenblut. Bei langen Perfusionszeiten besteht hier allerdings die Gefahr einer sekundären Undichtigkeit der Prothese durch gesteigerte Fibrinolyse [8, 13].

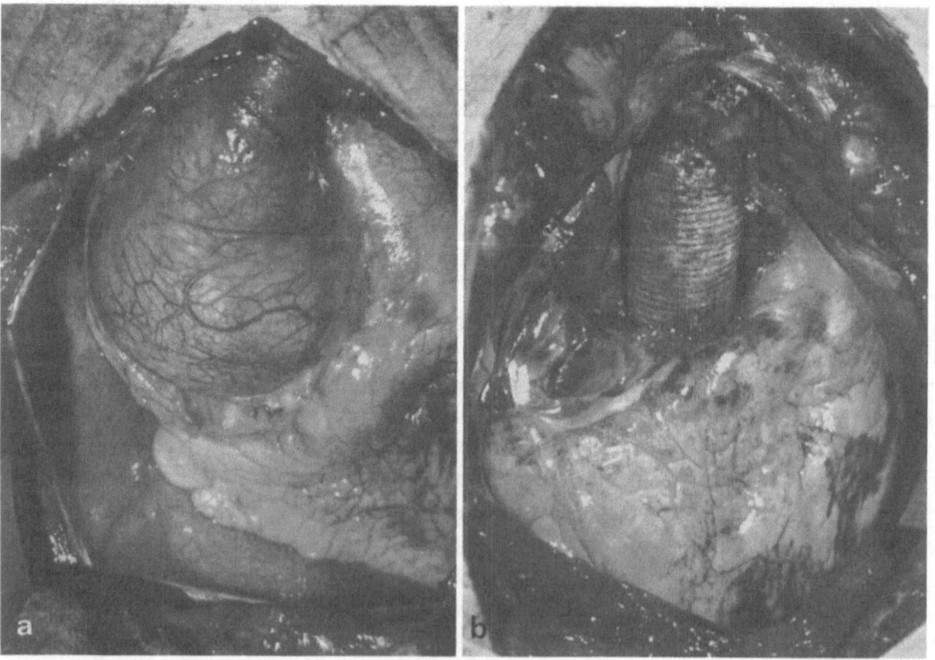

Abb. 1 a, b. Prophylaktische Prothesenabdichtung beim Ersatz von Aortenklappe und Aorta ascendens durch ein klappentragendes Conduit. **a** Ausgeprägtes Aneurysma der Aorta ascendens. **b** Prothese nach Freigabe des Blutstroms sofort völlig blutundurchlässig

2. Das Preclotten der Prothese mit Eigenblut oder Plasma und anschließender Autoklavierung, wie es von Cooley und Thurer mit gutem Erfolg angewendet wird [2, 3, 10].

   In unserer Klinik wurde diese Technik beim Aszendensersatz und bei Patcherweiterung des rechtsventrikulären Ausflußtraktes sowie des Aortenisthmus mit niedrigporösem, gestrickten Dacron in Einzelfällen mit gutem Erfolg angewandt.

3. Die Prothesenabdichtung mit Fibrinkleber.

   Hierbei wird das Fibrinogenkonzentrat auf die Prothese aufgebracht und bei gestreckter Prothese in das Dacrongewebe von Hand einmassiert. Anschließend wird die Prothese in Thrombinlösung eingelegt und nach ca. 10 min mit physiologischer Kochsalzlösung gespült [1, 5, 7].

   Derartig vorbehandelte Prothesen beim Ersatz der Aorta ascendens bzw. bei Implantation eines Conduits waren in unserer Klinik stets primär und auf Dauer blutundurchlässig (Abb. 1).

Die Kosten für das Abdichten einer gestrickten Prothese von 10 cm Länge mit 2 ml Fibrinkleber betragen etwa 250 DM.

Preclottet man mit Eigenblut, ganz gleich ob mit oder ohne Blitzsterilisation, so sind die Kosten zu vernachlässigen. Unter der Prämisse, daß der abdichtende Effekt beider Methoden gleichwertig ist, sollte zweifellos die kostengünstigere den Vorrang genießen.

Der Vorteil der Fibrinklebung besteht freilich darin, daß infolge der höheren Fibrinogenkonzentration eine dichtere Fibrinstruktur und dank der Beigabe von Aprotinin eine höhere Fibrinolyseresistenz resultiert. Daher könnte diese Methode – und dies ist auch im Beitrag von Haverich et al. [4] angedeutet – auf längere Sicht auch in der Conduitchirurgie und beim Ersatz von Aorta ascendens und Aortenbogen die Verwendung hochporösen gestrickten Dacrons möglich machen.

Fazit

Es gibt derzeit keine absolute Indikation für die routinemäßige Anwendung des Fibrinklebers in der Herzchirurgie. In vielen Bereichen existieren alternative Methoden, die gleichwertig, jedoch kostengünstiger sind.

Der therapeutische Einsatz bringt dennoch bei schlechten Gewebsverhältnissen, schlechter Zugänglichkeit oder ungünstiger Lokalisation einer Blutung häufig erhebliche Vorteile mit sich; gelegentlich war er im eigenen Patientengut lebensrettend.

Die *prophylaktische* Abdichtung von Gefäßprothesen in der Conduitchirurgie und beim Ersatz von Aorta ascendens und Aortenbogen ist bei dem derzeit verfügbaren niedrig-porösen gestrickten Dacronmaterial bezüglich des hämostyptischen Effektes dem Preclotting mit Blitzsterilisation zumindest gleichwertig.

Ein wesentlicher Vorteil der Fibrinklebung könnte in Zukunft darin liegen, daß der Einsatz hochporöser Dacronmaterialien ohne Zunahme des Blutungsrisikos möglich wird.

Literatur

1. Akrami R, Kalmar P et al. (1978) Abdichtung von Kunststoffprothesen beim Ersatz der Aorta im thorakalen Bereich. Thoraxchirurgie 26:144–147
2. Bethea MC, Reemtsma K (1979) Graft hemostasis: An alternative to preclotting. Ann Thorac Surg 27:374
3. Cooley DA, Romagnoli A et al. (1981) A method preparing woven dacron aortic grafts to prevent interstitial bleeding. Cardiovasc Dis Bull Tex Heart Inst 8:48
4. Haverich A, Maatz W, Walterbusch G (1982) Evaluation of fibrin seal in animal experiments. Thorac Cardiovasc Surg 30:215–222
5. Haverich A, Walterbusch G, Borst HG (1981) The use of fibrin glue for sealing vaskular prostheses of high porosity. Thorac Cardiovasc Surg 29:252–254
6. Köveker G (1982) Clinical application of fibrin glue in cardiovaskular surgery. Thorac Cardiovasc Surg 30:228–229
7. Köveker G, de Vivre ER, Hellberg KD (1981) Clinical experience with fibrin glue in cardiac surgery. Thorac Cardiovasc Surg 29:287–289
8. Lambert CJ (1976) Cardiopulmonary bypass hemorrhage: A surgeon's point of view. Sem Thromb Hemost 3:90
9. Redl H, Schlag G, Dinges HP (1982) Methods of fibrin seal application. Thorac Cardiovasc Surg 30:223–227
10. Thurer LR, Hauer JM et al. (1982) A comparison of preclotting techniques for prosthetic aortic replacement. Circulation 66 [Suppl I]:143–146
11. Wesolowski SA (1978) A plea for early recognition of late vascular prosthetic failure. Surgery 84:575–576
12. Wolner E (1982) Fibrin gluing in cardiovaskular surgery. Thorac Cardiovasc Surg 30:236–237
13. Yates HG, Barros D'Sa AA et al. (1978) The preclotting of porous arterial prostheses. Ann Surg 188:611–622
14. Yates SG, Nakagawa Y et al. (1973) Surface thrombogenicity of arterial prothesis. Surg Gynecol Obstet 136:12–16

Anwendung des Fibrinklebers in der kardiovaskulären Chirurgie

A. HAVERICH, G. WALTERBUSCH, H. OELERT und H. G. BORST

Blutstillung in der offenen Herzchirurgie

Während der letzten Jahre hat sich das Fibrinklebesystem in Kombination mit Kollagenschwämmen in zunehmendem Maße als Mittel zur Blutstillung in der offenen Herzchirurgie bewährt [11, 16, 17]. An unserer Klinik wurden unter entsprechender Indikation [5, 6, 7] bis Juni 1982 insgesamt 392 Blutungen mit Hilfe des Fibrinklebers versorgt, davon 243 im arteriellen System und 149 im Niederdrucksystem. Die Erfolgsquote nach Anwendung der Methode lag bei arteriellen Blutungen mit 95,5% geringfügig unter derjenigen im venösen System (Tabelle 1).

In 4 Fällen von Reoperationen erfolgte der Einsatz des Sprühverfahrens mittels Duplojekt. Die in diesen Situationen aufgetretenen diffusen epimyokardialen Sickerblutungen ließen sich ausnahmslos gut versorgen (Abb. 1) [15].

Abdichtung von Gefäßprothesen beim peripheren Aortenersatz

Wegen ihrer günstigen Langzeitergebnisse kommen beim peripheren Aortenersatz an unserer Klinik nur hochporöse (gestrickte) Dacronprothesen zum Einsatz [8].

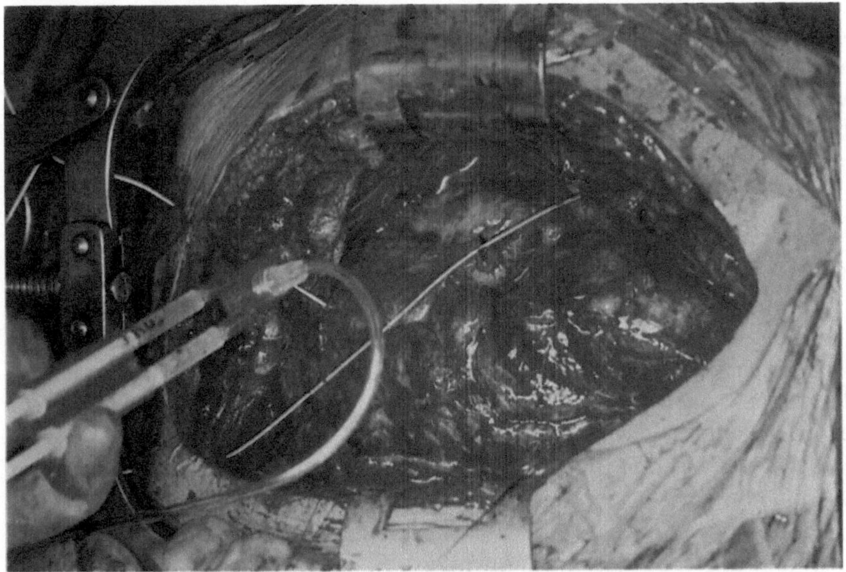

Abb. 1. Einsatz des Sprühsystems zur Versorgung einer diffusen epimyokardialen Blutung nach Re-Mitral-Klappenersatz

Tabelle 1. Lokale Blutstillung mittels Fibrinkleber (1978–1982)

Applikationsort	n	Versager	
		n	%
Hochdrucksystem			
– Aorta	132	8	6,1
– CABG distal	59	2	3,4
– CABG proximal	48	1	2,1
– LV	4	–	–
Gesamt	243	11	4,5
Niedrigdrucksystem			
– Vorhofnähte	66	–	–
– Koronarvenös	14	–	–
– RV/PA Conduit	12	2	16,6
– RV-Flicken (PTFE)	12	–	–
Gesamt	104	2	1,8
Andere			
– Epimyokardiale Blutung	45	–	–
– Bypass-Fixation	21	–	–
Gesamt	66	–	–

Tabelle 2. Indikationen zur Verwendung niedrigporöser, gewebter Gefäßprothesen zum Aortenersatz (abnehmende Dringlichkeit von oben nach unten)

●●● 1) Vollständige Heparinisierung (OP mit extrakorporaler Zirkulation)

●● 2) Schwere Gerinnungsstörung (rupt. Aortenaneurysma)

● 3) Verkürzung der Aortenklemmzeit (Aorta descendens, suprarenale Aorta)

● 4) Teilheparinisierung (i.v.-Gabe beim Bifurkationsersatz)

Die weitgehend allgemein akzeptierten Indikationen für die Verwendung niedrigporöser Materialien (Tabelle 2) decken sich für uns mit den Indikationen, mit Fibrin abgedichtete, hochporöse Blutleiter zu implantieren. Dies führt in der Regel zu einer erheblich verkürzten Aortenklemmzeit, was insbesondere beim Ersatz der Aorta descendens oder der suprarenalen Aorta zur Vermeidung von Organischämien an Bedeutung gewinnt.

In der Aneurysmachirurgie bevorzugen wir beim Aortenersatz zur Vermeidung von Gerinnungsphänomenen in der distalen Strombahn eine systemische Teilheparinisierung. Durch Verwendung des Fibrinklebers zur Abdichtung dieser Prothesen braucht dabei auf die Implantation hochporöser Materialien nicht verzichtet zu werden. Zur Kosteneinsparung wird die Prothese unbehandelt proximal anastomosiert, anschließend auf das bereits blutdurchtränkte Gewebe der Kleber aufgetra-

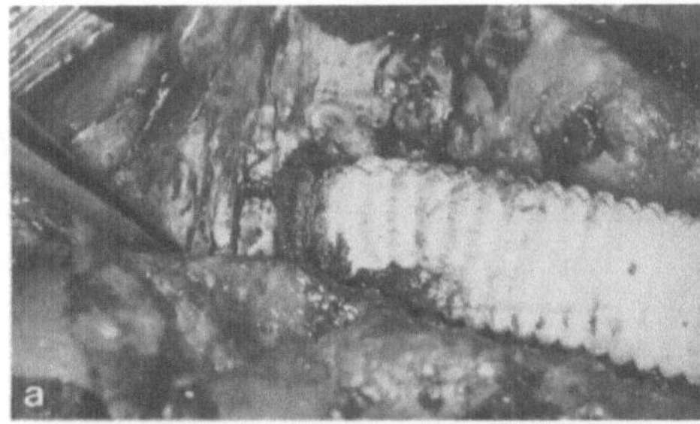
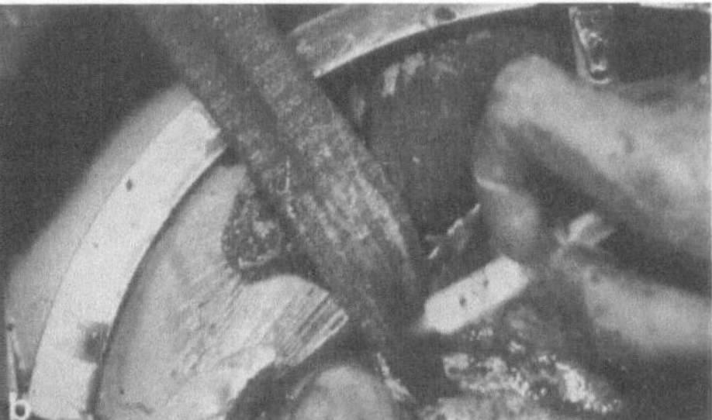
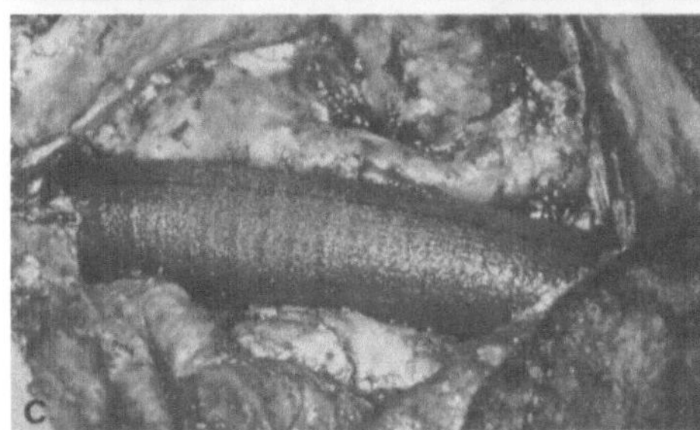

Abb. 2. Infrarenales Bauchaortenaneurysma. **a** Nach Abklemmen der Aorta und Eröffnen des Aneurysmas wird die proximale Anastomose mit einer nicht vorbehandelten Schlauchprothese fertiggestellt. **b** Fibrinkleber und thrombinhaltige Lösung werden auf die mittlerweile durchblutete Prothesenwand aufgetragen und einmassiert. **c** Keine Blutung aus der Prothesenwand nach Fertigstellen der distalen Anastomose und Freigabe des Blutstroms

gen und einmassiert (Abb. 2 a–c). Somit werden z. B. beim infrarenalen Aortenersatz (Schlauchprothese) nurmehr 0,5–1,0 ml Fibrinkleber benötigt. Neben der elektiven Aneurysmachirurgie kommt dasselbe Verfahren beim Aortenersatz nach einer Aneurysmaruptur zur Anwendung (Tabelle 3).

Zweimal trat nach primärer Blutdichtigkeit sekundär eine Prothesenblutung auf. Bei beiden Patienten handelte es sich um thorakale Rupturen von thorakoabdominalen Aneurysmen mit Blutungsschock und Massentransfusion. Als Ursache muß eine gesteigerte Fibrinolyse angenommen werden, die allerdings in beiden Fällen erst präfinal nach irreversiblem Schock und kardialem Kreislaufversagen auftrat.

Abdichtung von Gefäßprothesen unter Vollheparinisierung und extrakorporaler Zirkulation (EKZ)

In früheren Zeiten traten nach Ersatz der Aorta im thorakalen Bereich gehäuft Blutungskomplikationen nach Ende der EKZ auf. Akrami et al. [3] führten 1978 die Methode der Fibrinabdichtung für die in diesem Bereich routinemäßig verwandten niedrigporösen Prothesen ein (Tabelle 3). Dieses Verfahren hat sich in Europa wegen guter Erfolge in zunehmendem Umfang als Routinemaßnahme durchgesetzt [6, 10, 11, 12].

Dennoch wird in den meisten Kliniken bei diesen – von Prothesenblutungen bedrohten – Fällen auf die Verwendung von gewebtem Dacronmaterial nicht verzichtet (Abb. 3).

Tabelle 3. Gesamtzahl aller mit Fibrinkleber abgedichteten Prothesen (1978–1982), aufgeschlüsselt nach Art der Prothese und Lokalisation des Gefäßersatzes

	Anzahl	Versager
Gestrickte Prothesen (Heparin)		
Aorta descendens	18	–
Suprarenale Aorta	8	–
– Rupturiert	3	2
Infrarenale Aorta	42	–
– Rupturiert	22	–
Gewebte Prothesen (EKZ)		
Aortenbogen	5	–
Aorta ascendens	35	–
RV–PA Conduit	3	–
Gestrickte Prothesen (EKZ)		
Aorta ascendens	2	[a]
RV-PA conduit	2	–
RV-patch	3	–
LV-patch	3	–

[a] Nachblutung aus der einzigen Nicht-Velour-Prothese

Dasselbe gilt für die sog. Conduitchirurgie, wo klappentragende, künstliche Blutleiter zur Verbesserung der Lungendurchblutung bei verschiedensten angeborenen Vitien – unter den Bedingungen der EKZ – implantiert werden. Gerade hier mehren sich jedoch Berichte über Langzeit-Prothesenversager, die in direktem Zusammenhang mit der Wahl des prothetischen Materials (gewebtes Dacron) zu sehen sind [1, 2, 4]. Dieses niedrigporöse, gewebte Dacron neigt einerseits zu einer schlechten Einheilung in umgebendes Gewebe, andererseits kann die sich ständig verdickende, sog. „innere Kapsel" über eine Mangelernährung, Einrisse und Ablösungsdefekte zur Stenose und schließlich Verschluß der Prothese führen. Nichtpublizierte Komplikationen ähnlicher Art wurden auch nach Implantation gewebter Prothesen im Bereich der Aorta ascendens [14] und der Aortenbifurkation [13] mitgeteilt.

Unsere ersten eigenen Erfahrungen mit der Verwendung fibringeklebter, hochporöser Prothesen unter Vollheparinisierung und EKZ beschränken sich derzeit noch auf 10 Fälle (Tabelle 3) [9]. Dies ist bedingt durch 2 Faktoren:

a) Die von uns derzeit verwandte gestrickte Prothese ist in den für den Aorta-ascendens-Ersatz erforderlichen Größen (28 mm ϕ) ebensowenig erhältlich wie hochporöse, klappentragende Conduits.

b) Nach Implantation einer extrem porösen, nichtvelourtragenden Prothese in die Aorta ascendens kam es 20 min nach Freigabe des Blutstromes zu einer sekundären Undichtigkeit der Prothese, die deren Austausch erforderlich machte. Nach allen vorliegenden Befunden muß das Versagen der Fibrinklebermethode auf eine gesteigerte Fibrinolyse im Anschluß an die EKZ gesehen werden.

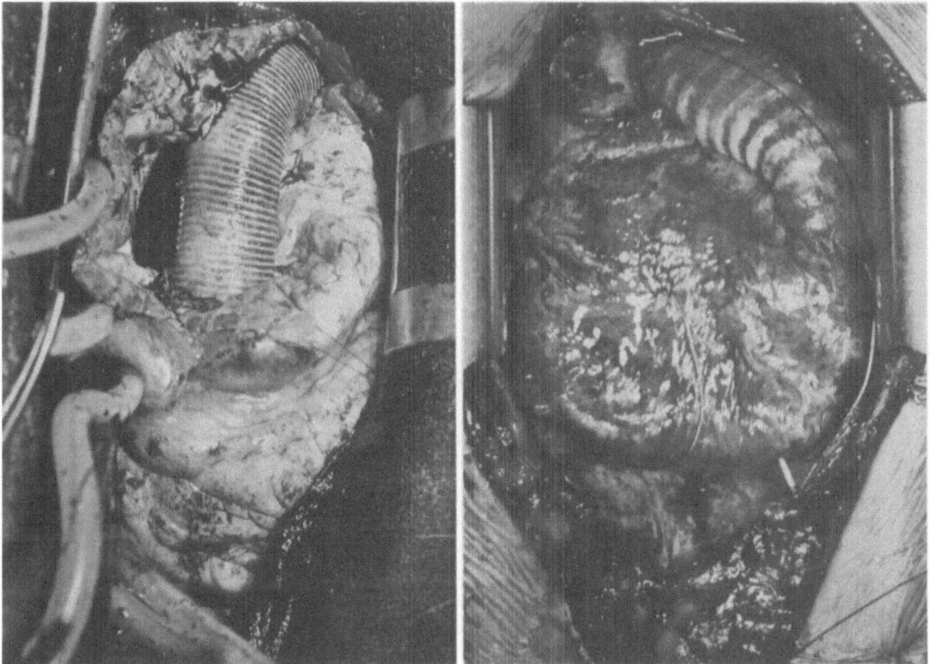

Abb. 3   **Abb. 4**

Abb. 3. Gewebte Dacronprothese als Aortenbogenersatz bei Aortenbogenaneurysma: distale Anastomose der mit Fibrinkleber abgedichteten Prothese in der Aorta descendens (*rechts oben*), Anschluß der supraaortalen Äste (*links oben*) und der Herzbasis suprakoronar (*Bildmitte*). Primäre Dichtigkeit der Prothese

Abb. 4. Klappenloser Conduit zwischen rechtem Ventrikel (*rechts*) und Pulmonalarterie (*oben*) bei einem 6jährigen Jungen mit einem „double outlet right ventricle". Mit Fibrinkleber abgedichtete, gestrickte Dacronprothese, primär blutdicht

Mit den unter a) genannten Einschränkungen führen wir derzeit solche Operationen nur noch unter Verwendung doppelvelourgestrickter Prothesen durch und verabreichen wiederholt Dosen eines Fibrinolysehemmers systemisch. Unter diesen Kautelen wurde keine erneute Blutung beobachtet (Abb. 4).

Unter der Fragestellung ob in der Conduitchirurgie durch Verwendung hochporösen Materials tatsächlich eine verbesserte Langzeitprognose für den Blutleiter zu erzielen ist, entwarfen wir folgendes Tiermodell (Abb. 5):

In alterierender Serie wurden je ein gewebter und ein gestrickter Prothesenanteil zwischen rechtem Ventrikel und Pulmonalarterie des Hundes interponiert, im Anschluß wurde die Pulmonalarterie proximal ligiert.

Bereits nach 6 Wochen ließ sich eine vergleichsweise dickere „innere Kapsel" in der niedrigporösen Prothese nachweisen. Innere und äußere Kapsel waren nach 6 Wochen noch ohne Zeichen einer Degeneration mühelos von der gewebten, nicht aber von der gestrickten Prothese abzulösen (Abb. 6).

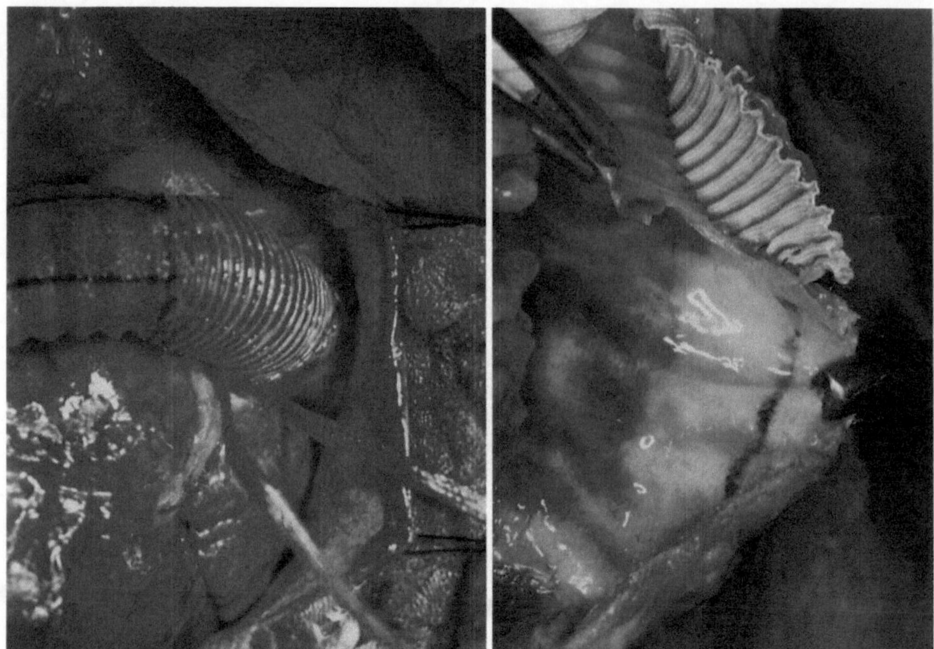

Abb. 5   **Abb. 6**

Abb. 5. Versuchsanordnung zur Einheilung gewebter (*rechts*) und gestrickter (*links*) Conduits durch sequentielle Implantation zwischen rechtem Ventrikel (*unten*) und Pulmonalarterie des Hundes

Abb. 6. Explantation eines gewebt(*oben*)-gestrickten(*unten*) Conduits beim Hund nach 6 Wochen. Gestrickte Prothese mit glatter, fest haltender Neointima; in dem gewebten Anteil kann die vergleichsweise dickere Neointima leicht von Prothesenwand abgelöst werden

Fazit

Seit Einführung des Fibrinklebers zur lokalen Blutstillung in der offenen Herzchirurgie hat sich diese Methode als Adjuvans chirurgischer Techniken in zunehmendem Maße verbreitet und bewährt. Bei diffusen Blutungen im Zusammenhang mit Reoperationen erscheint die Spraymethode zeit- und kostensparend einsetzbar, hier fehlen jedoch noch die Erfahrungen mit größeren Fallzahlen.

Eine Abdichtung niedrigporöser Prothesen, die unter Vollheparinisierung und/oder extrakorporaler Zirkulation implantiert werden, wird heute vielerorts prophylaktisch mit Fibrinkleber vorgenommen. Die Kosten dieses Verfahrens werden nach unserer Erfahrung durch den geringeren Blutverlust (mit früher gelegentlich tödlichem Ausgang) aufgehoben.

Die Abdichtung hochporöser Gefäßprothesen wird an unserer Klinik dort vorgenommen, wo zur Verkürzung der Aortenklemmzeit niedrigporöse Materialien empfohlen werden. Die Zukunft wird zeigen, ob der Fibrinkleber geeignet ist, dieses biologisch minderwertige Material auch aus der Chirurgie der herznahen Gefäße (Aorta ascendens, Conduitchirurgie) ohne erhöhtes Operationsrisiko zu eliminieren.

Literatur

1. Agarwal KC, Edwards WD, Feldt RH, Danielson GK, Puga FJ, McGoon DC (1981) Clinicopathological correlates of obstructed right-sided porcine-valved extracardiac conduits. J Thorac Cardiovasc Surg 81:591
2. Agarwal KC, Edwards WD, Feldt RH, Danielson GK, Puga FJ, McGoon DC (1982) Pathogenesis of nonobstructive fibrous peels in right-sided porcine-valved extracardiac conduits. J Thorac Cardiovasc Surg 83:584
3. Akrami R, Kalmar P, Pokar H, Tilsner V (1978) Abdichtung von Kunststoffprothesen beim Ersatz der Aorta im thorakalen Bereich. Thoraxchirurgie 26:144
4. Ben-Shachar G, Nicoloff MM, Edwards JE (1981) Separation of neointima from dacron graft causing obstruction. J Thorac Cardiovasc Surg 82:268
5. Haverich A, Borst HG (1981) Die Anwendung des Fibrinklebers in der Herz- und Gefäß-chirurgie. In: Blümel G, Haas S (Hrsg) Mikrozirkulation und Prostaglandinstoffwechsel – Interaktion von Blutgerinnung und Fibrinolyse mit anderen proteolytischen Enzym-systemen – Neues über Fibrinogen, Fibrin und Fibrinkleber. Schattauer, Stuttgart New York, S 291–298
6. Haverich A, Borst HG (1981) Fibrin glue for treatment of bleeding in cardiac surgery. In: Bircks W, Ostermeyer J, Schulte HD (Hrsg) Cardiovascular surgery 1980, Springer, Berlin Heidelberg New York, pp 621–624
7. Haverich A, Borst HG (1982) Lokale Blutstillung in der Herz- und Gefäßchirurgie. In: Breddin HK, Siewert JR (Hrsg) Lokale Blutstillung. Melsungen, Bibliomed, Medizinische Verlagsgesellschaft, S 83–89
8. Haverich A, Walterbusch G, Borst HG (1981) The use of fibrin glue for sealing vascular prostheses of high porosity. Thorac Cardiovasc Surg 29:252
9. Haverich A, Walterbusch G, Borst HG (1982) Abdichtung poröser Gefäßprothesen unter Teil-Heparinisierung und extrakorporaler Zirkulation. In: Maurer PC, Lange J (Hrsg) Gefäßersatz – Infektionsprophylaxe – „Novum": Was gibt es Neues? Demeter, München-Gräfelfing
10. Huth C, Seybold-Epting W, Hoffmeister H-E (1982) Local hemostasis with fibrin glue (Tissucol) after intracardiac repair of tetralogy of Fallot and transposition of the great arteries (TGA). Thorac Cardiovasc Surg 30 (Special Issue 1):30
11. Köveker G (1982) Clinical application of fibrin glue in cardiovascular surgery. Thorac Cardiovasc Surg 30:228
12. Meisner H, Struck E, Schmidt-Habelmann P, Sebening F (1982) Fibrin seal application. Clinical experience. Cardiovasc Surg 30:232
13. Mitchell RS (Stanford, USA) Persönliche Mitteilung über 4 Fälle von Neointima-Ablösung nach Bifurkationsersatz
14. Pierce WS (Hershey USA) Persönliche Mitteilung über Ablösung der Neointima einer gewebten Ascendens-Prothese 6 Monate postoperativ mit Verlegung aller supraaortalen Äste und tödlichem Ausgang
15. Redl H, Schlag G, Dinges HP (1982) Methods of fibrin seal application. Thorac Cardiovasc Surg 30:223
16. Spängler HP, Braun F, Holle J, Moritz E, Wolner E (1976) Die lokale Anwendung von Fibrinogen und Kollagen zur Blutstillung in der Herzchirurgie. Wien Med Wochenschr 126:86

Blutstillung mit Fibrinkleber in der Thorax-Herz-Gefäßchirurgie

G. Köveker, K. Hellberg, K. H. Leitz, H. Oster und E. R. de Vivie

Intra- und postoperative Blutungen stellen ein besonderes Problem der offenen Herzchirurgie dar. Störungen des plasmatischen und des thrombozytären Gerinnungssystems können auch nach Heparinneutralisation durch Protamin persistieren. Hämostasiologische Probleme werden besonders häufig nach langen Herz-Lungen-Maschinen-Perfusionszeiten, Implantation von kardiovaskulären Prothesen und nach Reoperationen beobachtet.

Nicht immer ist mit chirurgischen Mitteln und Hämostyptika eine Blutstillung zu erreichen. Zudem ist der Einsatz von Warmblut, Frischblut, Plasma- und Gerinnungsfaktoren mit einem erheblichen Hepatitisrisiko belastet. Für lokale Hämostyptika gilt die Einschränkung, daß ihre volle Wirkung nur bei intaktem Gerinnungssystem eintritt.

Ein besonderes Problem stellt die Implantation kardiovaskulärer Prothesen dar. Zum Ersatz größerer Gefäße kommen nahezu ausschließlich gewebte oder gestrickte Dacronprothesen zum Einsatz, deren gemeinsames Merkmal eine erhebliche Blutdurchlässigkeit in unvorbehandeltem Zustand ist – selbst bei niedrigporösen, gewebten Dacronprothesen. Zur Vermeidung bedrohlicher Blutverluste aus der Prothesenwand ist für Dacronprothesen ein Abdichtungsverfahren zwingend vorgeschrieben. Hierzu wird die Gefäßprothese in nichtheparinisiertes Vollblut eingelegt, um so das Maschenwerk der Prothese mit einem Thrombus zu verschließen. Während dieses Verfahren in der peripheren Gefäßchirurgie, wo heutzutage ausschließlich hochporöse, gestrickte Dacronprothesen verwendet werden, ein ausreichend sicheres Verfahren darstellt, führt seine Anwendung in der kardiovaskulären Chirurgie unter den Bedingungen einer systemischen Antikoagulation zu unbefriedigenden Ergebnissen. Nur selten vermag die Methode eine sofortige und komplette Abdichtung der Prothese zu bewirken. Nicht selten führt nach anfänglicher Dichtigkeit eine gesteigerte Fibrinolyse zu lebensbedrohlichen, schwer stillbaren Prothesenblutungen.

Seit einigen Jahren steht ein absorbierbares biologisches Hämostasesystem zur Verfügung, das auch in Gegenwart systemischer Antikoagulation seine volle Wirkung entfaltet und eine zuverlässige Prothesenabdichtung ermöglicht. Das Prinzip dieses biologischen Klebers entspricht letztlich dem letzten Schritt der Gerinnungskaskade, der Umwandlung von Fibrinogen zu Fibrin. Unter Einwirkung von Thrombin ändert das Fibrinogenmolekül seine molekulare Struktur. Die entstehenden Fibrinmonomere formen dann ein zuerst lösliches Gel, das unter Vermittlung des aktivierten Faktor XIIIa vom löslichen in den unlöslichen Zustand übergeht. Nachdem es technisch ermöglicht wurde, Fibrinogen in ausreichender Menge zu isolieren und zu reinigen, konnte das theoretische Konzept der Gewebeklebung, welches bereits Anfang dieses Jahrhunderts postuliert wurde, in die klinische Praxis umgesetzt werden.

Material und Methoden

Das Fibrinklebersystem besteht aus zwei Komponenten: hochkonzentriertes humanes Fibrinogen (90 mg/ml) und Thrombin, Faktor XIII, Kalzium und Aprotinin als thromboplastische Substanzen (Thrombin 500 IE pro ml, Kalzium 0,04 mmol/ml, Aprotinin 3000 KIE/ml). Die Gerinnbarkeit des verwendeten Fibrinogens ist größer als 90%. Die Geschwindigkeit der Fibrinbildung hängt im wesentlichen von der Thrombinkonzentration ab. So haben sich hohe Konzentrationen (500 IE Thrombin) zur Hämostase bewährt, während beispielsweise bei der Nervenklebung geringe Thrombinkonzentrationen (8 IE/ml) angewendet werden. Die thromboplastische Lösung ist als Fibrinolyseschutz Aprotinin in einer Konzentration von 3000 KIE/ml beigegeben.

Resultate

In den letzten 4 Jahren haben wir das Fibrinogen-Fibrinklebe-System bei über 400 Patienten eingesetzt. Die Indikationsbereiche bei 53 Prothesenabdichtungen sind in der Tabelle 1 aufgeführt.

Tabelle 1. Indikation zur Abdichtung von gewebten Dacronprothesen (1978–1982)

1. Aortoventrikuloplastik	21 Pat.
2. Extrakardiale Conduits	19 Pat.
3. Aortaascendensersatz	13 Pat.
Gesamt	53 Pat.

Im folgenden soll die Technik der Prothesenabdichtung näher beschrieben werden. Das aufgetaute, auf 37 °C erwärmte Fibrinogenkonzentrat wird gleichmäßig in dünner Schicht auf die Gefäßprothese aufgetragen und anschließend unter mäßigem Druck einmassiert. Dann wird die Prothese mit der thromboplastischen Lösung benetzt; während des etwa 10minütigen Polymerisationsvorganges sind Manipulationen an der Prothese zu vermeiden. Anschließend wird die Prothese zur Entfernung von Thrombinresten in physiologischer Kochsalzlösung gespült. Sämtliche in dieser Technik abgeklebten Prothesen waren sofort blutdicht. Um einen quantitativen und qualitativen Vergleich zwischen der herkömmlichen Methode (Vorgerinnen mit Blut) und der neuen hier beschriebenen Fibrinkleberabdichtung durchzuführen, haben wir die Daten von 32 Patienten, bei denen eine Stenose des linksventrikulären Ausflußtraktes durch eine Aortoventrikuloplastikoperation beseitigt wurde; verglichen. Die 32 konsekutiv operierten Patienten wurden in 2 Gruppen aufgeteilt, wobei in der Gruppe 1 die Gefäßprothese mit Vollblut und in Gruppe 2 mit Fibrinkleber abgedichtet wurde.

Folgende Parameter wurden untersucht:

1. Operationszeit, beginnend mit der Heparinneutralisation des Protamins bis zum Hautverschluß,

2. postoperativer Blutverlust aus den Drainagen nach 24 und 72 h (Tabelle 2).

Tabelle 2. Vergleich der Operationszeit und des postoperativen Blutverlustes nach 24 und 72 h bei 32 Patienten mit Aortoventrikuloplastikoperation. Gruppe I = Fibrinklebung, Gruppe II = Abdichtung mit Vollblut

	Gruppe I n = 16	Gruppe II n = 16
Operationszeit (min.)	115	178
Postop. Blutverlust (ml)		
0 – 24 h	678	902
24 – 48 h	577	688

Die Anwendung von Fibrinkleber führte in der Gruppe 1 zu einer Verkürzung der Operationszeit um nahezu ein Drittel. Weiterhin beobachteten wir in der Fibrinklebergruppe eine deutliche Reduktion des postoperativen Blutverlustes sowohl nach 24 als auch nach 72 h. Wir fanden unter den nachuntersuchten Patienten keinen Hinweis für eine fibrinolytische Wiederauflösung der Fibrinschicht auf der Prothese. In beiden Gruppen wurde keine Sternalinsuffizienz beobachtet. 4 Patienten, jeweils 2 in jeder Gruppe, hatten zum Zeitpunkt der Entlassung aus dem Krankenhaus leicht erhöhte Transaminasenwerte.

Als außerordentlich hilfreich hat sich die Fibrinklebung zur Beseitigung von Stichkanalblutungen aus den PTFE-Prothesen (Gore-Tex, Impra) erwiesen. Weiterhin vermag man flächenhafte Blutungen nach Lösen von Verwachsungen, die unter der Antikoagulation nur schwer zum Stehen kommen, unter Zuhilfenahme von Kollagen-Schwamm-Auflagen und Fibrinkleber zum Sistieren zu bringen.

Auch in der Koronarchirurgie findet sich nach unseren Erfahrungen ein Indikationsbereich für den Fibrinkleber. Anastomosenblutungen sind zwar in der Regel mit Naht zu beseitigen, jedoch besteht hierbei gelegentlich die Gefahr einer Lumeneinengung der Anastomose. Sicherer erscheint es uns, an unübersichtlichen Stellen die blutende Anastomose mit Fibrinkleber abzudichten, was in 90% der Fälle erfolgreich durchgeführt werden kann. Bei starker Anastomosenleckage sollte jedoch die chirurgische Revision den Vorrang haben. Der Einwand, daß thromboplastische Lösung oder Fibrinogen hierbei in den intraluminalen Bereich eindringen können, ist durch umfangreiche experimentelle Untersuchungen widerlegt.

Erwähnenswert ist auch die Lagekorrektur von knickenden oder etwas zu lang angelegten Venenbypassen. Durch Auftragen von geringen Fibrinklebermengen läßt sich eine knickfreie Anheftung des Bypasses an das Epikard erzielen.

Diskussion

Unserer Meinung nach stellt der Fibrinkleber eine bedeutende Bereicherung der lokalen Hämostase, besonders im Bereich der kardiovaskulären Chirurgie, dar. Hervorzuheben ist die Tatsache, daß der Fibrinkleber seine volle Wirksamkeit auch unter Antikoagulation entfaltet; im Rahmen der Prothesenabdichtung läßt sich mit dem Fibrinkleber im Vergleich zur herkömmlichen Methode sowohl eine Verkürzung der Operationszeit als auch eine Verringerung des postoperativen Blutverlustes erzielen. Kritisch sollte jedoch angemerkt werden, daß der Fibrinkleber eine gute chirurgische Nahttechnik nicht ersetzen kann und – wenn immer möglich – die Blutstillung mit chirurgischen Mitteln schon aus Kostengründen Vorrang hat.

Experimentelle Untersuchungen über die Gewebeklebung von Kunststoffklappen und Bioprothesen an der Hundeaorta und klinische Ergebnisse zur Abdichtung von Kunststoffprothesen beim Ersatz der Aorta im thorakalen Bereich

J. Späth und W. Saggau

Mechanische Prothesenfunktionsstörungen sind selten geworden. Dagegen zwingen immer wieder partielle Klappenausrisse zu Reoperationen. In der Regel sind Patienten mit ausgeprägten Klappenringverkalkungen betroffen, bei denen infolge technischer Unzulänglichkeiten eine Verankerung der Klappenprothese erschwert war.

Das Ziel einer atraumatischen Gewebesynthese hat zur Entwicklung verschiedener Gewebeklebstoffe geführt. Wundkleber auf Cyanoacrylbasis fanden zwar größere Verbreitung, konnten wegen der schlechten Gewebsverträglichkeit die in sie gesetzten Erwartungen jedoch nicht erfüllen. Die große Bedeutung, die das Fibrin für den primären Wundverschluß und die Wundheilung hat, gab den Anstoß zur Verwendung von Fibrinogen als Gewebeklebstoff.

Experimentelle Untersuchungen

Wir wollten tierexperimentell klären, ob die Einheilung einer künstlichen Herzklappe durch zusätzliche Fibrinklebung begünstigt wird. Entsprechende Klappenprothesen implantierten wir in die deszendierende thorakale Aorta, um so den Einsatz der Herz-Lungen-Maschine zu umgehen und damit potentielle Komplikationen und eine postoperative Intensivüberwachung der Versuchstiere zu vermeiden.

Hohe Thrombinkonzentrationen von 500 NIH-E/ml führen zwar in Sekunden zur Gerinnung, gehen jedoch mit einer geringeren Zugbelastung einher. Deshalb wurde bei der Gewebeklebung der Aortenklappen eine niedrige Thrombinkonzentration von 4 NIH-E/ml gewählt (Tabelle 1). Der Zusatz des Antifibrinolytikums Aprotinin zur thrombinhaltigen Lösung verhindert eine vorzeitige Lyse des Fibrins durch Proteasen im Klebegebiet.

Tabelle 1. Zusammensetzung der Aprotinin-Kalziumchlorid-Lösung

Thrombin	4 NIH-E/ml
CaCl$_2$	40 mmol/l
Aprotinin	3000 KIE/ml

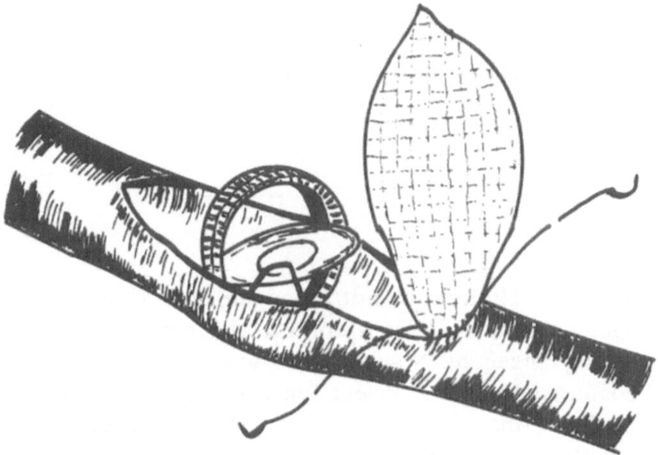

Abb. 1. Schematische Darstellung der längseröffneten Aorta mit implantierter Björk-Shiley-Prothese. Verschluß der Aortotomie durch Patchplastik

Material und Methode

Bei 7 Bastardhunden wurde durch eine linksseitige Thorakotomie die Aorta unterhalb des Abgangs der linken A. subclavia freigelegt. Weil während der Implantation der Aortenklappenprothese ein ca. 6–8 cm langes Aortensegment abgeklemmt werden mußte, erfolgte die Blutversorgung der unteren Körperhälfte vorübergehend über einen externen Shunt von der rechten A. carotis communis zur rechten A. femoralis.

Da der Aortendurchmesser für die zur Verfügung stehende Klappenkollektion zu gering war und gleichzeitig der Klebeeffekt zwischen Kunststoffprothese und Klappenring untersucht werden sollte, wurde die halbe Klappenzirkumferenz mit der Aortenwandung, die übrige Hälfte mit einer gewebten Dacronprothese verbunden und die Aortotomie damit in Form einer Patcherweiterungsplastik verschlossen. Bevor die Klappenprothese eingeklebt wurde, mußte sie in eine zur Aorta senkrechten Achse gehalten werden (Abb. 1).

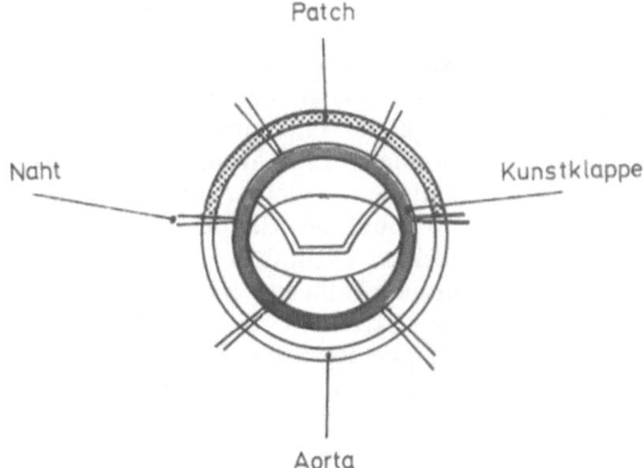

Abb. 2. Querschnitt der Aorta mit Björk-Shiley-Prothese und Haltenähten

Tabelle 2. Anwendung des Fibrinklebers

1. Aprotinin-CaCl$_2$-Thrombinlösung
   Fibrinkleber $\Big\}$ > erwärmen auf 37 °C
2. Vermischen der Aprotinin-CaCl$_2$-Thrombinlösung mit dem Fibrinkleber
3. Auftragen auf Klebestelle
4. Adaptation der zu verklebenden Teile 3–5 min

Hierzu wurde sie zunächst an der Hinterwand mit 2 Doppelnähten fixiert. Dann wurde die rautenförmig zugeschnittene Kunststoffprothese von einem Ende der Aortotomie bis zum Klappenring eingenäht. Nun wurden 2 weitere Fixationsnähte vom Klappenring durch die Kunststoffprothese gelegt, um damit die Aortenklappe in senkrechter Position zu halten (Abb. 2). Anschließend wurde die Gewebeklebung mit dem Fibrinkleber durchgeführt (Tabelle 2).

Der Fibrinkleber und die Aprotinin-Thrombinlösung wurden zunächst auf 37 °C erwärmt, anschließend zu gleichen Volumenteilen vermischt und in einer Spritze aufgezogen. Das Gemisch wurde dann zwischen Aortenwand bzw. Kunststoffprothese und Aortenklappenprothese aufgetragen. Die geklebten Teile wurden 3–5 min lang adaptiert.

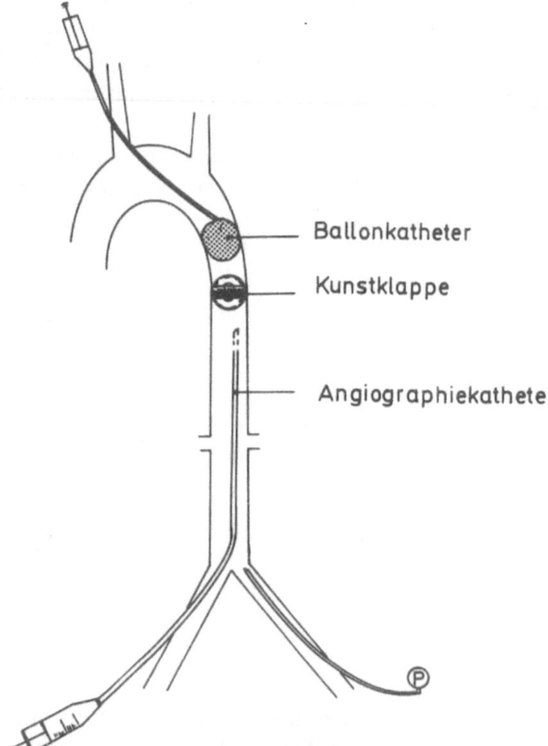

Abb. 3. Angiographische Technik des radiologischen Nachweises der Lage der implantierten Klappenprothese. Einführung des Ballonkatheters zum Aortenverschluß proximal der Klappenprothese via rechte A. carotis und des Angiographiekatheters via rechter Femoralarterie. Nach Verschluß der Klappe Registrierung des Aortendruckes distal der Prothese über einen in die linke Femoralarterie eingeführten Transducer

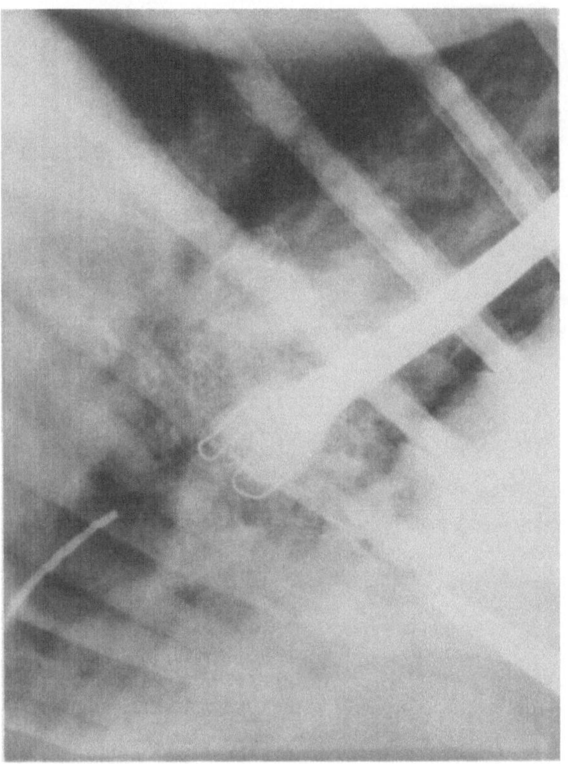

Abb. 4. Kontrastmittelfüllung der distalen Aorta jenseits der Klappenprothese; kein paravalvuläres Leck

Ergebnis

Die implantierten Aortenklappenprothesen wurden intraoperativ, postoperativ nach 2, 4 und 8 Wochen durch Angiographie auf Dichtigkeit überprüft.

Da die Prothese im Bereiche der thorakalen Aorta implantiert wurde und sich in der Blutstromrichtung öffnen muß, konnte ein perivalvuläres Leck nur durch eine Angiographie von distal bei gleichzeitigem Verschluß der implantierten Aortenklappe nachgewiesen werden. Zu diesem Zweck wurde über die rechte A. carotis ein Okklusionskatheter in die deszendierende Aorta etwa 3–4 cm oberhalb der Klappenprothese vorgeschoben und der Angiographie-Katheter über die rechte A. femoralis communis bis kurz unterhalb der Klappenprothese eingebracht. Vor der maschinellen Injektion des Kontrastmittels mit 980 kPA wurde der proximale Aortendruck durch Aufblasen des Ballons auf 30–40 mm Hg gesenkt (Abb. 3).

Bei allen untersuchten Hunden konnte intra- und postoperativ zu keinem Zeitpunkt eine Klappendehiszenz nachgewiesen werden (Abb. 4, 5). Bei den unterschiedlich verwendeten Kunststoffklappen bzw. Bioprothesen konnte kein Unterschied bezüglich Klebeeigenschaften und intraoperativer Festigkeit bzw. Dichtigkeit festgestellt werden (Abb. 4).

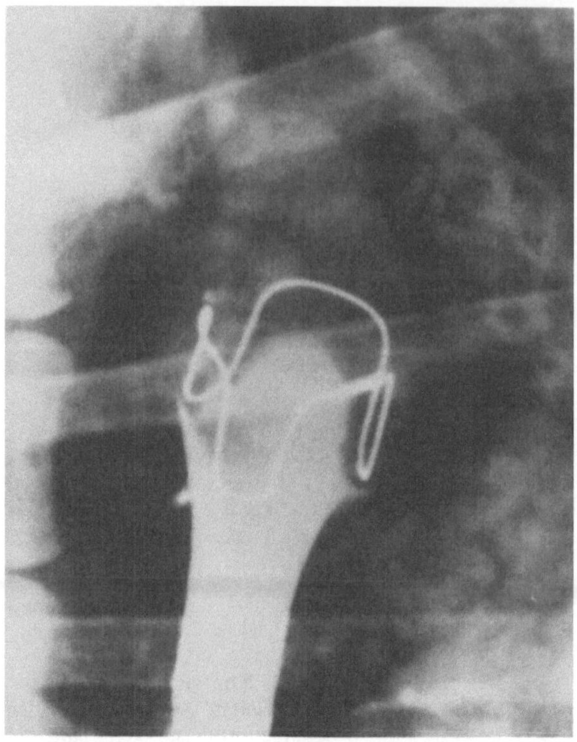

Abb. 5. Vergrößerung der Bioprothese mit Kontrastmittelsäule. Kein Reflux nachweisbar

Die histologischen Untersuchungen zeigten – abgesehen von der operationsbedingten Bildung von Narben und Granulationsgewebe – im Bereich der Tunica externa keine wesentlichen reaktiven Veränderungen an den Implantationsstellen. In unmittelbarer Nachbarschaft der Klappenringe lagen Fibrinkleberreste der Intima als amorphe, eosinophile Masse auf, die abschnittsweise in lockerer Verteilung von eingewanderten Makrophagen und Granulozyten durchsetzt wurde und geringe Mengen an Zell- und Kerndetritus enthielten. Es fanden sich weder Zeichen einer massiven Intimaschädigung noch thrombotische Sedimentationen. Eine perivalvuläre Fistelbildung konnte in keinem der Fälle nachgewiesen werden.

Im Rahmen unseres Krankengutes kam der Fibrinkleber bei den letzten 10 Aortenaneurysmata zur Abdichtung des Aneurysmasacks zur Anwendung.

Zusammenfassend sind wir aber der Ansicht, daß weitere klinische Untersuchungen notwendig sind, um die Kriterien der Indikation des Fibrinklebers herauszuarbeiten.

Anwendbarkeit und Nutzen des Fibrinklebersystems bei Gefäßanastomosen

H. W. Menges, L. W. Storz, W. Brands, G. Görner, M. Pfisterer,
P. Pfiester und J. Hoevels

Einleitung

Die Schlüsselfrage „Kann man Menschen kleben?" wurde bis dato durch zahlreiche Arbeitsgruppen anhand grundlegender Untersuchungen mit einem eindeutigen „Ja" beantwortet. Naht oder Kleber, das ist heute in vielen Fällen chirurgisch rekonstruktiver Maßnahmen die Frage. Mit dem Fibrinklebersystem steht der konventionellen Naht ein echter Konkurrent gegenüber. Ob die allenthalben zu beobachtende „Klebeeuphorie" auch bei gefäßchirurgisch rekonstruktiven Bemühungen angebracht ist, ist Gegenstand einer tierexperimentellen Untersuchung, deren Ergebnisse unter besonderer Berücksichtigung der Komplikationsmöglichkeiten hier dargestellt werden.

Die Beantwortung zweier Fragen schien uns von wesentlicher Bedeutung:
1. Ist die Methode des Klebens als angiotherapeutisches Konzept anwendbar?
2. Wenn ja, welchen Nutzen hat das Konzept gegenüber nahttechnischen Möglichkeiten?

Material und Methode

Als Versuchstiere verwendeten wir 12 Fox-hounds mit einem Durchschnittsgewicht von 15 kg. Das Kollektiv wurde in 4 Gruppen zu je 3 Hunden eingeteilt. Über einen medianen Halsschnitt verschafften wir uns Zugang zu beiden Karotiden, durchtrennten sie und – da die Adventitia bekanntermaßen über eine sehr hohe fibrinolytische Aktivität verfügt – befreiten die Gefäßstümpfe sorgfältig von adventitiellem Gewebe.

Auf der rechten Seite reanastomosierten wir die A. carotis in typischer Weise durch Einzelknopfnähte. Im Durchschnitt waren hierzu 13 solcher Nähte erforderlich. Die li. A. carotis wurde zunächst durch 3 im Winkel von 120° lokalisierten Haltefäden adaptiert (Abb. 1a) und die Anastomose durch Applikation des humanen Fibrinklebers vervollständigt. Als Thrombinkonzentration bevorzugten wir eine Lösung mit 400 NIH-E/ml. Am Ende der Operation wurden beide Anastomosen durch Clips markiert. Bis zur definitiven Freigabe des Blutstroms auf der geklebten Seite warteten wir 8 min. Die Tiere wurden nach 5 und 14 Tagen sowie nach 3 und 9 Monaten geopfert, nachdem zuvor durch eine transfemorale Angiographie beide Karotiden – wenn möglich selektiv – dargestellt worden waren. Das Op-Gebiet wurde sowohl makroskopisch als auch histologisch untersucht.

Ergebnisse und Diskussion

Die erste, wenn auch lapidare, so doch wichtige Erfahrung war die, daß es weder durch Naht noch durch das Fibrinklebesystem zu einer Komplikation gekommen

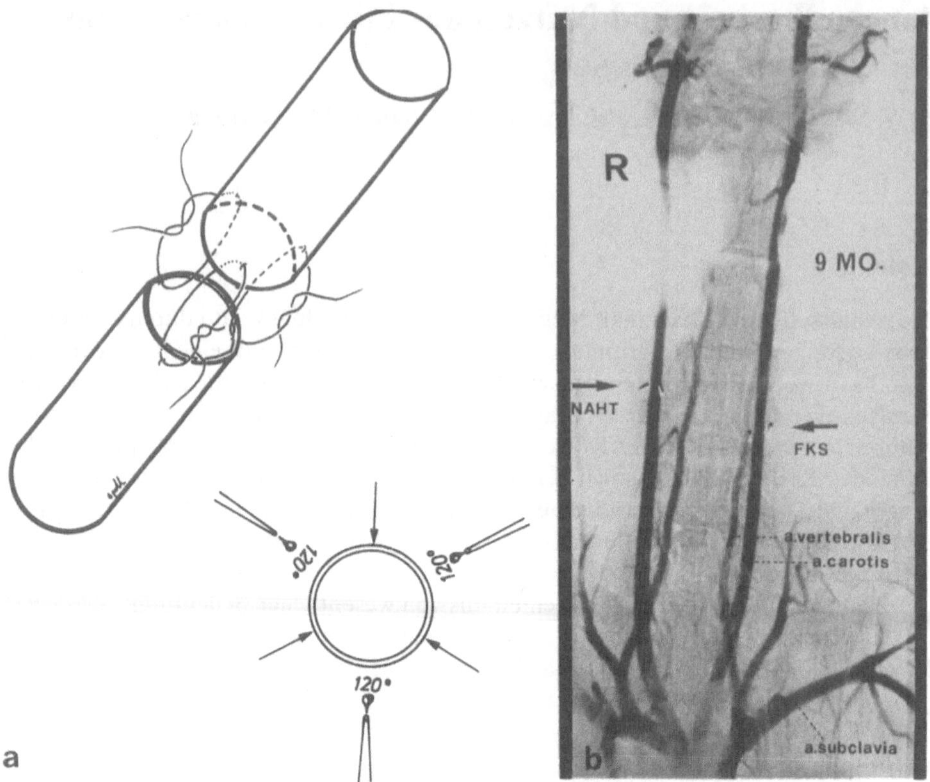

Abb. 1. a Adaptionstechnik für die Klebung einer Gefäßanastomose: drei Haltefäden im Abstand von 120°, dementsprechende schrittweise Applikation des Gewebeklebers zwischen den Haltefäden. **b** Karotisangiographie beidseitig nach 9 Monaten. Subtraktionstechnik. Die mit Clips (→) markierte Anastomose ist sowohl auf der geklebten Seite als auch auf der durch Naht versorgten Seite durchgängig und zeigt keine Stenose- oder Thromboseäquivalente

war, die uns zu einem vorzeitigen Versuchsabbruch gezwungen hätte. Durch die vor der Entnahme der Gefäßsegmente durchgeführten Angiographien beider Karotiden, konnten wir die Funktionsfähigkeit der Anastomosen prüfen und als zweites wichtiges Ergebnis feststellen, daß alle Anastomosen offen und voll funktionsfähig waren (Abb. 1b). Es waren also weder Verschlüsse noch hämodynamisch wirksame Stenosen zu beobachten. Röntgenmorphologische Äquivalente thrombotischer Abscheidungen ließen sich ebenfalls bei keinem der von uns operierten Hunde nachweisen. Wir glauben diese Komplikation weitgehend dadurch vermeiden zu können, daß die Gefäßstümpfe exakt adaptiert wurden und so das Eindringen von gerinnbarem Plasmaprotein verhindert werden konnte. Nach Entnahme der anastomosierten Gefäßsegmente bot sich uns folgendes makroskopisches Bild:

Alle mit Naht versorgten Gefäßareale boten unauffällige Anastomosenverhältnisse mit guter Endothelialisierung des Nahtmaterials und ohne Zeichen thrombotischer Abscheidungen. Dasselbe Bild bot sich auch bei 8 der von uns geklebten

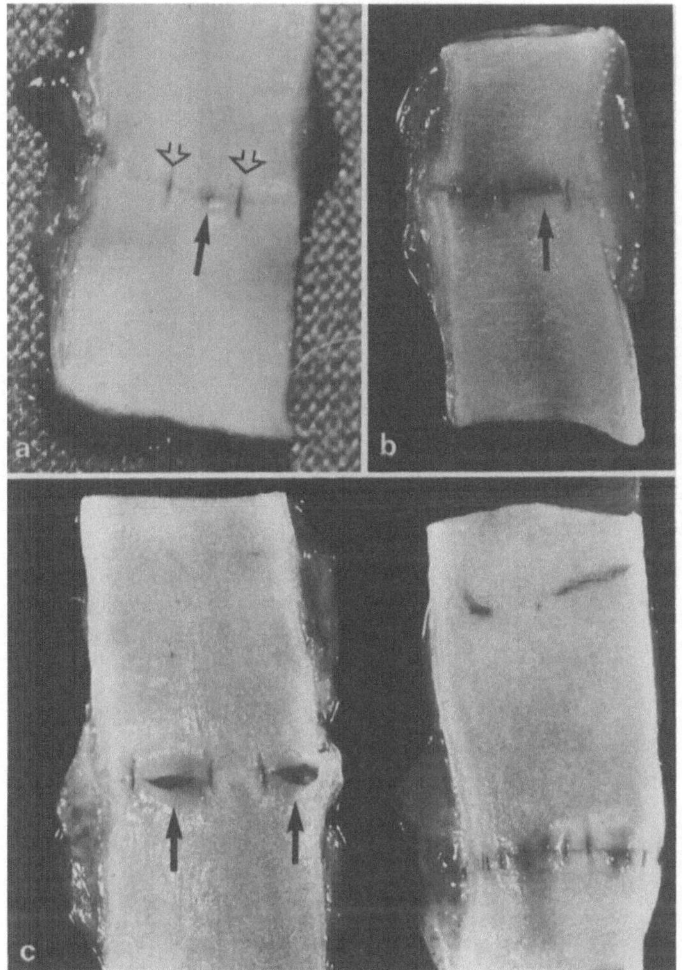

Abb. 2. a Geklebte Anastomose der linken A. carotis nach 14 Tagen. Deutlich erkennbar die punktförmige, noch flache Anastomosendehiszenz (→) zwischen zwei Adaptionsnähten (⇒). **b** Geklebte Anastomose der linken A. carotis nach 3 Monaten. Die Anastomosendehiszenz (→) ist jetzt wesentlich deutlicher ausgeprägt und erfaßt nahezu den gesamten Abschnitt zwischen den Adaptationsnähten. **c** Geklebte Anastomose der linken A. carotis nach 9 Monaten. Die Anastomosendehiszenz (→) läßt bereits die Größe und Merkmale eines Aneurysmas in statu nascendi erkennen. Rechts zum Vergleich die genähte Anastomose der A. carotis dextra desselben Hundes

Anastomosen sowohl der 5-Tage- und 14-Tagegruppe als auch der 3- und 9-Monatsgruppe.

Jedoch mußten wir bei jeweils einem Hund der 14-Tage und 3-Monatsgruppe sowie bei 2 Hunden der 9-Monatsgruppe eine deutliche Wanddehiszenz der zwischen den Haltefäden lokalisierten Anastomosenareale erkennen. Diese Dehiszenz war bei der 14 Tage alten Anastomose noch stecknadelkopfgroß und flach, nach 3 Monaten bereits recht deutlich und hatte bei 2 Hunden der 9-Monatsgruppe be-

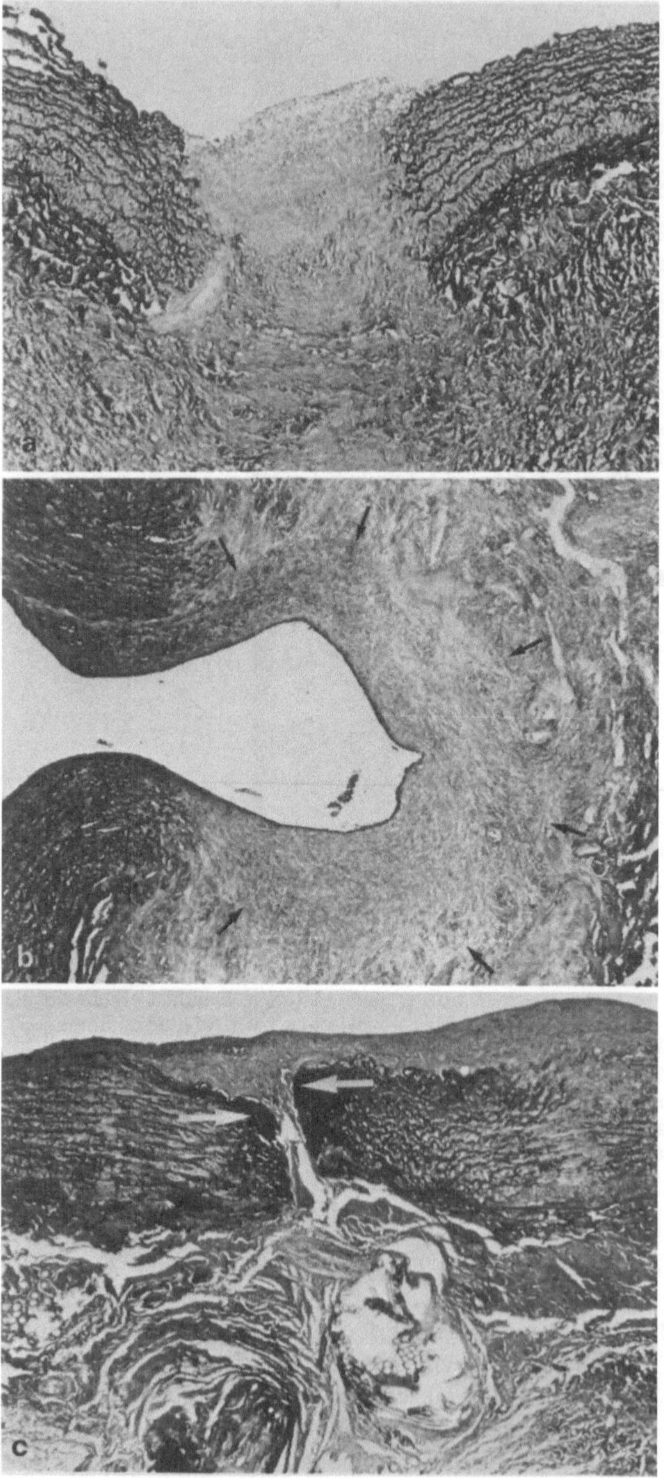

trächtliches Ausmaß erreicht. Die durch konventionelle Naht reanastomosierten Gefäßstümpfe ließen demgegenüber einen festen Anastomosenverbund erkennen (Abb. 2). Die histomorphologische Aufarbeitung der beschriebenen dehiszenten Anastomosenareale gibt – so glauben wir – die Erklärung für diese Beobachtung preis:

Bereits nach 14 Tagen läßt die Klebestelle unter einer muldenförmigen, noch flachen Einsenkung, die bereits von einem geordneten Endothel überzogen ist, eine erhebliche Dehiszenz der elastischen Lamellen der Gefäßwand erkennen. Dazwischen zeigt sich, an jener Stelle, an der sich der Fibrinkleber befand (der nach 14 Tagen nicht mehr nachweisbar ist), ein lockeres Granulationsgewebe mit reichlich anarchischen Faserstrukturen im Sinne einer proliferativen, reparativen Reaktion (Abb. 3a). Daß dieses Areal einen Locus minoris resistentiae darstellt, ist verständlich und läßt bereits erahnen, was daraus entstehen kann. Nach 9 Monaten präsentiert sich uns dann das histomorphologische Bild eines Aneurysmas, das wir sozusagen in statu nascendi ertappen: es findet sich eine imponierende Dehiszenz der elastischen Lamellen, über denen die Intima mit ihrem Endothelbelag nach innen geschlagen sind und die Aneurysmawand auskleiden. Der Defekt ist umgeben von einem ungeordneten und funktionell inadäquaten Narbengewebe mit vereinzelten intimalen Myofibroblasten (Abb. 3b). Daß hier der arterielle Blutdruck nicht mehr aufgefangen werden kann und die Gefäßwand immer mehr nachgeben wird, ist aus der Pathologie menschlicher Gefäße vom elastischen Typ durchaus bekannt. Dem gegenübergestellt sei nun das feingewebliche Bild einer genähten Anastomose. Wir stellen fest, daß hier die elastischen Elemente im Anastomosenbereich wesentlich enger adaptiert sind. Wenn auch – wie in diesem Falle erkennbar – das elastische Band der Gefäßwand ad axim disloziert ist, so hat die stattgehabte Intimafibrose den stufigen Defekt doch glättend mit einer kollagenisierten Narbe überzogen (Abb. 3c). Daß eine solche Anastomose den arteriellen Druck in nahezu physiologischer Weise auffangen und an die benachbarten Gefäßwandanteile besser weitergeben kann, ist selbstverständlich. Die Gefahr einer Aneurysmenbildung scheint hier jedenfalls gering.

Kommen wir nun zurück zu den eingangs gestellten Fragen, so müssen wir zusammenfassend folgendes konstatieren:

1. Das Fibrinklebersystem ist zwar aufgrund seiner physiologischen Beschaffenheit – wie bereits an anderen Geweben nachgewiesen – auch im vaskulären Bereich

---

Abb. 3. a Histomorphologischer Schnitt einer geklebten Anastomose nach 14 Tagen (Vergr. 16:1, EvG). Deutliche Dehiszenz der elastischen Gefäßwandstrukturen. Der Fibrinkleber ist nicht mehr nachweisbar. An seiner Stelle zeigt sich ein lockeres Granulationsgewebe mit anarchisch angeordnetem Fasermaterial im Sinne einer reparativ-proliferativen Mesenchymreaktion. Deutlich erkennbar die bereits flache und von Endothel überzogene Einsenkung der Klebestelle. **b** Geklebte Anastomose der linken A. carotis nach 9 Monaten (Vergr. 16:1, EvG). Stark ausgeprägte Dehiszenz der elastischen Lamellen mit dazwischenliegender, tiefer, muldenförmiger Einsenkung, die von Neo-Intima und Endothelbelag ausgekleidet ist, im Sinne eines Aneurysma spurium in statu nascendi. Der Defekt ist umgeben von einem ungeordneten, inadäquaten Narbengewebe (→). **c** Genähte Anastomose der rechten A. carotis nach 9 Monaten (Vergr. 16:1, EvG). Die an der Kontaktstelle der Anastomose kondensierten elastischen Faserelemente befinden sich in einem engen Verbund (→), sind jedoch ad axim verschoben. Dieser stufenförmige Defekt ist von einer fibrösen Neointima überbrückt und mit Endothel überzogen

anwendbar und z. T. wirksam, scheint jedoch aufgrund der Spannungs- und Druckverhältnisse an der Gefäßwand vom elastischen Typ nicht sicher genug und daher möglicherweise mit einer hohen Komplikationsrate belastet. Wir konnten zeigen, daß hier vor allen Dingen die Gefahr der Aneurysmenbildung droht.

2. Vergleichen wir die konventionelle chirurgische Naht mit dem Einsatz des Fibrinklebersystems, so muß festgestellt werden, daß eine technisch perfekt durchgeführte Naht durch ihren engen Anastomosenverbund den physikalischen Bedingungen gerecht wird, da sie abgesehen von einer hämodynamisch guten Funktion eine optimale Druck- und Zugbelastung garantiert. Bei gefäßchirurgisch rekonstruktiven Maßnahmen im Bereich elastischer Gefäße wäre demzufolge Nadel und Faden dem humanen Fibrinkleber vorzuziehen.

Zur Gewebeverträglichkeit sogenannter Fibrinkleber im Pleurabereich

P. H. Wünsch und J. Buchwald

Den biogenen Gewebeklebern [6] wird heute in den verschiedensten operativen Bereichen ein weites und zukunftsträchtiges Feld eingeräumt, was zahlreiche berechtigte Gründe hat [3].

Eine wesentliche Rolle spielt sicher nach den bisherigen Erfahrungen u. a. die Beobachtung, daß sich die Klebesubstanzen allem Anschein nach durch eine weitgehende, wenn nicht vollständige immunologische Neutralität auszeichnen und frei von toxischen Wirkungen sind, daß also im Gegensatz zu den synthetischen Klebern mit einer hervorragenden Gewebsverträglichkeit zu rechnen ist [3, 7]. Aus all den Gründen ist es naheliegend, dieses Verfahren auch in der Thoraxchirurgie, bzw. im Pleurabereich anzuwenden, um so die therapeutischen Maßnahmen – etwa bei Spontanpneumothorax – zu vereinfachen [5].

Wir überblicken bislang rund 100 Fälle mit Fibrinklebung nach Spontanpneumothorax, vornehmlich symptomatischer, aber auch idiopathischer Natur. Auffallenderweise traten bei nicht wenigen dieser Patienten nach zunächst gutem Erfolg innerhalb relativ kurzer Zeit – etwa 2–3 Wochen – Rezidive auf (vgl. Beitrag J. Buchwald: Fibrinklebung beim Pneumothorax und in der Lungenparenchymchirurgie).

Bei 10 Patienten wurde im Rahmen der dann notwendigen Thorakotomie Pleuragewebe entnommen und histologisch untersucht. Die feingewebliche Aufarbeitung erbrachte überraschende Befunde. Bei allen Patienten mit Rezidivpneumothorax imponierte in der Nachbarschaft der noch reichlich vorhandenen Fibrinkomplexe zum einen zwar die gewollte und beabsichtigte Anreicherung fibroblastärer Elemente [1], zum anderen aber eine erhebliche entzündliche Reaktion (Abb. 1). Man muß von einer schweren granulomatösen Entzündung sprechen, die in sich ein ausgesprochen buntes Bild bietet (Abb. 2a, b).

Neben epitheloiden Zellen, Makrophagen, Lymphozyten und Plasmazellen finden sich häufig fibrinphagozytierende Fremdkörperriesenzellen (Abb. 2c, d) und insbesondere eosinophile Granulozyten; letztere beherrschen streckenweise nahezu vollständig das zellulär-entzündliche Bild (Abb. 3).

Diese skizzierten morphologischen Phänomene sind mit der Annahme einer immunologischen Neutralität der eingebrachten Klebesubstanzen nicht in Einklang zu bringen.

Die histologischen Befunde legen unter Berücksichtigung der klinischen Symptomatik den Schluß nahe, daß in diesen Einzelfällen eine hyperergisch-allergische Gewebsreaktion abgelaufen sein muß [4], die auch ursächlich für das jeweilige Pneumothoraxrezidiv verantwortlich gemacht werden könnte.

Nach unseren bisherigen Erfahrungen ist der eingangs angesprochenen guten Gewebsverträglichkeit des Fibrinklebers zumindest im Pleurabereich nicht uneingeschränkt zuzustimmen. Es ist vielmehr davon auszugehen, daß ab und an mit

　　　　　　　　　　　　　　P. H. Wünsch u. J. Buchwald

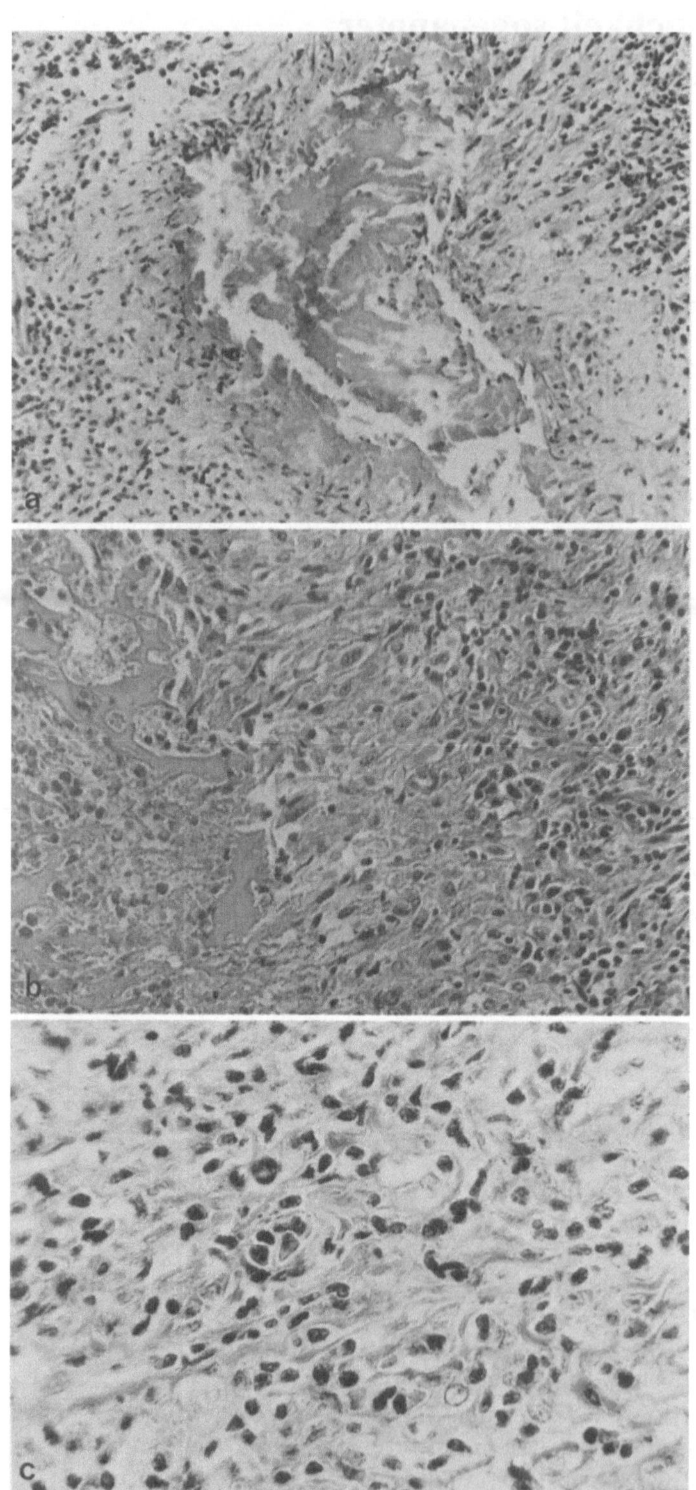

Abb. 1. a In Bildmitte Fibrinkomplex, umgeben von Fibroblasten und zahlreichen rundzelligen, unterschiedlichen Entzündungszellen (HE, Vergr. 151 : 1). **b** Im linken Bildausschnitt Fibrinkomplexe, durchsetzt von rundzelligen entzündlichen Zellelementen, Bildmitte Fibroblastenzone, rechts entzündlich-zellulärer Randsaum (v. Gieson, Vergr. 245 : 1). **c** Entzündliches Infiltrat, bestehend aus Makrophagen, Lymphozyten, Plasmazellen und Granulozyten, dazwischen epitheloide Zellen (Ladewig, Vergr. 476 : 1)

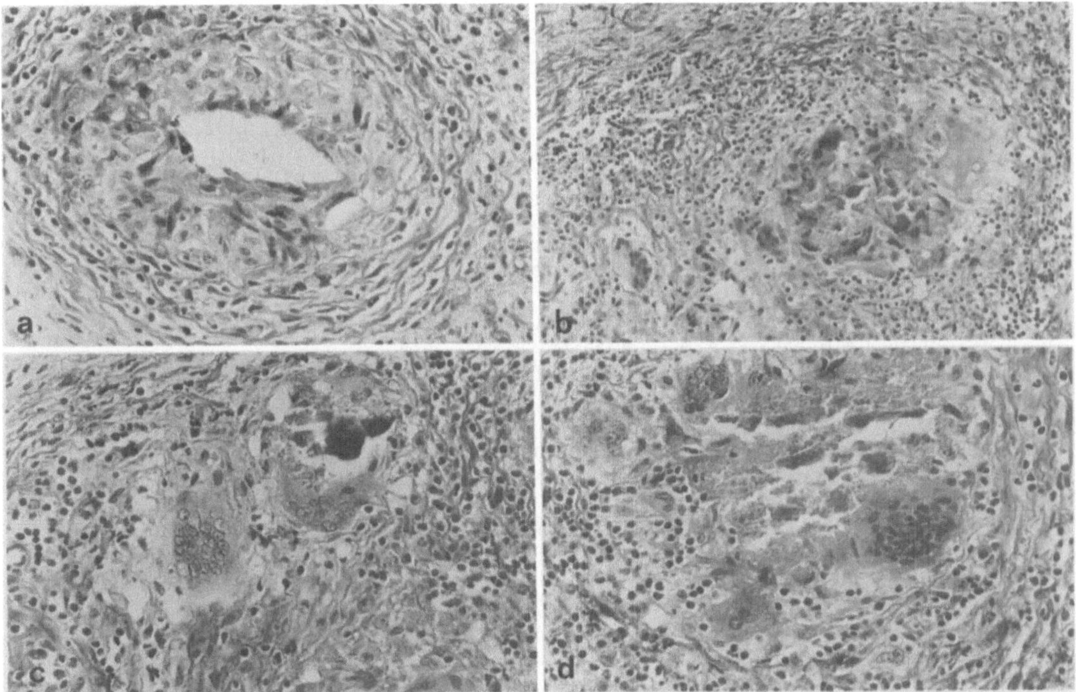

Abb. 2. a Granulom aus epitheloiden Zellen (Ladewig, Vergr. 231:1). **b** Fremdkörpergranulom (Ladewig, Vergr. 146:1). **c, d** Fibrinphagozytierende Fremdkörperriesenzellen (Ladewig, Vergr. 229:1)

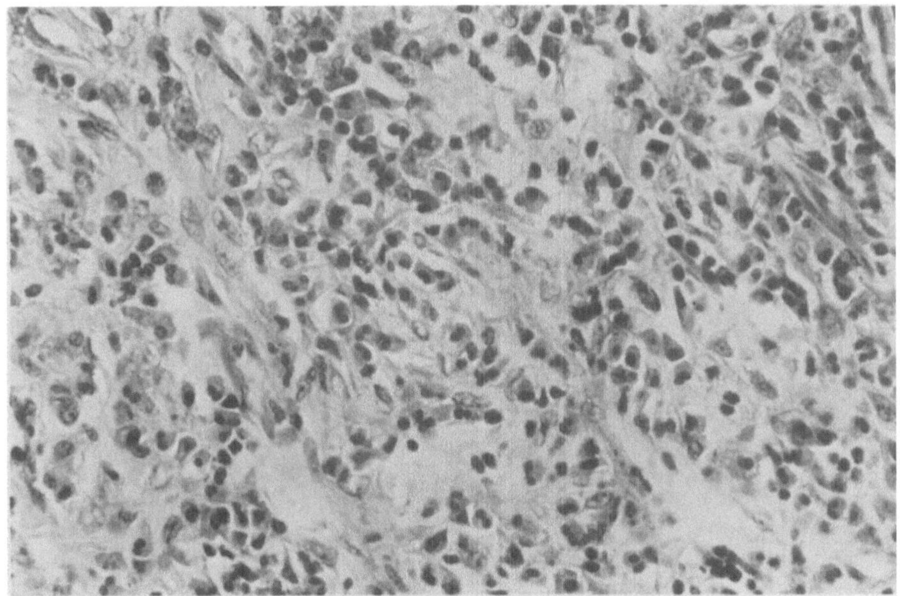

Abb. 3. Zellulär-entzündliches Infiltrat, nahezu ausschließlich aus eosinophilen Granulozyten bestehend (HE, Vergr. 375:1)

einer solchen Unverträglichkeitsreaktion zu rechnen ist. Die Pathogenese bleibt bislang unklar; denkbar wäre evtl. eine individuelle immunologische Disposition [2].

Literatur

1. Bruhn HD, Christophers E, Pohl J, Schoel G (1980) Regulation der Fibroblastenproliferation durch Fibrinogen/Fibrin, Fibronectin und Faktor XIII. In: Schimpf K (Hrsg) Fibrinogen, Fibrin und Fibrinkleber. Schattauer, Stuttgart New York, S 217
2. Katz RM, Kniker WT (1973) Infantile hypersensitivity pneumonitis as a reaction to organic antigens. N Engl J Med 283:233
3. Kessler B, Zimmermann RE (1981) Gewebekleber unter besonderer Berücksichtigung der Fibrinkleber. Langenbecks Arch Chir 355:485
4. Patterson R, Zeiss CR, Kelly JF (1976) Classification of hypersensitivity reactions. N Engl J Med 295:277
5. Scheele J, Mühe E, Wopfner F (1978) Fibrinklebung – Eine neue Behandlungsmethode beim persistierenden und rezidivierenden Spontanpneumothorax. Chirurg 49:236
6. Spängler HP, Holle J, Braun F (1973) Gewebeklebung mit Fibrin. Wien Klin Wochenschr 85:827
7. Spängler HP (1976) Gewebeklebung und lokale Blutstillung mit Fibrinogen, Thrombin und Blutgerinnungsfaktor XIII. – Experimentelle Untersuchungen und klinische Erfahrungen. Wien Klin Wochenschr 88 [Suppl 49]

Fibrinklebung beim Pneumothorax und in der Lungenparenchymchirurgie

J. BUCHWALD

Die Anwendung eines homologen Fibrinklebers in der operativen Medizin gewinnt immer mehr an Bedeutung. In den letzten Jahren wurden aufgrund experimenteller und klinischer Untersuchungen Indikationsbereiche aufgezeigt, deren Weiterentwicklung sicherlich noch nicht abgeschlossen ist. Es ist Sinn dieses Buches, den derzeitigen Stand für eine sinnvolle Anwendung des Gewebeklebers zu bestimmen.

Die eigenen Erfahrungen an 110 Patienten beziehen sich auf folgende thoraxchirurgische Teilgebiete: Pleurachirurgie, tracheobronchiale Chirurgie sowie resezierende Lungenchirurgie. Es wird Aufgabe dieses Berichts sein, die Anwendung des Fibrinklebers darzustellen und seine klinische Bewährung an den Ergebnissen zu messen.

Thorakoskopische Fibrinpleurodese beim Spontanpneumothorax

Seit 1956 haben wir in unserer Klinik bei über 350 Patienten die Thorakoskopie in der Diagnostik des Spontanpneumothorax eingesetzt. Nach endoskopischer Befunderhebung kann eine differenzierte Indikationsstellung für das einzuschlagende Behandlungsverfahren getroffen werden. Unter thorakoskopischer Kontrolle haben wir bei einem Großteil dieser Patienten eine Pleurodese mit verschiedenen chemischen Substanzen durchgeführt. Seit 1977 wurde die Pleurodese mit humanem Fibrinkleber vorgenommen. In den vergangenen 5 Jahren haben wir bei 96 Patienten dieses Verfahren gewählt (Tabelle 1). Die Technik sei hier kurz erläutert: Der Eingriff wird in lokaler Infiltrationsanästhesie und Seitenlagerung durchgeführt. Nach Inzision über dem 3. oder 4. ICR in der mittleren Axillarlinie wird das

Tabelle 1. Thorakoskopische Fibrinpleurodese beim Spontanpneumothorax

Gesamtzahl	n = 96 Patienten
Durchschnittsalter	31 Jahre
Erste Manifestation	n = 61
Rezidiv	n = 35
Endoskop. path. Befunde	n = 71
Drainagewechsel	n = 10
Pleurapunktionen	n = 6
Drainagedauer	2,5 Tage
Durchschn. stat. Behandlungsdauer	12,5 Tage

Tabelle 2. Therapieergebnisse nach thorakoskopischer Fibrinpleurodese

Frührezidive	n = 13 (13,5%)
(während der stat. Behandlung)	
Spätrezidive (nach Entlassung)	n = 8 (8,5%)
Rezidivfrei	n = 74 (77,0%)
Verstorben	n = 1 (1,0%)

Thorakoskop eingeführt. Die Optik gestattet einen guten Rundblick. Lunge, viszerale und parietale Pleura, die Sinus und wenn möglich der Interlobärspalt werden auf pathologische Veränderungen und mögliche Luftlecks abgesucht. Anschließend wird ein Polyäthylenkatheter über den Instrumentierkanal eingebracht. 1–2 ml Fibrinogen, entsprechend 90–180 mg des zuvor auf Raumtemperatur erwärmten Kryopräzipitates, werden gezielt auf ein mögliches Leck oder im Bereich der Lungenspitze aufgebracht. Nach Spülen des Katheters wird auf dem gleichen Wege das aufbereitete Aktivierungsgemisch bestehend aus Thrombin, Faktor XIII sowie ionisiertem Kalzium, aufgeträufelt. Innerhalb von 30–60 s kommt es zu einer sichtbaren Gelierung. In dieser Zeit wird über die gleiche Inzision ein mehrfach perforiertes, röntgenfähiges Thoraxdrain von mindestens 18 Charr in die Pleurahöhle eingelegt. Noch auf dem Operationstisch wird der Pneumothorax abgesaugt, um sofortigen innigen Kontakt der zu verklebenden Flächen herzustellen. Die Wiederausdehnung der Lunge sollte röntgenologisch kontrolliert werden. Anschließend wird ein Dauersog von etwa 6–10 cm H_2O an die Drainage angelegt. Der Patient wird krankengymnastisch betreut. Auf eine antifibrinolytische bzw. antibiotische Therapie wird verzichtet. Bei einer durchschnittlichen Drainagedauer von 2,5 Tagen und einer mittleren Hospitalisation von 12,5 Tagen hält sich die Belastung für den Patienten in Grenzen. In einem Nachbeobachtungszeitraum von 3 Monaten bis 5 Jahren hat sich dieses Verfahren bei 77% unserer Patienten gut bewährt (Tabelle 2). Dem therapeutischen Ziel in der Behandlung des Spontanpneumothorax, eine so rasch wie mögliche Wiederausdehnung der Lunge zu erzielen und ein Rezidiv zu verhindern, sind wir mit dieser Technik sehr nahe gekommen.

Im gleichen Zeitraum wurden bei 22 Patienten Pneumothoraxrezidive nach Fibrinpleurodese beobachtet. Die Mehrzahl trat noch während des stationären Aufenthaltes auf. 13 Patienten wurden ohne weitere Verzögerung thorakotomiert, wobei der thorakoskopische Befund die Indikationsstellung wesentlich erleichterte. Bei den übrigen Rezidiven, die erst zu einem späteren Zeitpunkt auftraten, haben wir in der überwiegenden Zahl auch eine Thorakotomie für indiziert gehalten. Bei 4 Patienten konnte das Rezidiv durch erneute interkostale Drainage korrigiert werden. Ein 70jähriger Patient verstarb nach Fibrinpleurodese und einem Rezidiv, das eine Thorakotomie erforderte, an respiratorischer Insuffizienz und Rechtsherzversagen. Wesentliche Komplikationen im Zusammenhang mit der Fibrinpleurodese sind uns nicht bekannt geworden. Insbesondere konnten wir bei keinem Patienten eine Pleuraschwartenbildung beobachten. Im Zusammenhang mit der Fibrinapplikation sind keine serologischen Erkrankungen bekannt geworden. Die endoskopisch kontrollierte Fibrinklebung beim Spontanpneumothorax stellt sich für uns heute als ein schonendes Behandlungsverfahren dar, das sich bei einem Großteil unserer Patienten gut bewährt hat. Die Vorteile des eigenen Vorgehens sehen wir in der genauen, endoskopisch kontrollierten Diagnose, kurzer Drainagedauer und der geringen Anzahl von Rezidiven.

Additive Maßnahmen bei broncho-bronchialen und trachealen Anastomosen

Seit 1979 haben wir bei 8 Patienten mit Bronchialkarzinom die Indikation für eine Bronchusmanschettenresektion gesehen. Bei allen 8 Patienten wurde nach Fertigstellung der Anastomose mittels resorbierbarem Nahtmaterial eine zusätzliche Versiegelung der Nahtreihe mit Fibrinkleber vorgenommen. In allen Fällen kam es zu einer völlig problemlosen Anastomosenheilung bei kurzer Drainagedauer. Auf eine zusätzliche Deckung der Anastomose mittels gestielter Pleuralappen konnte verzichtet werden. Über ähnlich gute Ergebnisse haben auch andere Arbeitsgruppen in den vergangenen Jahren berichtet. Im gleichen Sinne kann der Fibrinkleber als zusätzliche Maßnahme nach Segmentresektionen der Trachea verwendet werden. Erst kürzlich haben wir eine Trachealresektion wegen narbiger Stenose erfolgreich in dieser Technik ausgeführt. Die sonst übliche Deckung mittels gestielten Pleuralappen wurde durch die Fibrinversiegelung ersetzt. Gelegentlich ist es sehr hilfreich, bei manuellen Nahtverschlüssen von Haupt- oder Lappenbronchen, die wir in der Technik nach Klingenbergh mit resorbierbarem Material vornehmen, Luftaustritte aus Stichkanälen oder kleineren Wandeinrissen mit einer geringen Menge von Fibrinkleber zu plombieren. Wir haben aus diesem Grunde in den letzten Jahren keine Bronchusstumpfinsuffizienz mehr beobachtet. Das gleiche gilt sinngemäß auch für die operative Versorgung von Trachea und Bronchusverletzungen sowie für atypische Bronchusverschlüsse. Hier wird man auf eine zusätzliche Deckung mit Pleura- oder Perikardlappen nicht verzichten können, insbesondere wenn die Resektion im Tumorgewebe erfolgte. Der Pleuralappen wird mittels Fibrinkleber über den unsicheren Nahtverschluß geklebt und mit einigen wenigen Nähten in seiner gewünschten Position gehalten.

Fibrinklebung am Lungenparenchym

Im Vordergrund dieser Bemühungen steht die luftabdichtende Wirkung des Fibrins. Blutungen aus Parenchymflächen stellen unseres Erachtens keine Klebeindikation dar. Diese lassen sich, wenn von den besonderen Bedingungen der Gerinnungsstörung abgesehen wird, mit chirurgischen Maßnahmen fast immer beherrschen. Eigene Erfahrungen wurden nach basaler Segmentresektion mit großflächiger Versiegelung des verbleibenden apikalen Unterlappensegmentes gesammelt. Für diese Technik würde man sich aber eine andere Applikationsmöglichkeit wünschen. Die Industrie hat einen Sprühapplikator entwickelt, der eine dünne Beschichtung mit kleineren Fibrinmengen erlauben soll. In Einzelfällen haben wir bei traumatischen Lungenparenchymläsionen durch Kombination von chirurgischer Versorgung größerer Fisteln und zusätzlicher Fibrinplombierung eine Resektion vermeiden können.

Beurteilung

Eine für die Belange der Thoraxchirurgie modifizierte Technik der Fibrinklebung hat sich klinisch bewährt. Als additive Maßnahme bei subtiler chirurgischer Nahttechnik sichert der Fibrinkleber den gewünschten klinischen Erfolg. In der modernen Thoraxchirurgie gehört die Fibrinklebung zum festen Bestandteil des operationstechnischen Repertoires.

Fibrinpleurodese eines beidseitigen Spannungspneumothorax bei Mukoviszidose

H. Segerer, K. Richter und J. Scheele

Die Mukoviszidose ist die häufigste angeborene Stoffwechselerkrankung. Kinderchirurgen kennen sie als Grundkrankheit beim Mekoniumileus oder beim Analprolaps im Kindesalter. Zwar wird die Mukoviszidose in Lehrbüchern meist unter den Erkrankungen der Bauchspeicheldrüse aufgeführt, wo sie zur zystischen Pankreasfibrose führt; Krankheitsverlauf, Lebensqualität und Lebenserwartung werden aber entscheidend von den Veränderungen im Bereich des Bronchialsystems geprägt. Infolge der erhöhten Viskosität des Bronchialsekrets kommt es zu chronisch rezidivierenden Bronchitiden und Peribronchitiden, zu bronchopneumonischen Infiltraten und Bronchiektasen sowie zum obstruktiven Emphysem.

Je länger die Dekompensation des Cor pulmonale hintangehalten werden kann, desto mehr rücken die pulmonalen Probleme in den Vordergrund und desto häufiger kommt es u. a. zum Einriß von subpleuralen Emphysemblasen und damit zur Entwicklung eines Spannungspneumothorax, der eine unmittelbare Lebensbedrohung darstellt [3, 8, 13, 16].

Wir konnten eine Patientin mit zystischer Fibrose und rezidivierenden Episoden von Spannungspneumothorax durch Fibrinpleurodese eines beidseitigen Spannungspneumothorax erfolgreich behandeln.

Kasuistik

Bei Angelika H., geb. 1963, wurde im Alter von 10 Jahren eine Mukoviszidose festgestellt. Ihre Beschwerden betrafen vor allem die Lunge; 1979 fanden sich ausgedehnte Bronchiektasen. Im Februar 1980 wurde sie wegen eines rechtsseitigen Pneumothorax stationär aufgenommen. Nach rein konservativer Behandlung bildete er sich innerhalb von 6 Wochen vollständig zurück. 3 Monate später fand sich ein linksseitiger, randständiger Pneumothorax; auch er bildete sich spontan zurück.

Am 3. Juni 1981 wurde Angelika in einem auswärtigen Krankenhaus wegen akuter Atemnot stationär aufgenommen. Auf der Rö-Aufnahme stellte sich ein ausgedehnter Pneumothorax rechts mit Kompression großer Teile der rechten Lunge dar (Abb. 1a); auf der linken Seite fand sich ein randständiger Pneumothorax. Trotz Anlegen einer Thoraxdrainage rechts nahm die Atemnot noch zu, weshalb die Patientin am nächsten Tag zu uns verlegt wurde.

Wir sahen ein dyspnoisches, abgemagertes Mädchen mit deutlichem Nasenflügeln, interkostalen und jugulären Einziehungen und einer Kurzatmigkeit von etwa 40 Atemzügen pro Minute. Die Lippen waren tief zyanotisch, die Wangen livide verfärbt. Außerdem bestand eine periphere Zyanose. Die Herzfrequenz lag um 140/min. Über die Pleurasaugung bestand ein exzessives Fistelvolumen, so daß

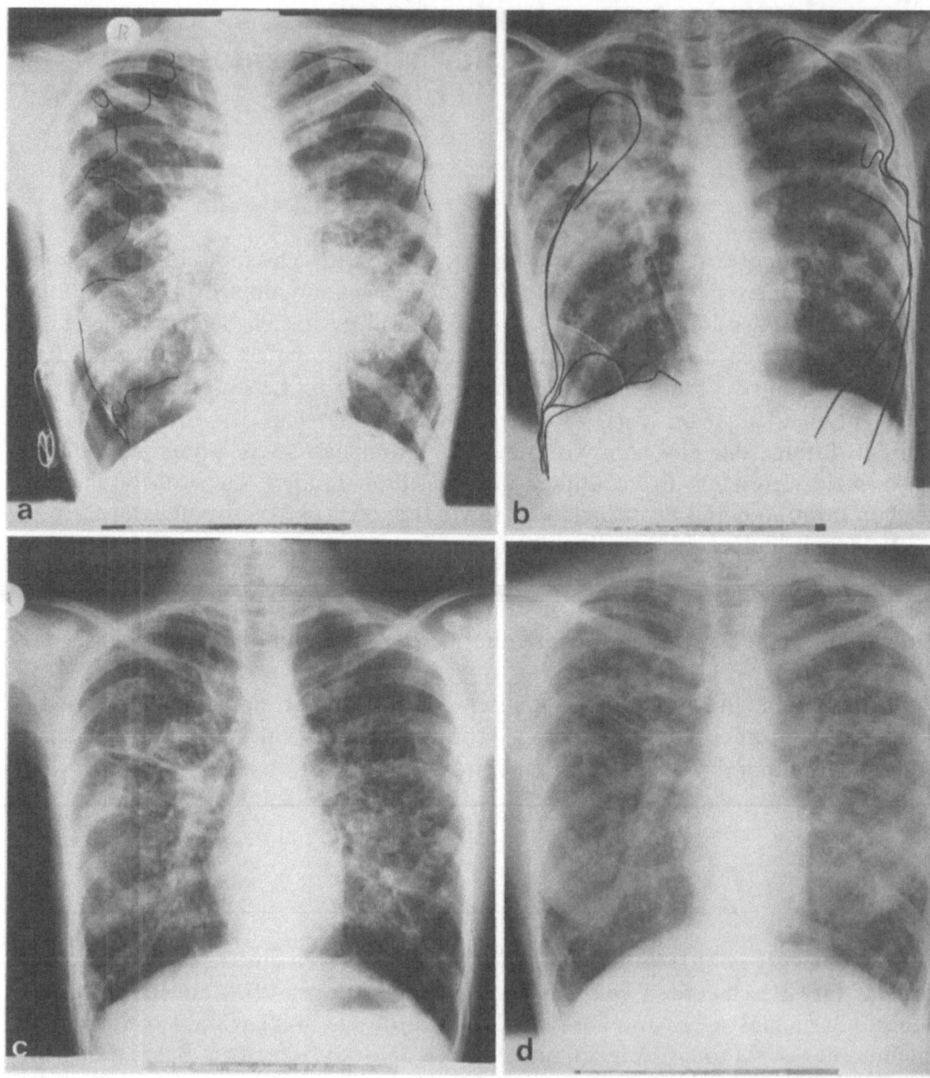

Abb. 1a–d. Röntgenologischer Verlauf einer Fibrinpleurodese beidseits bei Mukoviszidose.
a Massiver Spannungspneumothorax rechts bei liegender Monaldi-Drainage, schmaler Spitzenpneu links. **b** Weitgehende Expansion bei der Lunge nach Einlegen weiterer Drainagen rechts und links und zusätzlichem Einführen mehrerer Cavakatheter beidseits. **c** Röntgenkontrolle 20 Tage nach stationärer Aufnahme; beide Lungen weiterhin expandiert. **d** 20 Monate postoperativ kein Pneumothoraxrezidiv, Rückgang des marginalen Spitzenpneus rechts apikal

sich nach deren Abklemmen innerhalb von ca. 30 s regelmäßig ein massiver Spannungspneumothorax entwickelte.

Die Situation wurde treffend charakterisiert durch Herrn Prof. Gall, den ich mit seiner Erlaubnis zitieren möchte. „Eigentlich bräuchte das Mädchen zwei neue Lungen."

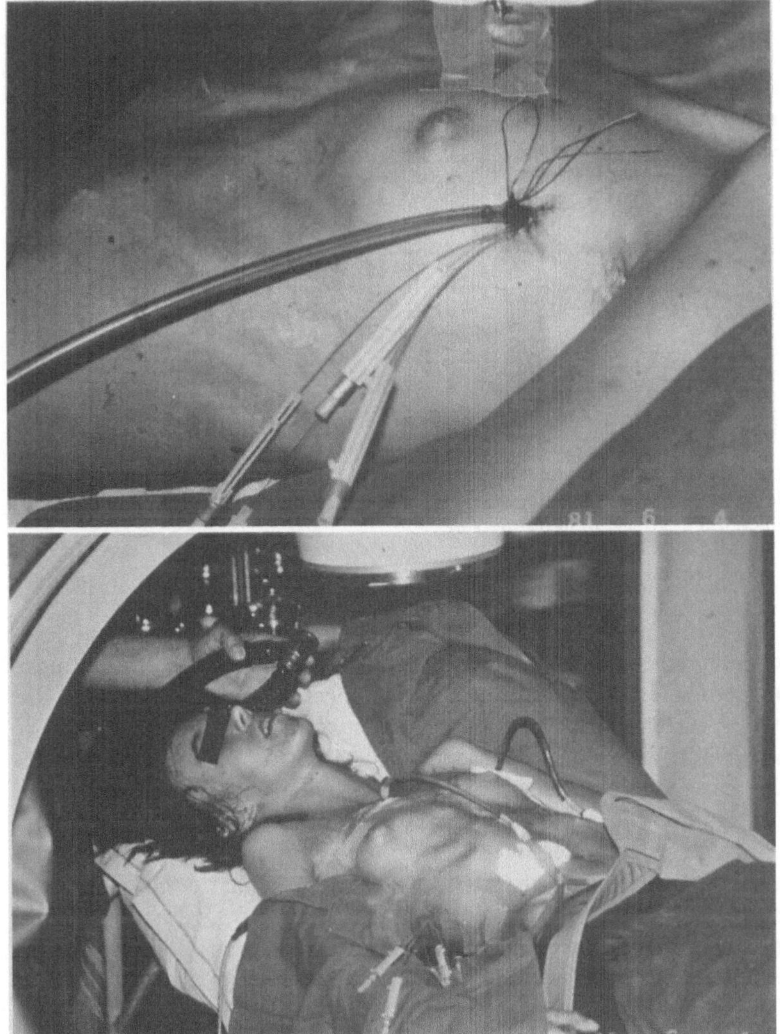

Abb. 2. Technisches Vorgehen: unter Bildwandlerkontrolle mit gezielter Induktion eines partiellen Pneumothorax werden beidseits neben Thoraxdrainagen multiple Cavakatheter eingeführt und über die Lungenoberfläche verteilt (s. auch Abb. 1 b)

Nach Plazierung einer zweiten Saugdrainage rechts und Anlegen einer zusätzlichen Bülau-Drainage links besserte sich die Dyspnoe deutlich. Auf beiden Seiten wurden mehrere Cavakatheter in den Pleuraspalt eingelegt (Abb. 2).

Die anschließende Rö-Aufnahme zeigt die Lage der Katheter und die weitgehend reexpandierten Lungen (Abb. 1 b).

Nach Rückgang des Fistelvolumens wurde am 2. Behandlungstag über die erwähnten Cavakatheter Fibrinkleber mit niedriger Thrombinkonzentration in den Pleuraspalt der linken Thoraxseite instilliert. Am 9. Behandlungstag erfolgte die Fibrinpleurodese rechts (Abb. 3).

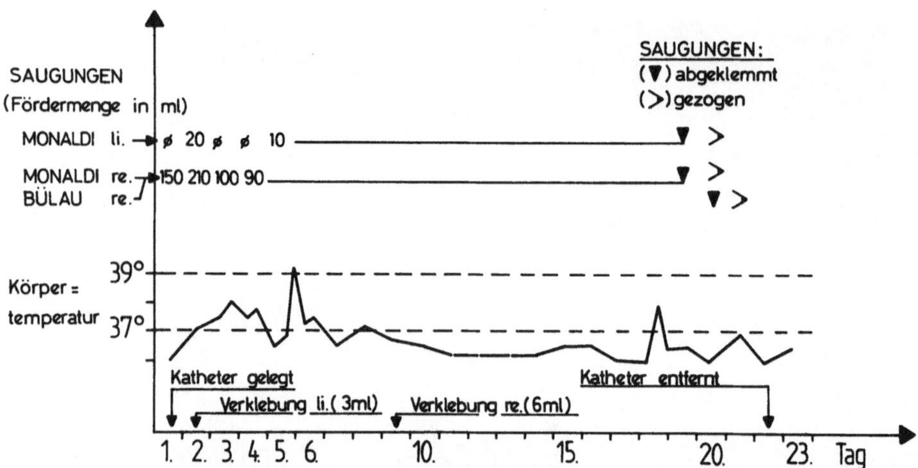

Abb. 3. A. H., Spannungspneumothorax beidseits bei Mukoviszidose (KB-Nr. 318204). Schematische Verlaufskurve: kein Pleuraerguß, keine Temperaturerhöhung in Zusammenhang mit den Fibrinklebungen am 2. und 9. Behandlungstag

In keinem Fall wurden von dem Mädchen Pleuraschmerzen angegeben; Entzündungszeichen konnten nicht festgestellt werden. Pleurareizergüsse traten nicht auf, ebensowenig eine Temperaturerhöhung oder sonstige Nebenwirkungen, die unmittelbar auf die Verklebung zurückgeführt werden könnten.

10 Tage nach der 2. Verklebung wurden die Saugungen abgeklemmt; die Re-Expansion beider Lungen blieb erhalten, so daß 24 h später die Drainagen gezogen werden konnten. Es blieb jedoch ein konstanter Restmantelpneumothorax rechts-apikal; außerdem zeigten sich im Röntgenbild große Pneumatozelen (Abb. 1 c).

Bei ambulanten Kontrolluntersuchungen konnte die vollständige Rückentwicklung dieses Restpneumothorax beobachtet werden; die Pneumatozelen im rechten Lungenoberfeld haben inzwischen eher abgenommen (Abb. 1 d).

Ein erneuter Pneumothorax ist bis heute nicht aufgetreten (Stand: 1. 3. 1984); das Mädchen fühlt sich recht wohl und ist arbeitsfähig.

Diskussion

Zur Behandlung des Spontanpneumothorax bei Mukoviszidose sind immer wieder neue Versuche unternommen worden. Sie reichen von der Induktion einer Pleuritis durch Silbernitrat [2], Talkpuder [1, 12], Quinacrin [5, 7, 11] (als Atebrin zur Malariaprophylaxe bekannt), Tetrazykline [4, 6, 10], hochkonzentrierte Glukose-lösungen und andere Irritantien über die Verklebung der Pleurablätter mit Cyano-acrylat-Kleber [17] bis zur Pleuraabrasio und der partiellen Pleurektomie im Rahmen einer offenen Thorakotomie. Die Ergebnisse sind teilweise sehr unbefriedigend, weshalb als definitive Therapie des rezidivierenden Pneumothorax bei Mukoviszidisepatienten die offene Thorakotomie empfohlen wird [8, 9, 11, 16].

Sie ist jedoch nur selten durchführbar, da der Pneumothorax meist erst im fortgeschrittenen Stadium der Erkrankung auftritt und die Operationsfähigkeit häufig fraglich ist. Unsere Patientin wäre bei Klinikaufnahme auf keinen Fall operationsfähig gewesen.

Die Pleurodese durch Fibrinkleber wurde erstmals von Spängler [15] an der Pleura von Hunden erprobt. Scheele verwendete dieses Verfahren erfolgreich bei Patienten mit rezidivierendem oder persistierendem Spontanpneumothorax [14].

Im Vergleich zu den angeführten Pleurairritantien stellt die Fibrinpleurodese gleichsam bereits das Ergebnis der von diesen Irritantien verursachten Pleuritis dar. Es können damit alle Nebenerscheinungen der Pleuritis, wie anhaltende Schmerzen, die die Anwendung von Morphinderivaten erfordern, ein Pleurareizerguß und Temperaturerhöhungen, vermieden werden.

Das gute Ergebnis der Fibrinpleurodese mit Rezidivfreiheit seit nunmehr 33 Monaten sollte uns ermutigen, diese unseres Wissens erstmals vorgestellte Behandlungsmethode des Spannungspneumothorax bei Mukoviszidose weiteren Patienten zugute kommen zu lassen.

Literatur

1. Alder RH (1968) Talc powder aerosol method for the prevention of recurrent spontaneous pneumothorax. Ann Thorac Surg 5:474–477
2. Anderson J, Nissen H (1968) Results of silver nitrate pleurodesis in spontaneous pneumothorax. Dis Chest 54:230–233
3. Boat TF, Sant'Agnese PA di, Warren WJ, Handwerger SA (1969) Pneumothorax in cystic fibrosis. JAMA 209:1498–1504
4. Cannon WB, Mark JBD, Jamplis RW (1981) Pneumothorax: A therapeutic update. Am J Surg 142:26–29
5. Cattaneo SM, Sirak HD, Klassen KP (1973) Recurrent spontaneous pneumothorax in the high-risk patient. Management with intrapleural quinacrine. J Thorac Cardiovasc Surg 66:467–471
6. Goldszer RC, Bennet J, VanCampen J, Rudnitzky J (1979) Intrapleural tetracycline for spontaneous pneumothorax. JAMA 241:724–725
7. Kattwinkel J, Taussig LM, McIntosh CL, Sant'Agnese PA di, Boat TF, Wood RE (1973) Intrapleural instillation of quinacrine for recurrent pneumothorax. JAMA 226:557
8. Knight RK, Batten JC (1980) Pneumothorax in cystic fibrosis. In: Sturgers JM (ed) Perspectives in cystic fibrosis. Proceedings of the 8th international cystic fibrosis congress, May 26–30, 1980, Toronto, Canada. Published by the Canadian Cystic Fibrosis Foundation, pp 376–381
9. Lifschitz MI, Bowman FO jr, Denning CR, Wylie RH (1968) Pneumothorax as a complication of cystic fibrosis. Am J Dis Child 116:633–640
10. Luck SR, Raffensperger JG, Sullivan HJ, Gibson LE (1977) Management of pneumothorax in children with chronic pulmonary disease. J Thorac Cardiovasc Surg 74:834–839
11. McLaughlin FJ, Matthews WJ jr, Strieder DJ, Khaw KT, Schuster S, Shwachman H (1982) Pneumothorax in cystic fibrosis: Management and outcome. J Pediatrics 100:863–869
12. Nandi P (1980) Recurrent spontaneous pneumothorax: An effective method of talc poudrage. Chest 77:493–495
13. Paxton DG, Scott EP (1966) Pneumothorax: An unusual complication in fibrocystic disease. Am J Dis Child 111:311–312
14. Scheele J, Mühe E, Wopfner F (1978) Fibrinklebung – eine neue Behandlungsmethode beim persistierenden und rezidivierenden Spontanpneumothorax. Chirurg 49:236–243
15. Spängler HP (1976) Gewebeklebung und lokale Blutstillung mit Fibrinogen, Thrombin und Blutgerinnungsfaktor XIII. Wien Klin Wochenschr 88 (Suppl 49)
16. Stowe SM, Boat TF, Mendelson H, Stern RC, Tucker AS, Doersuk CF, Matthews LW (1975) Open thoracotomy for pneumothorax in cystic fibrosis. American Rev Resp Dis 111:611–617
17. Takeno Y (1978) New treatment of spontaneous pneumothorax by liquide glue nebulization. Bronchopneumologie 28:19–28

Experimentelle Untersuchungen zur Abdichtung von Pleura-Lungen-Läsionen mittels zusätzlicher Fibrinkleberapplikation

J. W. WEIDRINGER, R. TÜRK, I. WEICHENMEIER und G. BLÜMEL

Einführung

Die Technik der Fibrinklebung hat bisher breiten Eingang gefunden in die Versorgung traumatischer Läsionen parenchymatöser Abdominalorgane sowie u. a. zur Sicherung enteraler und vaskulärer Anastomosen.

Auch zur Pleurodese bei rezidivierendem Spontanpneumothorax ist die Anwendung dieser Methode beschrieben.

Uns interessierte nun, inwieweit die Applikation von Fibrinogenkonzentrat zusammen mit Thrombin und Fibrinolyseinhibitoren die Suffizienz von Pleura-Lungen-Nähten beeinflußt.

Material und Methoden

Zu diesem Zweck narkotisierten wir 28 männliche Wistar-Ratten (CHBB-Thom) mit einem neu entwickelten Gemisch aus Carfentanyl (3 µg/kg KG i.m.) und Etomidat (15 µg/kg KG i.m.), welches v. a. postoperativ vergleichsweise minimal die respiratorische und kardiale Funktion beeinträchtigt. Wir bildeten 4 Gruppen:

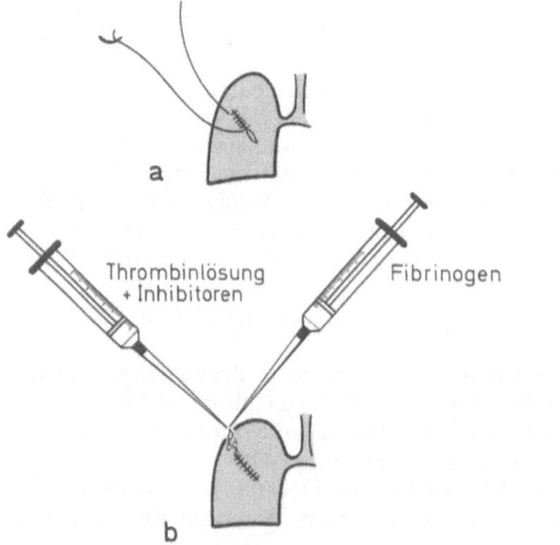

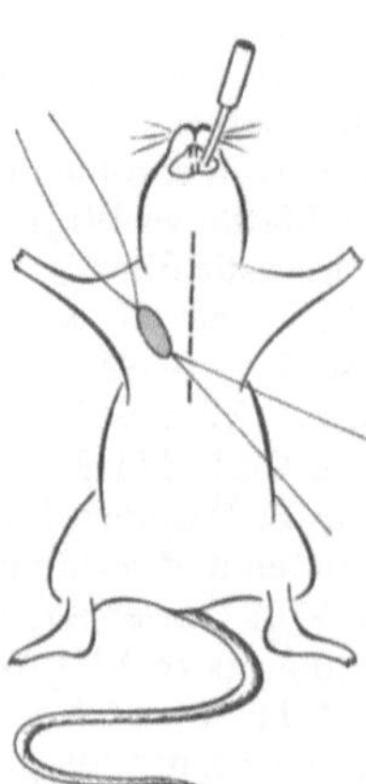

Abb. 1. Operatives Vorgehen im Schema

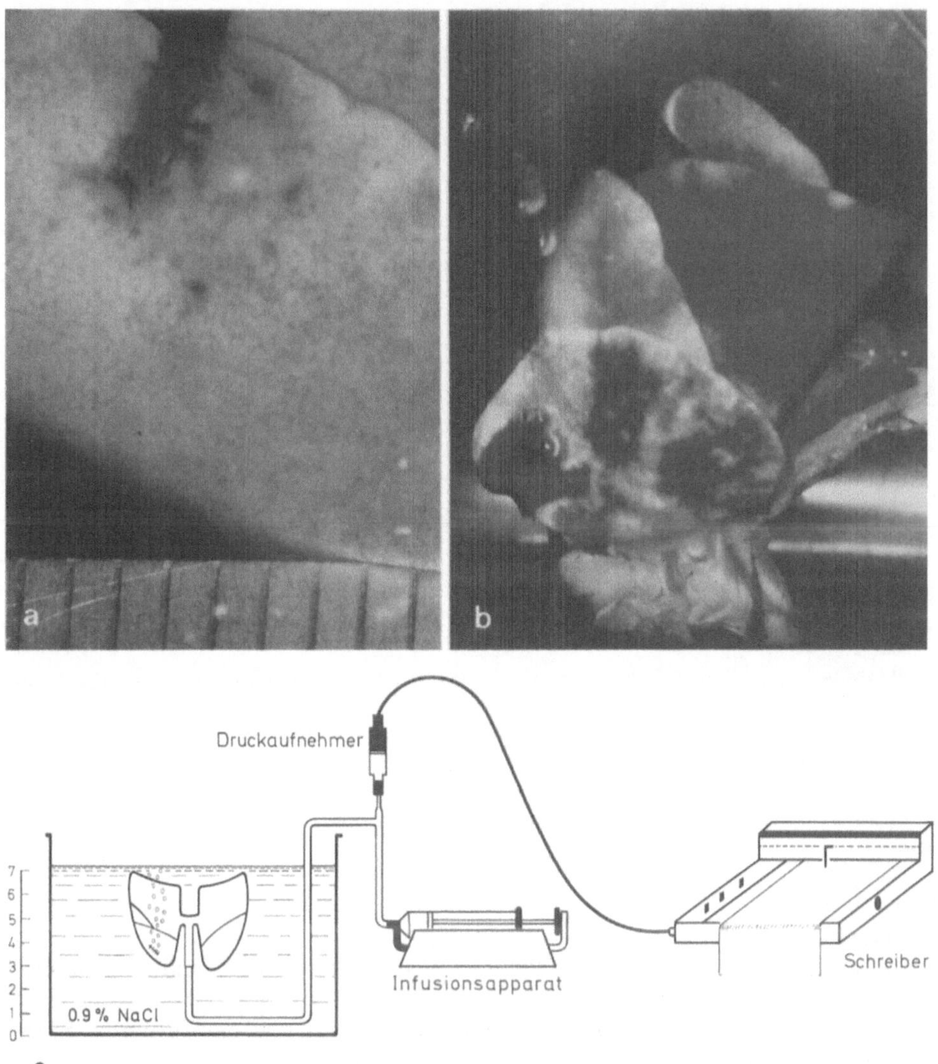

Abb. 2. a Geklebte Nahtstelle 30 min p.o. (Lunge, Ratte). **b** Austreten erster Gasblasen aus dem Nahtareal (Lunge, Ratte). **c** Versuchsanordnung zur Bestimmung der druckabhängigen Gasdichte von Lungenläsionen. Meßtechnisches Vorgehen mittels Wasserbad, Infusomat und Schreiber im Schema

1. Kontrollgruppe, 30 min	n = 7
2. Klebergruppe, 30 min	n = 7
3. Kontrollgruppe, 5 Tage	n = 7
4. Klebergruppe, 5 Tage	n = 7

Nach Eintreten der Analgesie intubierten wir orotracheal und thorakotomierten dann rechtsseitig anterolateral im 4. ICR. Durch Skarifikation setzten wir Verlet-

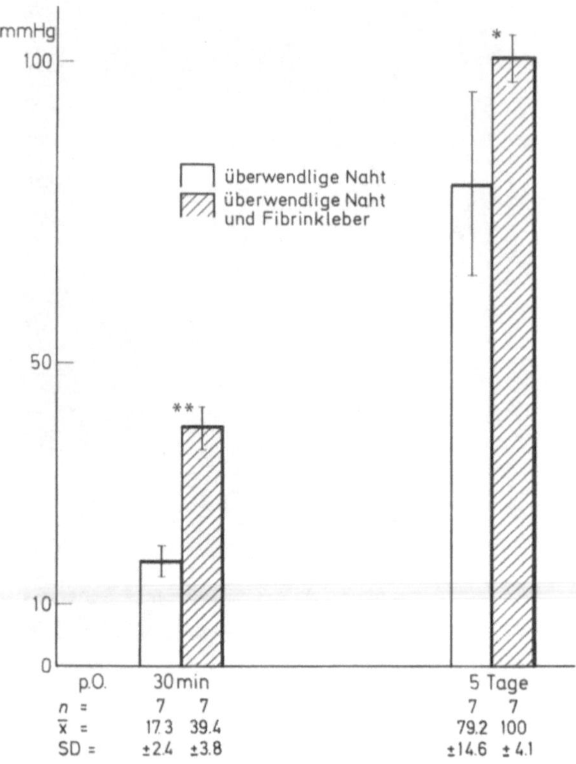

Abb. 3. Druckabhängige Gasdichte von Pleura-Lungen-Läsionen. Ergebnisse nach statistischer Auswertung

zungen von etwa 10 mm Länge und 1 mm Tiefe im Bereich des rechten Lungenoberlappens.

Daraufhin verschlossen wir die Pleura-Lunge-Läsionen überwendig mit monofilem, nichtresorbierbarem Nahtmaterial der Stärke 4–0. Bei der Hälfte der Tiere trugen wir anschließend humanes Fibrinogenkonzentrat und ein Thrombin-Fibrinolyseinhibitor-Gemisch auf, wobei ein Abfließen in die Pleurahöhle weitgehend vermieden werden konnte (Abb. 1).

10 min nach Kleberapplikation verschlossen wir die Thoraxwand schichtweise über einem Pleuradrain, der bei Operationsende unter Lungenblähung entfernt wurde.

30 min und 5 Tage postoperativ opferten wir die Tiere. Nach eingehender Inspektion des Situs thoracalis entnahmen wir Herz, Larynx, Trachea und beide Lungen in toto.

Daraufhin kanülierten wir die Trachea und brachten dann das Lungenpräparat in isotone Kochsalzlösung ein.

Unter druckkontrollierter Luftinsufflation konnte das Entweichen von Gasblasen aus dem Nahtareal beobachtet werden. Den Druckanstieg bis zum Austritt erster Gasblasen bezeichneten wir als Drucktoleranz und werteten diese als Ausdruck der Nahtsuffizienz (Abb. 2).

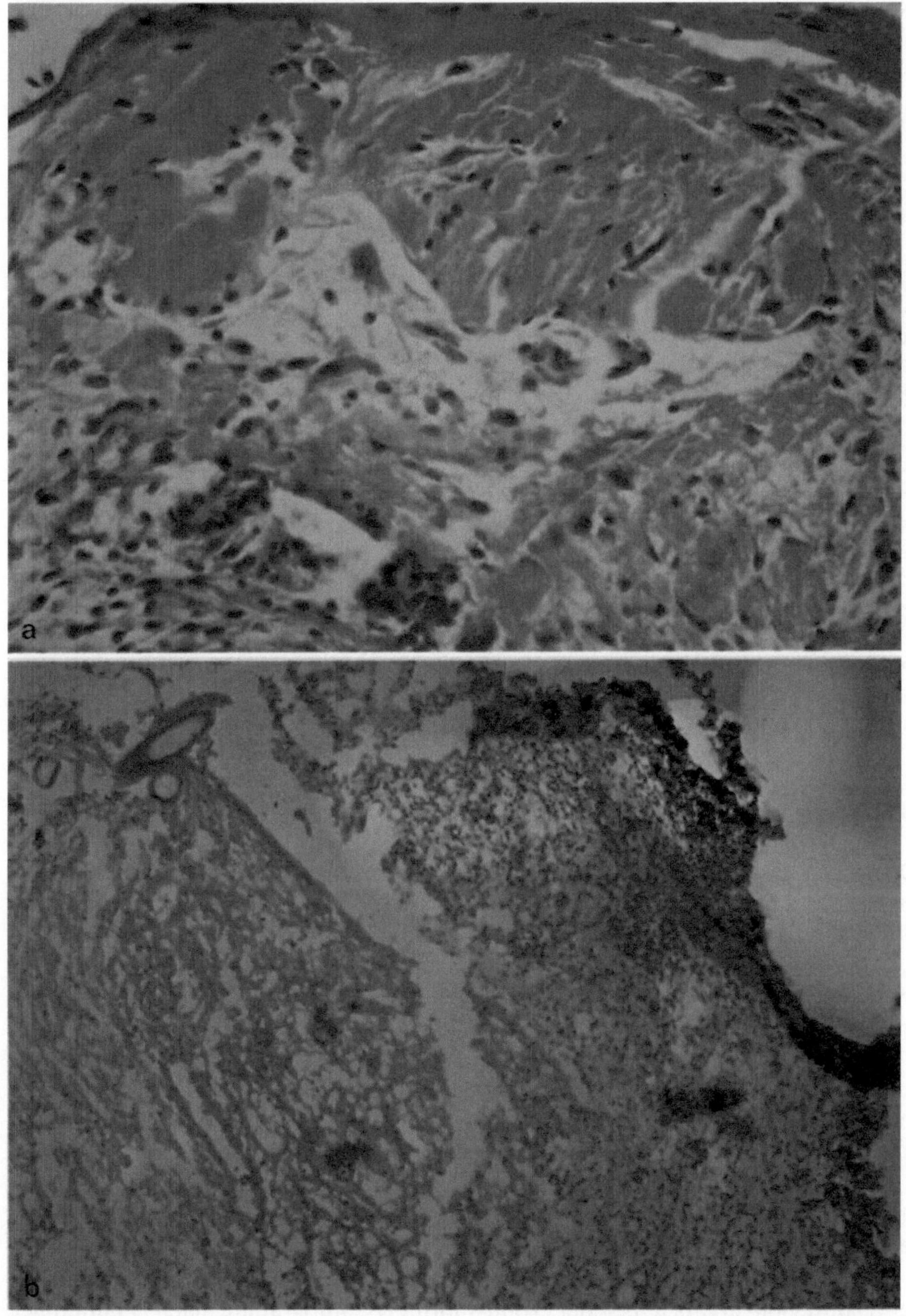

Abb. 4. a Thoraxwand, 5 Tage p.o. (Ratte, Lunge, HE, Vergr. 120:1). **b** Fibrinolyseautographie, 5 Tage p.o. (Ratte, Lunge)

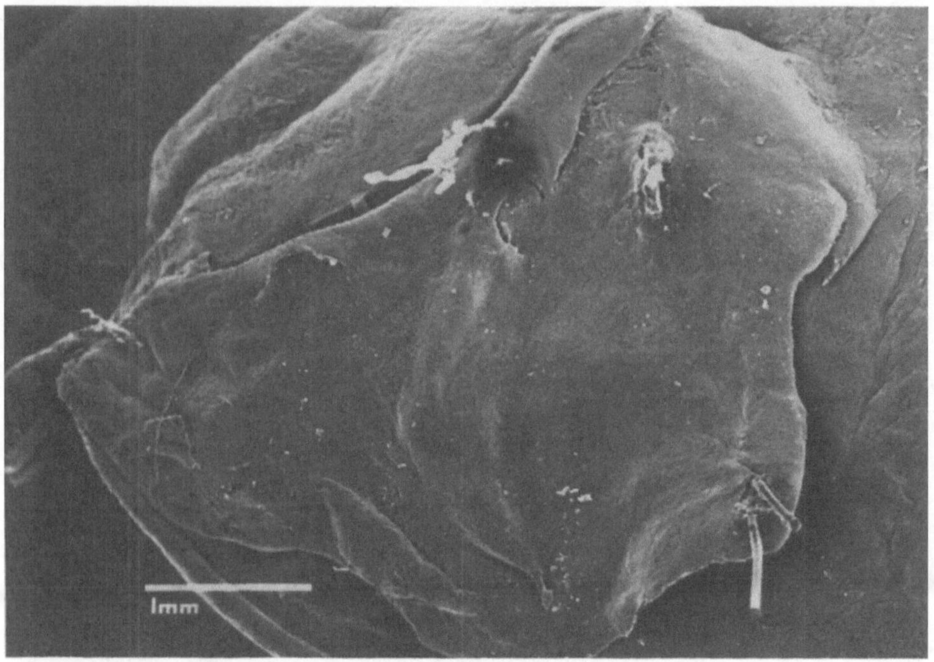

Abb. 5. Rasterelektronenoptische Aufnahme (Lunge, Ratte, Vergr. 2400:1)

Ergebnisse

30 min post operationem war die Drucktoleranz in der Klebergruppe 128% größer als in der Kontrollgruppe; dieser Unterschied erwies sich als hochsignifikant (Student-t-Test, $p < 0{,}001$).

Am 5. postoperativen Tag ergaben sich folgende Resultate: Die Drucktoleranz der Klebergruppe lag hier 26% über jener der Kontrollgruppe; diese Differenz beider Gruppen war statistisch signifikant (Student-t-Test, $p < 0{,}02$, Abb. 3).

Des weiteren hatte kein Tier der Klebergruppe einen Pneumothorax. 3 Tiere, also 43% der Kontrollgruppe, wiesen einen Mantelpneu auf. Adhäsionen zwischen beiden Pleurablättern zeigten ausschließlich 5 Tiere (71%) der Klebergruppe; sie waren allerdings auf das Nahtmaterial begrenzt und leicht lösbar.

Die mikromorphologische Untersuchung 5 Tage postoperativ stellte eingebrachtes Fibrin dar und außerdem eine mittelgradige reparative Gewebsreaktion, die in beiden Gruppen gleichermaßen ausgeprägt war (Abb. 4a).

Die am 5. postoperativen Tag entnommenen Lungen- und Pleuraproben aus der Nahtregion ergaben bei der Todd-Fibrinolyseautographie nach 90minütiger Inkubation eine Aktivität mit Pandolfi-Lysegrad I bis II (Abb. 4b).

Abschließend eine REM-Aufnahme vom 5. postoperativen Tag. Zu sehen sind die Pleura visceralis und ein Fibrinpatch, aus dem Fadenende herausragen (Abb. 5). Es hat den Anschein, als würde der Fibrinclot die Naht quasi versiegeln.

Schlußfolgerung

Wir interpretieren unsere tierexperimentellen Untersuchungsergebnisse dahingehend, daß die zusätzliche Applikation von Fibrinogenkonzentrat zusammen mit Thrombin und Fibrinolyseinhibitoren ein geeignetes Verfahren darstellt, die Gasdichte und damit die Suffizienz von Pleura-Lungen-Nähten zu steigern.

Literatur

1. Bary S von, Kopfmann H, Köpcke W (1976) Berstungsdrücke des enterotomierten Rattencolons unter Proteinaseinhibitoren. Res Exp Med 168:123–128
2. Braun F, Holle I, Kovac W, Lindner A, Spängler HP (1975) Untersuchungen über die Replantation autologer Vollhaut mit Hilfe von hochkonzentriertem Fibrinogen und Blutgerinnungsfaktor XIII. Wien Med Wochenschr 125:213
3. Gitlin D, Craig IM (1957) Variations in staining characteristics of human fibrin. Am J Pathol 33/2:267–283
4. Gottlob R, Kutscha-Lissberg R (1973) Anwendung von Klebstoffen bei der Blutstillung parenchymatöser Organe. Kongr-Bericht Österr Ges Chir 120
5. Grosfeld IL, Schiller M, Clatworthy HW (1972) Sutureless bowel plication. Am J Surg 123:663–666
6. Heidecke CD, Hebeler W, Stemberger A, Spilker G, Wriedt-Lübbe I, Schmeller ML, Blümel G (1980) Experimentelle Untersuchungen von Enterotomien des Rattenileums nach Applikation von physiologischen Plasmafraktionen. Zbl Chir 105:586–593
7. Lindner A, Elliott M, Holzer F (1980) Die Optimierung des Fibrinogen-Thrombin-Klebesystems. Wien Klin Wochenschr 92/3 [Suppl 109]
8. Matras H (1970) Die Wirkungen verschiedener Fibrinpräparate auf Kontinuitätsrechnungen der Rattenhaut. Österr Z Stomat 9:338–359
9. Pandolfi M, Bjernstad A, Nilsson IM (1972) Technical remarks on the microscopical demonstration of tissue plasminogen activator. Thromb Diathes Haemorrh 27:88–98
10. Scheele I, Mühe E, Wopfner F (1978) Fibrinklebung – eine neue Behandlungsmethode beim persistierenden und rezidivierenden Spontanpneumothorax. Chirurg 49:236
11. Scheele I, Pesch HJ, Mühe E, Herzog B (1977) Anastomosensicherung mit Fibrinkleber. Experimentelle Ergebnisse und klinische Erfahrungen. Langenbecks Arch Chir 345:623
12. Spängler HP (1976) Gewebeklebung und lokale Blutstillung mit Fibrinogen, Thrombin und Blutgerinnungsfaktor XIII. Wien Klin Wochenschr 88 [Suppl 49]
13. Spängler HP, Holle I, Braun F (1975) Gewebeklebung mit Fibrin. Wien Klin Wochenschr 85:827
14. Spängler HP, Holle I, Braun F, Kovac W, Spängler H (1975) Die Verklebung experimenteller Leberverletzungen mittels hochkonzentriertem Fibrin. Acta Chir Austriaca 4:89–94
15. Todd AS (1958) Fibrinolysis autographs. Nature 181:495–496
16. Todd AS (1959) The histological localisation of fibrinolysin activator. J Pathol Bact 78:281–283

Lungenparenchymabdichtung mit Hilfe von Fibrinkleber nach Lungenresektion

W. Hartel

Lungenresektionen können durch postoperative Parenchymlecks kompliziert werden. Daher ist ein möglichst dichter Verschluß dieser Lecks anzustreben. Üblicherweise geschieht dies durch fortlaufende Übernähung. Mit dem Fibrinkleber bot sich eine zusätzliche Abdichtungsmöglichkeit. Es lag daher nahe, die einfache Übernähung der Lunge mit der Fibrinklebung zu kombinieren.

Nach resezierenden Eingriffen an der Lunge, besonders nach Lobektomien und Segmentresektionen, sind Parenchymlecks nicht vermeidbar. Auch fortlaufende Übernähung oder Verschluß mit Klammergeräten verhindert diese nicht sicher; denn entweder kann die Luft durch die Stichkanäle oder durch Gewebseinrisse nach Überblähung entweichen. Die nachteiligen klinischen Folgen sind:

1. Gefahr des Spannungspneumothorax.
   Dieser droht vor allem, wenn die Thoraxdrainage nicht mehr funktioniert oder schon entfernt wurde. Die Kreislauffolgen können lebensbedrohliche Ausmaße annehmen.
2. Persistierende bronchopleurale Fisteln mit konsekutivem Pleuraempyem.
   Scharfe Lungenablösung von der Brustwand wirkt sich besonders ungünstig aus.
3. Hautemphysem bei gleichzeitigem parietalem Pleuradefekt.

Durch die Entwicklung des Fibrinklebers bot sich eine Möglichkeit zur besseren Lungenparenchymabdichtung. Klinische Erfahrungen im Rahmen der resezierenden Lungenchirurgie standen bisher noch aus.

Klinische Anwendung

Zur Beurteilung der Fibrinkleberwirkung an der Lunge wurden die Parenchymdefekte bei bisher je 10 Patienten nach Lobektomie durch 2 verschiedene Methoden verschlossen.

a) allein durch fortlaufende konventionelle Naht,
b) durch fortlaufende Naht und zusätzliche Abdichtung durch Fibrinkleber.

Am Ende der Operation wurde die operierte Thoraxseite mit körperwarmer physiologischer Kochsalzlösung aufgefüllt. Dadurch wurde der Luftaustritt aus den unterschiedlich versorgten Parenchymdefekten (Gruppe a und b) sichtbar gemacht.

In Absprache mit dem Anästhesisten wurde der Beatmungsdruck allmählich gesteigert, bis die ersten Luftblasen auftraten. Es wurde darauf geachtet, daß die „Sicherheitsgrenze" von 30 mmHg nicht überschritten wurde; denn oberhalb dieses Grenzbereiches besteht die Gefahr der Alveolenzerreißung.

Faßt man die Ergebnisse zusammen, so konnten bei 10 Patienten der Gruppe a die ersten Luftblasen in engen Grenzen zwischen 15 und 18 mmHg Beatmungsdruck registriert werden.

Bei 10 Patienten der Gruppe b entwich Luft nach zusätzlicher Abdichtung der übernähten Parenchymdefekte mit Fibrinkleber bei Beatmungsdrücken zwischen 20 und 26 mmHg.

Fazit

Lungenresektionen sind auch heute noch die sicherste Methode der Behandlung von Bronchialkarzinomen. Im eigenen Krankengut ist die parenchymsparende Lobektomie in ca. 70–80% möglich. In den meisten Fällen müssen dabei Parenchymbrücken durchtrennt werden. Unvermeidbare Undichtigkeiten mit ihrer eigenen Morbidität sind die Folge.

Wie klinische Untersuchungen gezeigt haben, lassen sich die Defekte besser durch die Kombination von Naht und Gewebeklebung verschließen als durch Naht allein.

Daraus kann gefolgert werden, daß der Einsatz des Fibrinklebers in der Lungenchirurgie zur Senkung der postoperativen Morbidität beitragen wird.

V. Unfallchirurgie und Orthopädie

Moderator: H. BECK

Fibrinklebung osteochondraler Frakturen

N. Böhler und T. Gaudernak

Nachdem Passl et al. 1976 [7] tierexperimentell einen wesentlich verbesserten Knorpeleinbau durch Fibrinkleber zeigen konnten, wurde diese Methode klinisch im Lorenz-Böhler-Krankenhaus seit dem Jahre 1977 von Herrn Gaudernak angewendet.

Seit dieser Zeit wurden 57 osteochondrale Frakturen geklebt.

Hauptanwendungsbereiche waren das Knie- und Sprunggelenk, wo insgesamt 39mal eine Fibrinklebung durchgeführt wurde.

Bei kleineren Fragmenten und guter Paßform wurde 39mal eine alleinige Klebung, in 18 Fällen mit größeren Bruchstücken oder bei schlechtem Halt des Fragments die Kombination von Fibrinklebung und Osteosynthese durchgeführt.

Wir verwenden die Klebetechnik mit der Doppelspritze, ein Mischungsverhältnis beider Komponenten von 1:1, einen Aprotiningehalt von 3000 KIE/ml und niedrige Thrombinkonzentrationen.

Hüftgelenk

Im Hüftbereich stellen die Kopfkalottenabscherungen eine gute Indikation zur Klebung dar. Da es sich aber zumeist um sehr große Fragmente handelt, die erheblichen Scherkräften unterliegen, ist in der Mehrzahl der Fälle eine zusätzliche Osteosynthese notwendig.

Bei einem 17jährigen Mann wurde eine Fibrinklebung mit zusätzlicher Verschraubung durchgeführt. Die Nachuntersuchung zeigte klinisch nach 11 Monaten ein ausgezeichnetes funktionelles Ergebnis. Der Röntgenverlauf zeigte auch nach 2 Jahren einen guten Einbau des Fragments.

Noch schwerer ist die Destruktion des Hüftkopfes häufig nach Luxatio iliaca. Es ist klar, daß in solchen Fällen eine zusätzliche Osteosynthese unerläßlich ist. Bestehende Defekte können aber mit dem Fibrinkleber gut aufgefüllt werden; zusätzlich wird noch die Hämatomgefahr im Hüftgelenk deutlich gemindert. Die Röntgenserie zeigte auch in diesen Fällen meist eine gute Rekonstruktion der Gelenkverhältnisse.

Kniegelenk

Im Gegensatz zur Hüfte kann man im Kniegelenksbereich sehr oft mit einer alleinigen Klebung ohne Osteosynthese auskommen. Bei einem 27jährigen Patienten wurde ein osteomalazischer Herd im medialen Femurcondylus mit Spongiosa unterfüttert, und der Knorpel mit Fibrinkleber wieder fugenlos adaptiert.

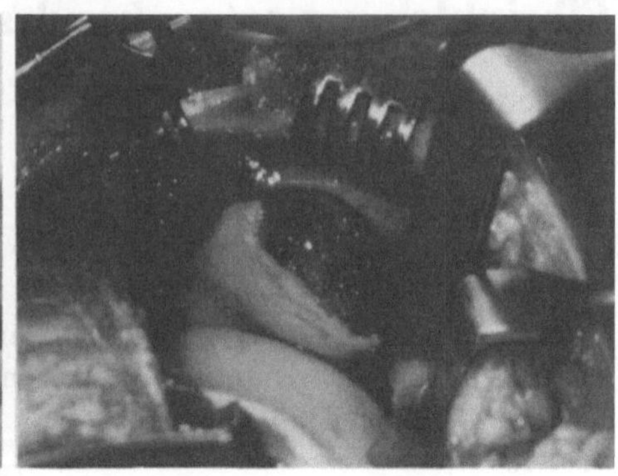

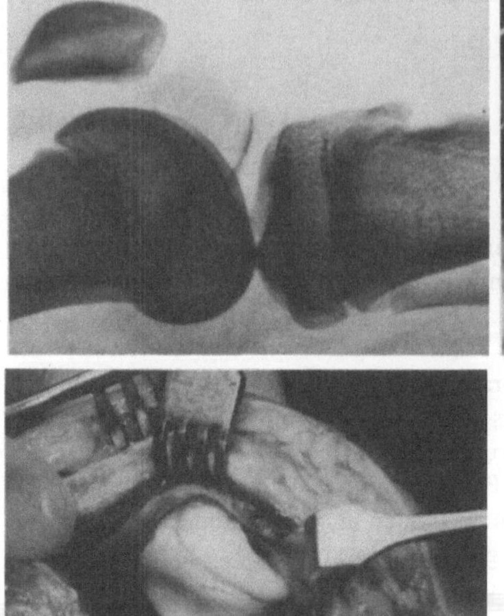

Abb. 1. Fibrinklebung eines osteo-kartilaginären Patellafragments nach Skisturz eines 13jährigen Mädchens. Auch ohne Osteosynthese gelingt eine gute Adaption

Auch bei einem ausgedehnten osteokartilaginären Fragmentbruch der Patella, der durch einen Skisturz verursacht wurde, konnte durch eine alleinige Klebung eine ausreichende Adaptation erzielt werden und damit dem Kind eine Re-Operation und Osteosynthesematerialentfernung erspart bleiben (Abb. 1).

Bei einem 11jährigen Mädchen mit großem Defekt an der Kondylenkante konnte 4 Jahre postoperativ bei der Osteosynthesenmaterialentfernung eine direkte Kontrolle durchgeführt werden. Es zeigt sich einerseits ein homogener Einbau des Replantates, andererseits ein Regenerat in der Region des nur mit Fibrinkleber aufgefüllten Defektes.

Sprunggelenk

Eine ausgezeichnete Indikation für die alleinige Fibrinklebung sind die Flake-frakturen im Talusbereich. Wie bei einem 18jährigen Mann mit lateralem Talus-kantenabriß schön zu sehen, gelingt eine gute Adaptierung ohne zusätzliche Osteosynthese (Abb. 2). Bei mehreren Fragmenten, die in anderer Weise oft gar nicht zu fassen sind, gelingt mit dem Fibrinkleber ein neuerlicher Aufbau wie bei einem Puzzle.

Beurteilung

Wie weit der Fibrinkleber den Einbau dieser Fragmente verbessert, ist anhand dieser klinischen Nachuntersuchungen kaum nachzuweisen. Dafür sprechen aber die schon vorher zitierten experimentellen Untersuchungen von Herrn Passl [7].

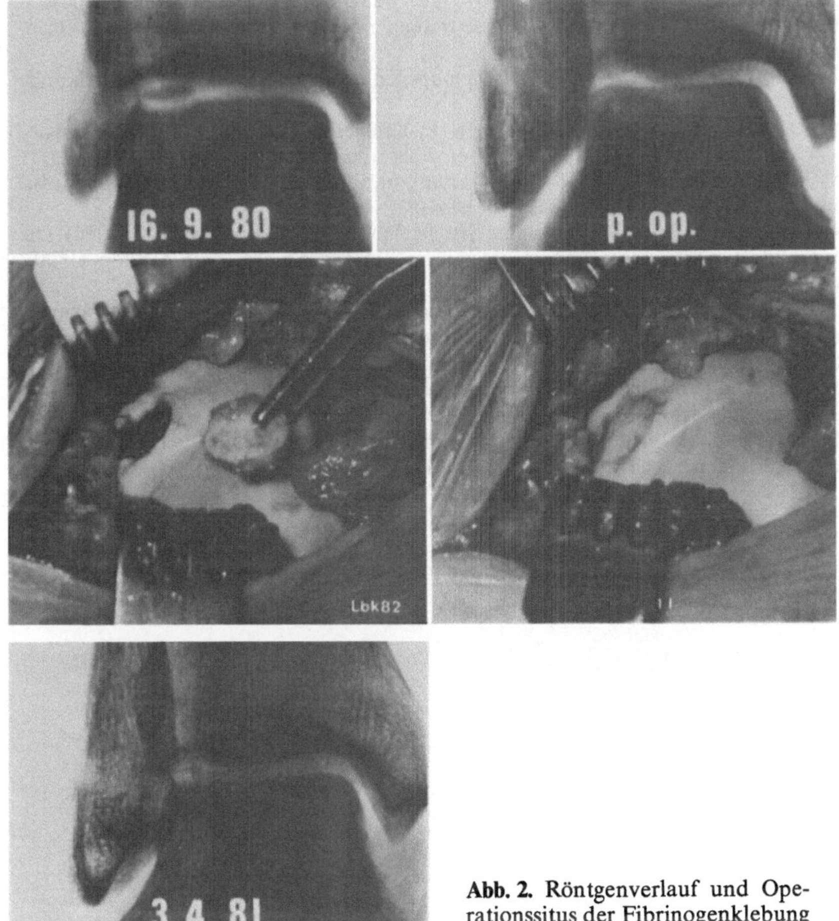

Abb. 2. Röntgenverlauf und Operationssitus der Fibrinogenklebung einer Talus-Flakefraktur

Fazit

Die Fibrinklebung bei osteochondralen Frakturen bietet mehrere Vorteile:

Es gelingt einerseits, osteochondrale Brüche mit mehreren kleinen Fragmenten wieder zusammenzufügen. Andererseits kann in vielen Fällen die Implantation von Osteosynthesematerial und damit eine Re-Operation vermieden werden.

Nicht zuletzt können Defekte aufgefüllt und Blutungen reduziert werden.

Literatur

1. Böhler N (1981) Die Anwendung des Fibrinklebers in der Orthopädie. Scientific Workshop, Graz S 79
2. Bernett P, Pfister A, Sauer W, Erhardt W (1982) Fibrinkleber in Orthopädie und Traumatologie. Akt Chir 17:4–7

3. Braun A, Schumacher G, Heine WD (1980) Neue Behandlungsmöglichkeiten osteochondraler Frakturen am Kniegelenk. Ergebnisse tierexperimenteller Studien mit dem Fibrinklebesystem. Habilitationsschrift, Heidelberg
4. Ganz R (1976) Isolierte Knorpelabscherungen am Kniegelenk. Hefte zur Unfallheilkunde 127:79
5. Erhardt W, Stemberger A, Primbs P, Schäffer E, Kriegel H, Blümel G (1981) Die Fixierung von Gelenkknorpel mit dem Fibrinkleber. Scientific Workshop, Graz, S 61
6. Lambiris E, Zilch H, Groher W (1980) Diagnostik und Therapie bei der Osteochondrosis dissecans der Trochlea tali. Chir Praxis 27:439–448
7. Passl R, Plenk H jr, Sauer G, Spängler HP jr, Holle J, Radaszkiewics T (1976) Die homologe reine Gelenkknorpeltransplantation im Tierexperiment. Arch Orthop Unfall-Chir 86:243
8. Passl R, Spängler H, Wruhs O (1977) Zur Problematik der sogenannten „flake fractures" der medialen Talusrollenkante. Hefte zur Unfallheilkunde 134:99
9. Passl R, Plenk H jr, Sauer G, Egkher E (1979) Fibrinklebung von Knorpelflächen. Experimentelle Studien und klinische Ergebnisse. Med Sport 19:23
10. Rupp G, Stemberger A (1978) Fibrinklebung in der Orthopädie. Med Welt 29/18:766
11. Zilch H, Friedebold G (1981) Klebung osteochondraler Fragmente mit dem Fibrinkleber, klinische Erfahrungen. Akt Traumatol 11:136–140

Versorgung chondraler und osteochondraler Frakturen am Knie und oberen Sprunggelenk mit Fibrinkleber

O. Paar, P. Bernett und W. Erhardt

An Gelenken, die hohen Belastungen ausgesetzt sind, etwa am Knie- und Sprunggelenk, wirken sich Knorpelverletzungen besonders ungünstig aus. Sie stellen den ätiopathogenetischen Faktor für die Entwicklung einer Gelenkarthrose dar und führen über eine Änderung der Gelenkmechanik zur verminderten Belastbarkeit der Knie- und Sprunggelenke. Um dieses zu verhindern oder die negativen Auswirkungen einer lokalen Knorpelverletzung auf den Gesamtknorpel zumindest abzuschwächen, und um die physiologische Belastbarkeit des Knorpels wiederherzustellen, sollte eine möglichst rasche und exakte Rekonstruktion der Gelenkflächen angestrebt werden.

Die Versorgung frischer Knorpelverletzungen erfolgte bisher mittels Knochenbolzung, Schrauben- oder Kirschner-Draht-Fixation. Damit konnten größere osteochondrale Fragmente bis zu ihrer Einheilung mehr oder weniger sicher fixiert werden. Kleinere osteochondrale Fragmente und rein knorpelige Absprengungen aus den Gelenkflächen wurden allerdings verworfen, da es bis zur Einführung des Fibrinklebers in der operativen Medizin an geeigneten Fixationsmöglichkeiten fehlte. Als Alternative blieb die Spongiolisierung des Ulkusgrundes, um ein Vorwachsen von Granulationsgewebe aus dem Spongiosaraum anzuregen. Erfahrungsgemäß wandelt sich Narbengewebe unter günstigen Bedingungen in Faserknorpel um, der zwar den Defekt ausfüllt, extremen Belastungen auf Dauer jedoch nicht Stand hält und häufig eine Quelle für weitere Knorpelzerstörungen darstellt.

Mit Einführung des Human-Fibrinklebers in die operative Therapie haben sich auch für die Knorpelchirurgie bessere Behandlungsmöglichkeiten ergeben. Mit der Klebetechnik wurde vor allem die Deckung kleinerer Defekte mit hyalinem Knorpel ermöglicht und damit eine Behandlungslücke endgültig geschlossen.

Die Vorteile der Knorpelklebung sind:
1. Kleine oder mehrere kleine Fragmente können geklebt werden.
2. Knorpelige Absprengungen eignen sich ebenfalls für die Klebung.
3. Die Anwendung des Fibrinklebers ist technisch einfach.
4. Die Rearthrotomie zur Metallentfernung entfällt.
5. Eine zusätzliche Schädigung des Knorpels durch eingebrachte Metallteile entfällt.

Eigene Erfahrungen

Seit 1978 haben wir an unserer Klinik 55 chondrale bzw. osteochondrale Frakturen am Knie- (39mal) und am oberen Sprunggelenk (16mal) geklebt (Abb. 1, 2). Am Kniegelenk handelte es sich in 28 Fällen um frische Verletzungen, in 6 Fäl-

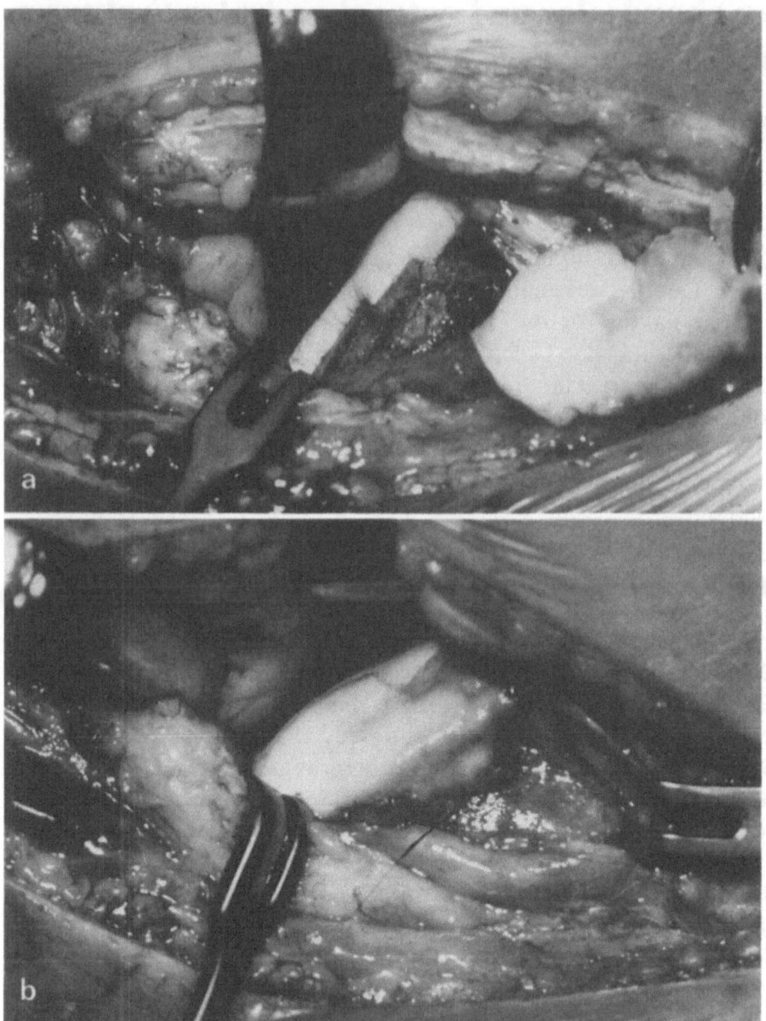

Abb. 1. a Ausgedehnte osteochondrale Fraktur der lateralen Femurkondylenkante nach traumatischer Patellaluxation. **b** Stufenlose Replantation des Fragmentes mit Fibrinkleber

len um einen alten Knorpeldefekt mit völliger Degeneration des abgelösten Fragmentes und 5mal um ein länger zurückliegendes Trauma mit bereits beginnenden Verschleißerscheinungen am Knorpelfragment. 4 Patienten mit rein knorpeligen Absprengungen mußten nach Replantation der Fragmente durch Fibrinklebung wegen Fragmentdislokation erneut operiert werden. In diesen Fällen führten wir die Spongiolisierung des Ulkusgrundes durch und verzichteten bewußt auf die autologe Knorpeltransplantation, da der Gesamtknorpel bereits erhebliche chondropathische Veränderungen aufwies. Dagegen wurde bei 6 Patienten mit alten Knorpeldefekten in der Belastungszone des medialen Femurkondylus autologer Knorpel nach der Methode von Wagner transplantiert. Die Fixation der Transplan-

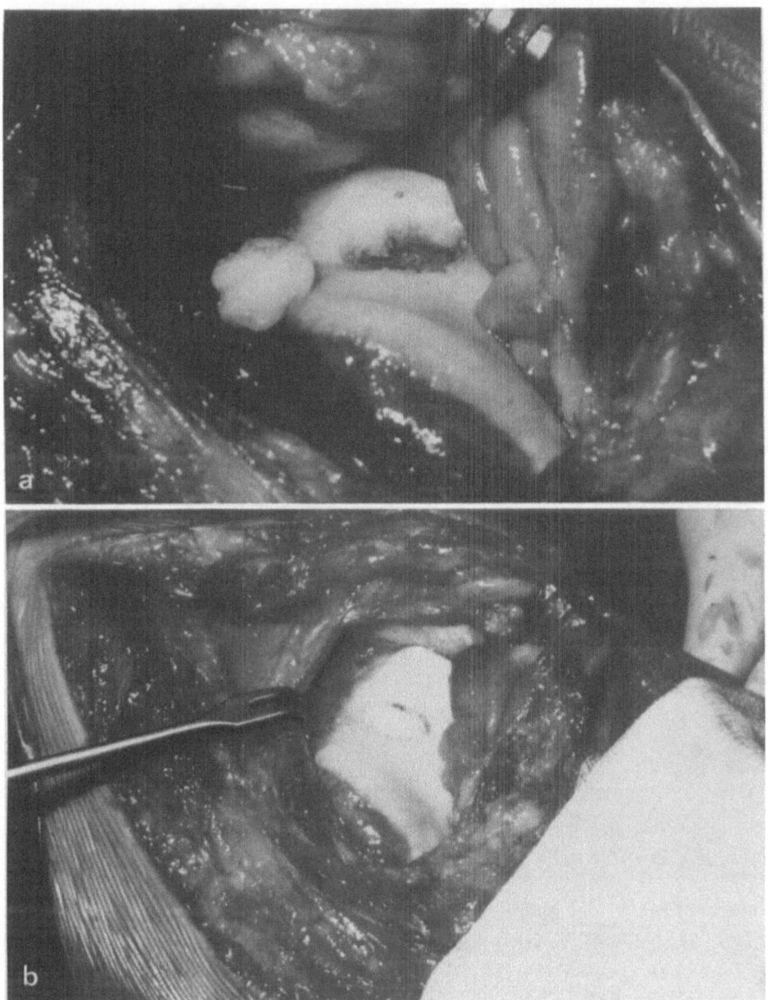

Abb. 2. a Rein knorpelige Absprengung aus der Trochlea femoris nach einem direkten Trauma der Patella. **b** Stufenlose Refixation des Fragmentes mit Fibrinkleber

tate erfolgte mit dem Fibrinkleber. 1 Patient, bei dem das Transplantat bereits Degenerationserscheinungen aufwies, mußte sich wegen Lockerung des transplantierten Knorpels erneut einer Operation unterziehen. Dies war mit ein Grund, daß wir gemeinsam mit dem Institut für Experimentelle Chirurgie der TU München die Möglichkeiten der sog. autologen heterotopen Knorpeltransplantation untersuchten.

Die tierexperimentellen Untersuchungen verliefen erfolgreich; unsere Erkenntnisse darüber werden wir zu einem späteren Zeitpunkt veröffentlichen.

Am Talus behandelten wir 11 frische und 5 veraltete Abscherfrakturen der lateralen bzw. medialen Taluskante mit dem Fibrinkleber (Abb. 3). Darin nicht

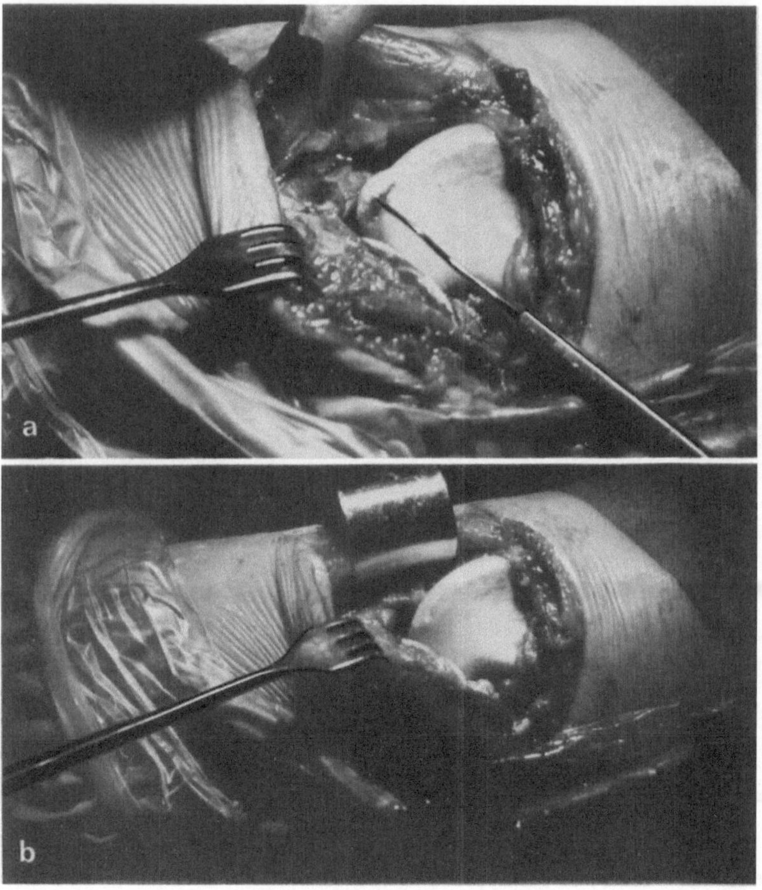

Abb. 3. a Osteochondrale Fraktur der lateralen Taluskante nach Supinationstrauma. **b** Stufenlose Wiederherstellung der Gelenkkontur mit Fibrinkleber

enthalten sind unsere Fälle von Osteochondrosis dissecans, bei denen der abgehobene Knorpel z. T. ebenfalls geklebt werden mußte. In 14 Fällen ließen sich die Fragmente stufenlos replantieren, in 3 Fällen konnte allerdings der Defekt nur teilweise mit abgesprengten Knorpelteilchen gedeckt werden. In keinem Falle war eine Reoperation wegen Fragmentlockerung oder Gelenkblockierung notwendig.

Zusammenfassend ist zu sagen, daß Knorpelverletzungen am Knie- und oberen Sprunggelenk immer eine ernsthafte Verletzung darstellen. Sie sind schwer zu erkennen und finden sich häufig anläßlich einer Arthrotomie wegen im Vordergrund stehender Bandläsionen. Abgelöste Fragmente sollen möglichst bald refixiert werden, um die Gelenkkontur wiederherzustellen und um den Vorteil, einen Knorpeldefekt mit widerstandsfähigem hyalinem Knorpel zu decken, auszunützen. Die Prognose ist vor allem bei frischen Verletzungen mit noch nicht degenerativ verändertem Knorpel gut. Als Fixationsmethode hat sich der Fibrinkleber bestens bewährt. Für die Anwendung des Klebers bestehen aus unserer Sicht 3 Indikationen:

1. Die chondrale Fraktur.
2. Die osteochondrale Fraktur.
3. Die autologe Knorpeltranplantation.

Literatur

1. Bernett P, Pfister A, Paar O, Deigentesch N (im Druck) Klebung von Knorpelfrakturen am Knie- und Sprunggelenk mit Hilfe der Fibrinklebung. Symposions-Bericht Sporttraumatologie, München
2. Muhr G (1976) Der frische Knorpelschaden. Hefte zur Unfallheilkunde 127:59
3. Paar O, Deigentsch N, Pfister A, Riel K-A, Bernett P (1982) Fibrinklebung frischer Knorpelverletzungen am Talus. Akt Traumatol 12:19
4. Passl R, Plenk H jr, Sauer G, Egkher E (1979) Fibrinklebung von Knorpelflächen. Experimentelle Studie und klinische Ergebnisse. Medizin und Sport 19:23
5. Trentz O, Oestern HJ (1978) Therapie der traumatischen Knorpelläsion am oberen Sprunggelenk. Hefte zur Unfallheilkunde 131:252

Arthroskopische Kontrolluntersuchungen nach Klebung osteochondraler Frakturen am Kniegelenk

K. Glückert

Patientengut

Seit März 1979 wurden bei 7 Patienten osteochondrale Fragmente mit Fibrinkleber replantiert, 5mal am lateralen Femurkondylus und je 1mal am medialen Femurkondylus und der medialen Patellafacette. 5 Patienten waren unter 18 Jahren, das Durchschnittsalter betrug 19 Jahre. Das Trauma lag in 3 Fällen 1–2 Wochen, in je 2 Fällen 6–8 Wochen bzw. länger als 3 Monate zurück. Postoperativ wurden die Kniegelenke für 6 Wochen ruhiggestellt und in der Regel bis zur 12. Woche entlastet.

Alle Patienten stehen in regelmäßiger klinischer Überwachung, sind beschwerdefrei und ohne Funktionseinbußen. 1 Patientin berichtete über schmerzloses retro-

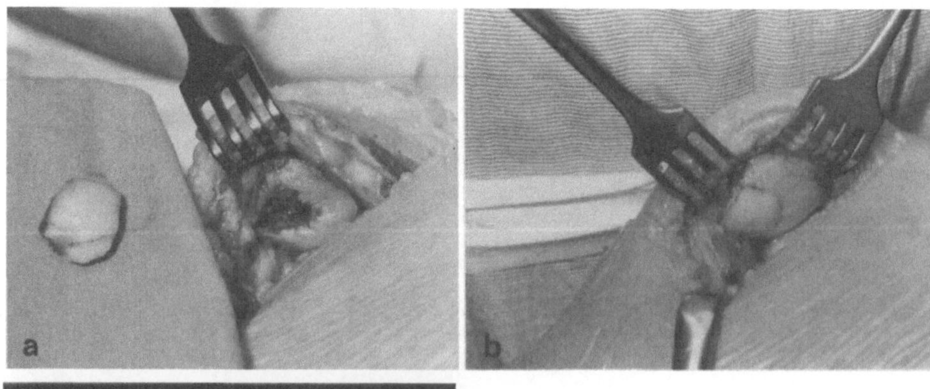

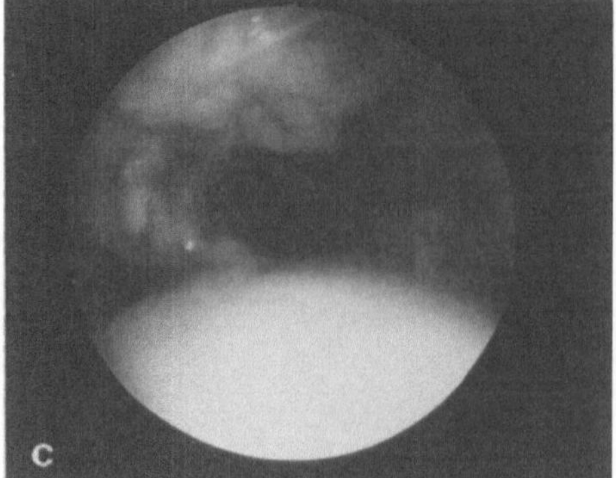

Abb. 1. a 16 Tage alte osteochondrale Fraktur an der rechten Patella (♀, 16 Jahre). **b** Nach Fibrinklebung. **c** Arthroskopischer Befund 3½ Jahre post op.: Chondromalazie, Stadium II

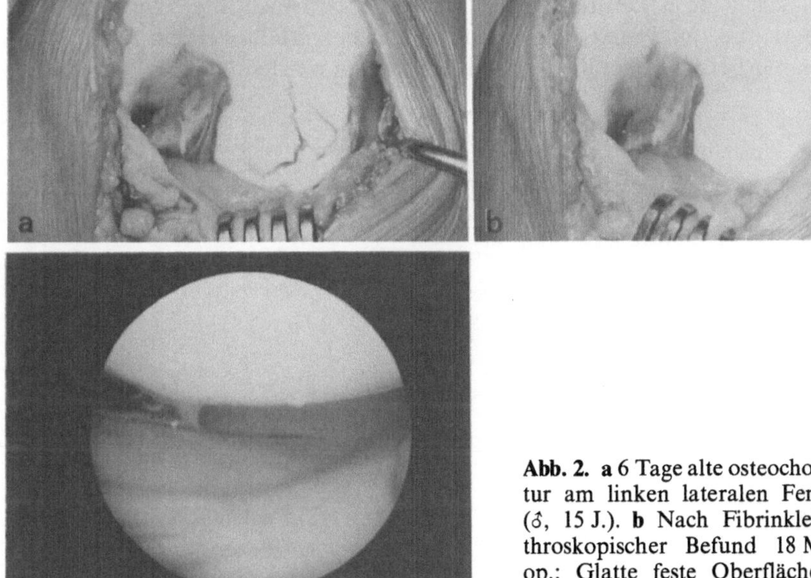

Abb. 2. **a** 6 Tage alte osteochondrale Fraktur am linken lateralen Femurkondylus (♂, 15 J.). **b** Nach Fibrinklebung. **c** Arthroskopischer Befund 18 Monate post op.: Glatte feste Oberfläche, Fragment und Randspalt nicht mehr erkennbar

patellares Reiben nach stärkerer Belastung. 6 Patienten konnten – zuletzt 18–42 Monate nach der Operation – arthroskopisch kontrolliert werden.

Ergebnisse

Die Knorpeloberflächen der replantierten Fragmente waren bei 4 Patienten erweicht, z. T. im Niveau eingesunken und aufgefasert im Sinne einer Chondromalazie des Stadiums II (Abb. 1a–c). Die umgebende Gelenkfläche zeigte keine Veränderungen. Nur bei 2 Patienten waren zum Zeitpunkt der Kontrolle je 18 Monate postoperativ die Oberflächen der replantierten Fragmente glatt, fest und von gleicher Farbe wie der übrige Gelenkknorpel (Abb. 2a–c). Der anfängliche mit Bindegewebe aufgefüllte Randspalt war nicht mehr zu erkennen. In diesen Fällen waren die Fragmente 6 bzw. 9 Tage nach dem Trauma replantiert worden.

Beurteilung

Unsere bisherigen Befunde zeigen, daß bei entsprechender Ruhigstellung mit Fibrinkleber refixierte osteochondrale Fragmente einheilen. Mit degenerativen Knorpelveränderungen als Folge einer Ernährungsstörung ist um so mehr zu rechnen, je länger der Zeitraum zwischen Trauma und Operation ist. Die Grenze scheint etwa bei 2 Wochen zu liegen. Da das klinische Ergebnis trotz deutlicher Degeneration in allen Fällen auch nach 3½ Jahren gut ist, sollten jedoch auch alte osteochondrale Fragmente replantiert und die Gelenkfläche wieder hergestellt werden. Die Fibrinklebung kann hierbei als Methode der Wahl empfohlen werden.

Klinische Erfahrungen mit der Spongiosa-Fibrinkleber-Plastik

B. Stübinger

Die theoretischen Grundlagen und die Applikationstechnik des Fibrinklebers sind bereits in den vorhergehenden Beiträgen ausführlich dargelegt worden. Wir können daher auf weitere Einzelheiten verzichten und berichten kurz über unsere experimentellen Untersuchungen, die dem klinischen Einsatz des Fibrinklebers vorhergingen.

Material und Methode

1. Bei 80 ca. 4 kg schweren Kaninchen wurde mit einer standardisierten Hohlfräse an beiden Beckenschaufeln je eine kortikospongiöse, in sich gevierteilte Scheibe von 1 cm Durchmesser entfernt. Die Reimplantation erfolgte auf der linken Seite immer unter Anwendung des Fibrinklebersystems, auf der rechten Seite ohne Klebung.
2. Bei 30 ca. 20 kg schweren Labradorhunden wurde mit der oszillierenden Säge an einer hinteren Extremität ein Tibiaschaftsegment von 1 cm Länge entnommen. Die Unterschenkel wurden mit einer schmalen 6-Loch-AO-Platte stabilisiert, der verbleibende Hohlraum wurde mit autologer Spongiosa vom gegenseitigen Beckenkamm mit oder ohne Fibrinklebung aufgefüllt.

Ergebnisse

Unsere experimentellen Studien ergaben, daß das Fibrinklebesystem einen begünstigenden Einfluß auf die Einheilung kortikospongiöser Fragmente und auf die autologe Spongiosaplastik hat. Aufgrund dieser Resultate haben wir Tissucol seit über 5 Jahren auch in der klinischen Traumatologie eingesetzt.

Klinische Verwendung

Zunächst führten wir bei problemlosen Frakturen kleinere Spongiosaanlagerungen durch, um erste Erfahrungen zu gewinnen. Durch „das Ankleben" der Spongiosa auf die Bruchzonen wollten wir verhindern, daß es durch Bewegungen der umgebenden Muskulatur und Weichteile zu einer Verschiebung des Transplantates kommt. In der Regel waren das jedoch ausnahmslos Brüche, die sicherlich auch ohne Spongiosaklebung zu versorgen gewesen wären.

Weiter wurden Spongiosaentnahmestellen mit tissucolbenetztem Kollagenvlies verschlossen. Zur Gewinnung des autologen Materials bevorzugen wir den vorderen und den hinteren Beckenkamm, sowie den Trochanter major. Besonders bei Patienten mit pathologischen Gerinnungswerten konnten wir durch die zusätzliche Anwendung des Klebesystems eine signifikant verbesserte Blutstillung erzielen.

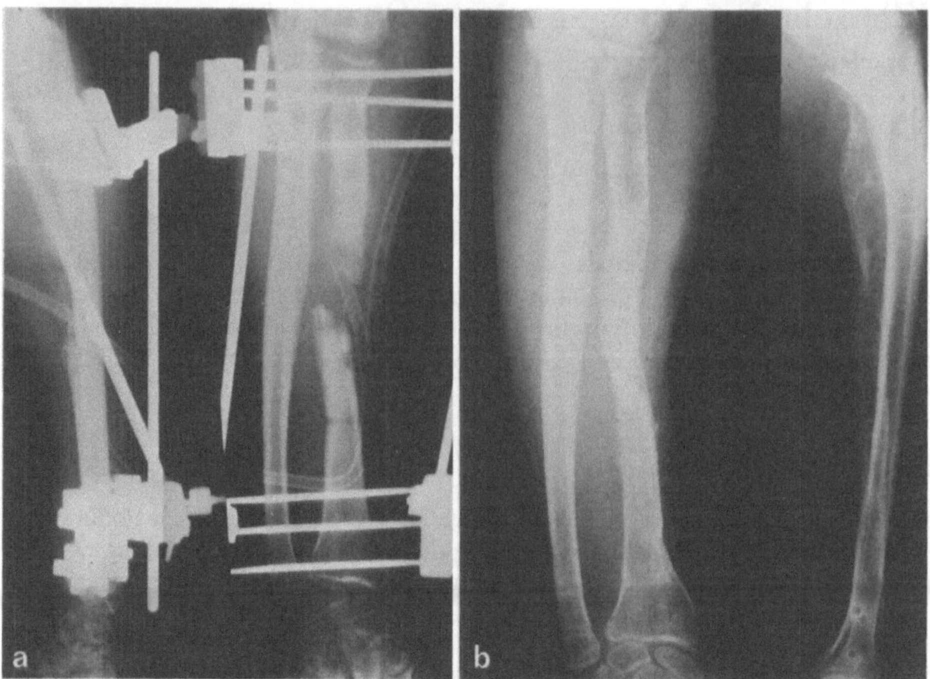

Abb. 1a, b. Röntgenologischer Verlauf einer Fibrin-Spongiosaplastik am Radius. **a** Postoperative Osteomyelitis mit Defektzone nach Verplattung. **b** 4 Monate nach Rekonstruktion knöcherne Überbrückung des ehemaligen Radiusschaft-Defektes; kein Anhalt für Brückenkallus

Gleichzeitig haben wir nach Versiegelung der Knochenwunde jedoch zur Sicherheit immer eine Überlaufdrainage eingelegt. Bei normalen Gerinnungswerten wurde demgegenüber auf die sonst übliche Redon-Drainage verzichtet; bei so versorgten Patienten mußten wir keinerlei Nachblutungen in Kauf nehmen.

Nach diesen ersten Erfahrungen haben wir mehrere langjährige Extremitätenpseudarthrosen unter Verwendung des Fibrinklebesystems versorgt. Grundsätzlich wurde nach den üblichen und gängigen chirurgischen Erfahrungssätzen vorgegangen; d. h. gründliches Ausräumen der Pseudarthrose mit Anfrischen des umgebenden Gewebes, danach reine Anlagerung oder Einplombung der Spongiosafibrinkleberplastik (Abb. 1, 2). Bei mangelnder Stabilität war die Grundvoraussetzung selbstverständlich eine osteosynthetische Stabilisierung mit Platte, Nagel oder Schrauben nach den üblichen Grundregeln der AO.

Bei frischen Frakturen wurden kleinere und mittlere kortikospongiöse Fragmente allein mittels Klebung eingebracht und fixiert. Auch hier erfolgte selbstverständlich primär die Stabilisierung der Hauptfragmente durch Implantate. In keinem dieser so versorgten Fälle mußten wir eine Abstoßung oder Sequestrierung des „nur" mittels Klebung fixierten Anteils registrieren. Sehr kleine und aus dem Periost ausgelöste Anteile wurden grundsätzlich sofort entfernt und durch autologe Spongiosa ersetzt. Aufgrund unserer experimentellen Erfahrungen hielten wir hier eine Replantation nicht für sinnvoll; desgleichen wurden keine reinen Kortikalisfragmente wieder eingeklebt.

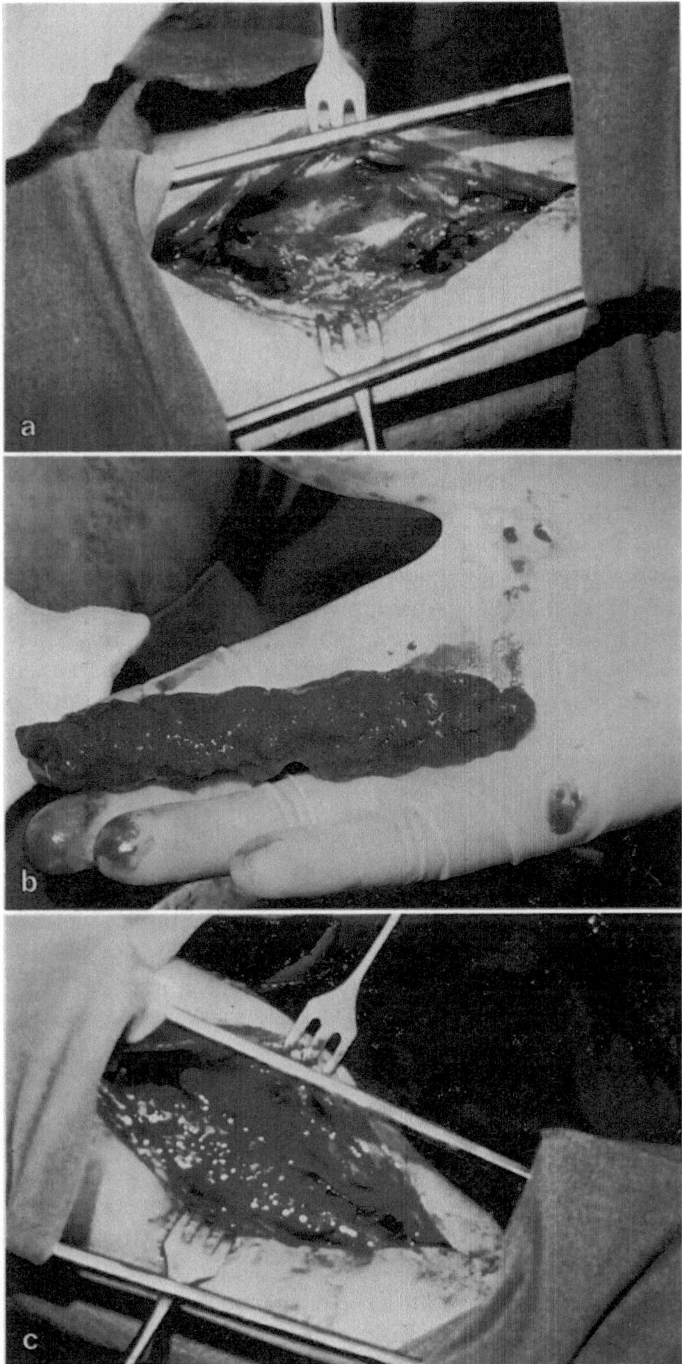

Abb. 2a–c. Operatives Vorgehen bei der Defektüberbrückung. **a** Nach Ruhigstellung mit einem Fixateur externe und mehrfacher Sequestrotomie 7 cm langer Radiusschaft-Defekt. **b** Autologe Fibrinkleber-Spongiosa-Plombe vor Implantation. **c** Situs nach Einpassen des Transplantates

Nach den durchweg positiven Erfolgen mit der Verwendung von Tissucol haben wir in der Folgezeit auch mehrere septische Frakturen mit Tissucol behandelt. Hier ergeben sich ja wesentlich schlechtere Voraussetzungen zu einer erfolgreichen Behandlung, wenn es sich um einen Zustand nach posttraumatischer Osteomyelitis handelt. Neben den rein knöchernen Substanzdefekten liegen oft noch zusätzlich erschwerende Begleitumstände vor. Aufgrund der vorausgehenden rezidivierenden Infektionen finden sich immer wieder narbige und schlechte Weichteillager, oder eine primäre Deckung eines autologen Transplantates ist nicht möglich. Es handelt sich also um echte Problemfälle.

Bedingung für die Anwendung von Tissucol – wie bei sämtlichen bereits erwähnten Patienten – ist auch hier die primär korrekte, chirurgische Therapie. Auf Infektsanierung, Entfernung von nichtstabilisierenden Implantaten, antibiotische Abdeckung, Spül-Saug-Drainage und Fixateur externe soll jedoch an dieser Stelle nicht näher eingegangen werden. Es handelt sich hier um Überbrückung und Auffüllung von knöchernen Defektstrecken oder -höhlen nach Ausheilung oder Sanierung von posttraumatischen Zuständen nach Extremitätenverletzungen. Bei der Versorgung ist es äußerst wichtig, Tissucol nicht im Überfluß zu verwenden. Wir benützen daher jeweils nur geringe Mengen von FKS im Verhältnis zur autologen Spongiosa; zuviel ist nach unseren umfangreichen experimentellen Erfahrungen eher schädlich. Zwischen Transplantat und Empfängerlager darf keine dicke Klebeschicht eingebracht werden! Ein dünner „Fibrinogenfilm" genügt, um in kurzer Zeit einen ausreichend festen Kontakt und damit eine gute Haftung herzustellen. Durch diese verbesserte Fixation wird ja auch rascher eine sichere Vaskularisierung hergestellt, die wiederum einen ungestörten Knochenstoffwechsel bzw. eine begünstigte Einheilungsphase mit sich bringt.

Zusammenfassung

Mit zunehmender Erfahrung haben wir die Indikation zur Anwendung des Klebesystems sorgfältiger gestellt. Besonders bei ausgedehnteren autologen Spongiosatransplantationen nach posttraumatischen Defekten erscheint es uns sinnvoll, zusätzlich Tissucol anzuwenden. Die ausgezeichnete Modellierbarkeit und Haftung der Spongiosafibrinplastik ermöglicht

1. eine gewisse Einsparung an Spongiosa,
2. eine sichere Plazierung des Transplantates mit zügiger Einheilung im Empfängerlager.

Vor allem bei Defekten im Vorarmbereich kommt es so zu keiner Verschiebung und der gefürchteten Brückenkallusbildung bei den ja auf Torsion beanspruchten Knochen (Abb. 1). Selbstverständlich ist nach wie vor die Bedeutung und Wertigkeit einer alleinigen autologen Spongiosaplastik sowie der stabilen Osteosynthese unbestritten. Es erscheint uns jedoch aufgrund unserer Erfahrungen in entsprechenden ausgewählten Fällen durchaus sinnvoll, erprobte Verfahren durch Anwendung von Tissucol, also dem Fibrinklebersystem, zu optimieren.

(Die Versuche wurden größtenteils im Institut für Experimentelle Chirurgie der TU München durchgeführt; Leiter Professor Dr. G. Blümel.)

Der Fibrin-Antibiotikum-Verbund als ergänzende Lokalbehandlung der Osteomyelitis

A. Braun, A. Güssbacher, H. Wahlig und E. Dingeldein

Einleitung

Grundprinzipien der Behandlung chronischer Knochen- und Weichteilinfektionen sind Debridement, Immobilisation und Antibiotikatherapie. Dabei können Antibiotika systemisch oder lokal appliziert werden.

Zur lokalen Therapie der chronischen Osteomyelitis beschrieben Bagdy et al. [1], Bikfali u. Ecke [2] sowie Winter [20] den Verschluß der infizierten Knochenhöhle mit der Eigenblut-Antibiotika-Plombe. Mit der Entwicklung gentamycinhaltigen Polymethylmethacrylats ist die Idee der lokalen Antibiotikumfreisetzung in der Knochenhöhle von Buchholz u. Engelbrecht [9] und Klemm [11, 12] fortgeführt worden. Durch die lokale Applikationsform des Antibiotikums gelingt es, einen ausreichend hohen antibakteriellen Wirkstoffspiegel zu erreichen, ohne den Gesamtorganismus unnötig mit hochdosierten Antibiotika zu belasten. Für die meist schlechten Durchblutungsverhältnisse einer sklerosierenden Osteomyelitis ist die lokale Antibiotikumapplikation wünschenswert.

Der Fibrin-Antibiotikum-Verbund wird von uns seit 1979 klinisch als ergänzende Lokalbehandlung von Knochen- und Weichteilinfektionen verwendet. Die physiologische Matrix und plastische Formbarkeit des Verbundes während der Polymerisation bringen gegenüber den Gentamycin-PMMA-Kugelketten wesentliche Vorteile.

Fibrin hat als biologischer Gewebekleber neue Perspektiven der chirurgischen Technik eröffnet [10] und fördert durch Fibroblastenproliferation und Kapillarisierung eine Beschleunigung reparativer Vorgänge. Das Antibiotikum wird aus dem Verbund hochdosiert am Ort der Entzündung freigesetzt. Fibrin ermöglicht eine primäre Spongiosaplastik, und der anzustrebende primäre Hautverschluß verhindert Super- und Mischinfektionen.

Eine grundlegende Tierstudie erwies die qualitative Wirkstofffreisetzung von Tobramycin aus dem Fibrin-Antibiotikum-Verbund [4, 7]. Untersuchungen zur quantitativen Antibiotikaabgabe liegen sowohl in vitro [15, 17, 19] als auch in vivo [16, 18, 19, 21] vor. Ein Gentamycinderivat mit protrahierter Freisetzungskinetik ist in Entwicklung [19].

Über gute klinische Ergebnisse mit dem Fibrin-Antibiotikum-Verbund wurde bereits berichtet [3, 5, 8, 13, 14]. Vorläufige pharmakokinetische Untersuchungen zur Elution von Gentamycin aus dem Fibrin-Antibiotikum-Verbund liegen vor [6].

Material und Methodik

Wesentliche Voraussetzung zur Anwendung des Fibrin-Antibiotikum-Verbundes als ergänzende Lokalbehandlung ist die chirurgische Sanierung der Osteomyelitis mit Sequestrektomie, Ausmuldung der Knochenhöhle und Anbohren von gut vaskularisiertem Knochen. Zur Herstellung von beispielsweise 4 ml Fibrin-Gentamycin-Verbund mischen wir 2 ml *humanes Fibrinogen* (Tissucol) mit 1 ml wäßriger *Gentamycin-Sulfat-Lösung* (1 ml Aqua destillata + Gentamycinsulfat in Pulverform − 8 mg/kg KG). Die Mischung aus Fibrinogen und Gentamycin wird durch 1 ml *thrombinhaltige* Lösung vernetzt. Mit der Konzentration der Thrombinlösung läßt sich die Geschwindigkeit der Fibrinvernetzung steuern. Es ist zu beachten, daß durch das Antibiotikum die Vernetzung zu Fibrin verlangsamt ist. Der Fibrin-Antibiotikum-Verbund wird in solartigem Zustand in die Knochenhöhle eingebracht. Es kann auch frische autologe, in seltenen Fällen homologe Spongiosa mit Fibrinogen und Gentamycin-Sulfat-Lösung vermischt und unter Vernetzung mit thrombinhaltiger Lösung in die Knochenhöhle eingebracht werden. Die autologe Spongiosa fördert wesentlich die Knochenregeneration. Das Mischungsverhältnis von Spongiosa zu Fibrin-Antibiotikum-Verbund soll ca. 8 : 1 betragen.

Ergebnisse

An der Orthopädischen Klinik und Poliklinik der Universität Heidelberg wurden von April 1979 bis April 1983 49 Behandlungen von Knochen- und Weichteilinfektionen mit dem Fibrin-Antibiotikum-Verbund durchgeführt, dabei kam es in 39 Fällen zur Infektberuhigung (Tabelle 1).

Tabelle 1. Ergebnisse bei 49 Behandlungen von Knochen- und Weichteilinfektionen mit dem Fibrin-Antibiotikum-Verbund

Infektberuhigung:	n = 39
Wundverschluß primär:	23
sekundär:	16
keine Infektberuhigung:	n = 10

Nach klinischer Anwendung des Fibrin-Gentamycin-Verbundes wurde bisher in 18 Fällen die Serum- und in 17 Fällen die Urinkonzentration von Gentamycin gemessen.

Die Serumkonzentrationsbestimmung (Abb. 1 a u. b) erfolgte 1, 2, 4, 8, 24 und 48 h nach Applikation von 250–500 mg Gentamycinsulfat je nach Körpergewicht. Maximale Serumkonzentrationen wurden nach 2–4 h gemessen. Die mittleren Spitzenwerte lagen unter 1 µg. Bei einzelnen Patienten stiegen die Höchstwerte auf 2–3 µg/ml an. 48 h nach der Implantation waren nur noch Spuren von Gentamycin (< 0,05 µg/ml) meßbar. Jedoch konnte bei 3 Patienten Gentamycin noch nach 6 Tagen nachgewiesen werden. Vergleicht man die Gentamycin-Serum-Konzentration nach Fibrin-Gentamycin-Verbund mit derjenigen nach i.m.-Applikation von 80 mg Gentamycin und lokal applizierten PMMA-Kugelketten, so entspricht das Elutionsverhalten der klinischen Forderung einer kurzfristigen, lokal hochdosierten Antibiotikumfreisetzung.

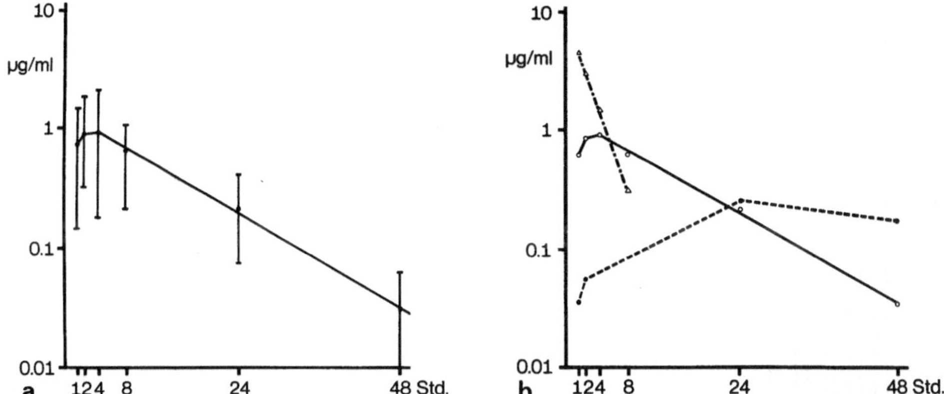

Abb. 1. a Gentamycin-Serum-Konzentration nach klinischer Anwendung des Fibrin-Genta-mycin-Verbundes. 250–500 mg Gentamycinsulfat. n = 18. **b** Vergleichende Gentamycin-Se-rum-Konzentration nach: —·—·—· 80 mg Refobacin im; ——— 250–500 mg Fibrin-Gentamy-cin-Verbund; —————— 250–500 mg PMMA

Die Urinkonzentrationsbestimmung (Abb. 2 a u. b) erfolgte an 7 aufeinanderfol-genden Tagen nach Applikation. Die ersten 3 Tage sind durch hohe Gentamycin-werte gekennzeichnet. Die Mittelwerte lagen zwischen 31 und 8 µg/ml, die Höchst-werte zwischen 90 und 24 µg/ml. Innerhalb von 7 Tagen fiel die Gentamycinkon-zentration im Mittel auf 1,5 µg/ml ab. Im Vergleich hierzu lagen die entsprechen-den Werte nach Implantation von PMMA-Kugelketten von Anfang an und bis zum 4. Tag deutlich unter, danach geringfügig über den nach Applikation von Fibrin-Gentamycin-Verbund gemessenen Werten.

Diskussion

Die lokale Applikation von Antibiotika bei Knochen- und Weichteilinfektionen hat die Priorität chirurgischer Maßnahmen wie Debridement und Stabilisierung nicht ersetzt. Als Alternative zur Spül-Saug-Drainage kann eine protrahierte lokale Anti-biotikumfreisetzung von wesentlicher therapeutischer Bedeutung sein. Humanes, dicht vernetztes Fibrin dient im Fibrin-Antibiotikum-Verbund als biologische Trägersubstanz des Antibiotikums und hat gegenüber dem Polymethylmethacrylat (PMMA) den Vorteil der physiologischen Matrix und der plastischen Formbarkeit während der initialen Vernetzung. Der anfänglich solartige Zustand des Verbundes paßt sich ohne Hämatombildung der Form der osteomyelitischen Höhle an und ermöglicht eine primäre Spongiosaplastik im septischen Milieu des Knochens. Wesentlich ist die Verbindung zu gut vaskularisiertem Knochen. Frische, autologe Beckenkammspongiosa ist bevorzugt zu verwenden. Das Verhältnis von Spongiosa zu Fibrin sollte ca. 8:1 betragen. Ein primärer Wundverschluß ist anzustreben. Nicht geeignet erscheint die Verwendung des Fibrin-Antibiotikum-Verbundes bei Verbleib von alloplastischem Material im Wundbett. Die durch Antibiotikabei-mischung bedingte Verzögerung der Gerinnungszeit kann durch höhere Thrombin-konzentration gesteuert werden.

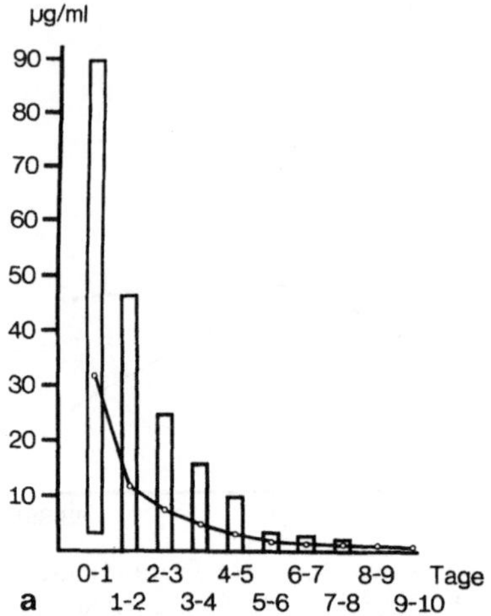

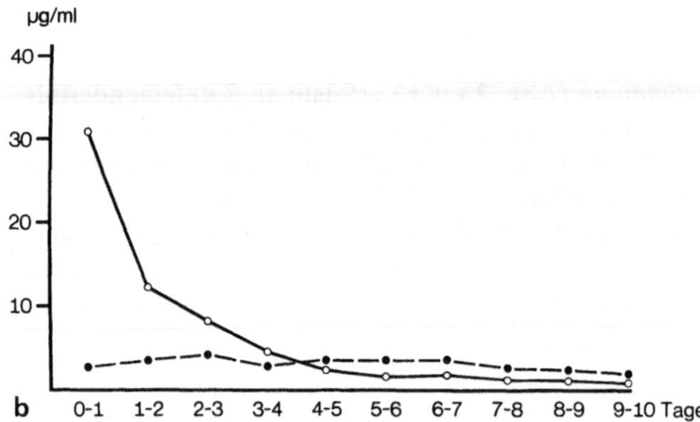

Abb. 2. a Gentamycin-Urin-Konzentration nach klinischer Anwendung des Fibrin-Gentamycin-Verbundes. 250–500 mg Gentamycinsulfat. n = 17. **b** Vergleichende Gentamycin-Urin-Konzentration nach Gentamycin-PMMA-Kugelketten und Fibrin-Gentamycin-Verbund. —— 250–500 mg Gentamycinsulfat im FGV, – – – 250–500 mg Gentamycin in PMMA-Ketten

Keim- und Resistenzbestimmung müssen jeder Fibrin-Antibiotikum-Applikation vorausgehen. Bei der Verwendung von Gentamycinsulfat sollte aufgrund der pharmakokinetischen Untersuchungen die höchste Dosis von 10 mg/kg KG nicht überschritten werden. Präoperativ sollten Kreatinin und Harnstoff im Normbereich liegen.

Für die relativ hohe Amplitude der Streuwerte bei Serum- und Urinkonzentrationsbestimmungen von Gentamycin aus dem Fibrin-Antibiotikum-Verbund gibt es verschiedene Erklärungen:

1. die unterschiedliche Applikationsmenge von Gentamycin,
2. den Verlust von Gentamycin im Wundsekret über das Drainagesystem,
3. die biologische Bindung von Gentamycin an Fibrin und an Transplantatspongiosa,

4. die unterschiedliche Vaskularisation um den Fibrin-Antibiotikum-Verbund als Kriterium für den Abtransport von eluiertem Gentamycin.

Vom Gentamycinderivat G_4 ist eine verzögerte Elutionskinetik zu erwarten. Eine biphasische Wirkstofffreisetzung durch Kombination von Gentamycinsulfat und G_4 wäre möglich. Das Verfahren des Fibrin-Gentamycin-Verbundes dient zur ergänzenden Lokalbehandlung von Knochen- und Weichteilinfektionen, da in den ersten Tagen nach der Behandlung ein ausreichender lokaler antibakterieller Effekt zu erwarten ist und Fibrin reparative Vorgänge und Gewebsneubildung fördert.

Literatur

1. Bagdy D, Gerendas M, Winter L (1963) Thrombin-Fibrin-Produkte und ihre therapeutische Anwendung. VEB Fischer, Jena S 157
2. Bikfali A, Ecke H (1960) Die Behandlung der chronischen Osteomyelitis mit der Eigenblut-Antibiotika-Plombe. Bruns Beitr Klin Chir 201
3. Bösch P, Braun F, Spängler HP (1977) Die Technik der Fibrin-Spongiosaplastik. Arch Orthop Unfall Chir 90:63
4. Braun A, Kratzat R, Heine WD, Pasch B (1980) Der Fibrin-Antibiotikum-Verbund im Tierexperiment zur lokalen Therapie des staphylokokkeninfizierten Knochens. Hefte Unfallheilkunde 148:809
5. Braun A, Schumacher G, Kratzat R, Heine WD, Pasch B (1982) Erste klinische Erfahrungen mit dem Fibrin-Tobramycin-Verbund bei Knocheninfektionen. Hefte Unfallheilkunde 157:66
6. Braun A, Wahlig H, Dingeldein E (1982) Freisetzungskinetik von Gentamycin nach klinischer Anwendung des Fibrin-Gentamycin-Verbundes bei der Osteomyelitis. Vortrag: 69. Tagung der Deutschen Gesellschaft für Orthopädie und Traumatologie, Mainz
7. Braun A, Schumacher G, Kratzat R, Heine WD, Pasch B, Roesler H (1982) Der Fibrin-Antibiotikum-Verbund im Tierexperiment. In: Cotta H, Braun A (Hrsg) Fibrinkleber in Orthopädie und Traumatologie. Thieme, Stuttgart, S 172
8. Braun A, Güßbacher A, Rohe K (1982) Experiences with the Fibrin-Antibiotic-Complex in bone and soft tissue infection. J Head Neck Pathol 3:73
9. Buchholz HW, Engelbrecht H (1970) Über die Depotwirkung einiger Antibiotika bei Vermischung mit dem Kunstharz Palacos. Chirurg 41:511
10. Cotta H, Braun A (1982) Fibrinkleber in Orthopädie und Traumatologie. Thieme, Stuttgart
11. Klemm K (1974) Die Behandlung der posttraumatischen Osteomyelitis mit antibiotikahaltigen Kunststoffkugeln. Vortrag: Symposium Traumatologicum, Brünn
12. Klemm K (1977) Gentamicin-PMMA-Ketten – eine Alternative zur Spül-Saugdrainage bei Knochen- und Weichteilinfektionen. Langenbecks Arch Chir 345:609
13. Kratzat R, Braun A, Schumacher G (1982) Erste klinische Erfahrungen mit dem Fibrin-Antibiotikum-Verbund bei Knochen- und Weichteilinfektionen. Akt Chir 17:58
14. Kratzat R, Braun A, Schumacher G (1981) Erste klinische Erfahrungen mit dem Fibrin-Antibiotikum-Verbund bei der Osteomyelitis. Orthop Praxis 10:852
15. Redl H, Stanek G, Hirschl A, Schlag G (1982) Fibrinkleber-Antibiotika-Gemische, Festigkeit und Elutionsverhalten. In: Cotta H, Braun A (Hrsg) Fibrinkleber in Orthopädie und Traumatologie. Thieme, Stuttgart S 178
16. Schumacher G, Braun A, Kratzat R, Fabricius K, Roesler H, Plaue R (1982) Zur Antibiotikumdiffusion aus dem Fibrin-Gentamycin-Verbund (tierexperimentelle Ergebnisse). In: Parsch K, Plaue R (Hrsg) Hämatogene Osteomyelitis und posttraumatische Osteitis. Med. Lit. Verlagsgesellschaft, Uelzen, S 28
17. Ulatowski L, Goymann V, Meier M, Thümler P (1980) In-vitro-Ausdiffusion aus einem Fibrin-Antibiotika-Verbund. Orthop Praxis 10:831

18. Ulatowski L, Meier M, Goymann V, Thümler P (1982) Pharmakokinetik eines Fibrin-antibiotikumverbundes. In: Cotta H, Braun A (Hrsg) Fibrinkleber in Orthopädie und Traumatologie. Thieme, Stuttgart, S 196
19. Wahlig H, Dingeldein E, Braun A, Kratzat R (1982) Fibrinkleber und Antibiotika-Untersuchungen zur Freisetzungskinetik. In: Cotta H, Braun A (Hrsg) Fibrinkleber in Orthopädie und Traumatologie. Thieme, Stuttgart S 182
20. Winter L (1951) Management of chronic osteitis and osteomyelitis with a coagulum of autogenous blood + Penicillin + Thrombin. J Int Surg 1:500
21. Zilch H, Drehsen R, Lambris E, Hahn H (1982) Diffusionsverhalten von Cefotaxim aus der Fibrin-Antibiotika-Plombe im Tierversuch. In: Cotta H, Braun A (Hrsg) Fibrinkleber in Orthopädie und Traumatologie. Thieme, Stuttgart, S 191

Die Fibrinspongiosaplastik beim Hüftgelenkersatz mittels zementfreier Judet-Prothesen

N. Wolf, J. Scheele, W. Link und H. Beck

1970 entwickelte Judet in Paris eine zementfreie Poro-Metallendoprothese mit wabenähnlicher, poröser und alveolärer Oberfläche, deren Aushöhlungen der neu einwachsende Knochen ausfüllen sollte, um so eine innige Verbindung herzustellen, die den späteren mechanischen Belastungen gerecht werden konnte.

Die erwartete Dauerfestigkeit konnte in Tierversuchen, später auch anhand von explantierten Prothesen bestätigt werden.

Bei Vorliegen eines guten Implantatlagers ist der Einbau der Prothese technisch aufwendig, aber meist problemlos. Im Falle eines Prothesenwechsels liegen jedoch häufig ausgedehnte Knochendefekte vor, die eine ausgiebige Spongiosaübertragung notwendig machen. Zur Fixierung dieser Spongiosaplastik haben wir in zunehmendem Maße die Fibrinklebung eingesetzt.

Bösch et al. [1] haben in einem Bericht über die klinische Anwendung des Fibrinklebesystems (FKS) in Verbindung mit Knochentransplantaten zur Auffüllung von Knochendefekten einen beschleunigten, homogenen Einbau des transplantierten Knochens beschrieben. Als weitere Vorteile wurden die hämostyptische und adhäsive Potenz des Gewebeklebers sowie die Eigenschaft der plastischen Verformbarkeit hervorgehoben.

An der Chirurgischen Universitätsklinik Erlangen-Nürnberg wurden von Juli 1980 bis Juli 1982 116 Patienten mit einer zementfreien Judet-Endoprothese versorgt. In 16 Fällen handelte es sich um einen TEP-Wechsel bei gelockerten, mit Zement eingebrachten Hüftgelenkprothesen.

Neben der autologen Hüftkopfspongiosa und dem Spongiosabrei, der beim Ausfräsen der Pfanne gewonnen wird, wurde zur Sicherung des Implantatlagers auch homologe Gefrierspongiosa aus den Hüftgelenkköpfen anderer Patienten verwendet. Die Fibrinspongiosaplastik kam im Bereich des Pfannengrundes, des Pfannendaches sowie im Femurschaftbereich zum Einsatz.

Bei Coxarthrosen mit flachen Pfannen wird nach einem Vorschlag von Judet der Pfannengrund halbrund bis kreisförmig ausgemeißelt, bis dieser federnd nachgibt. Der beim Fräsen gewonnene Spongiosabrei und bisweilen auch Eigenspongiosa aus dem Hüftkopf wird auf dem Pfannenboden eingebracht und mit den beiden Komponenten des Fibrinklebesystems durchschichtet. Dann erst wird die Pfanne eingeschlagen. Bei dieser künstlichen Protrusion der Pfanne baut sich die innere Knochenbegrenzung rasch wieder auf.

Umfangreiche Fibrinspongiosaplastiken werden bei Prothesenwechseln notwendig. Hier findet sich oft ein ausgedehnter Knochenabbau im Pfannen- und im Schaftbereich.

Ziel der Implantationstechnik zementfreier Hüftgelenkendoprothesen muß es sein, alle wandständigen Implantatanteile mit Knochenmaterial zu umschließen. Im Falle des Prothesenwechsels benutzen wir jeweils größere Mengen homologer

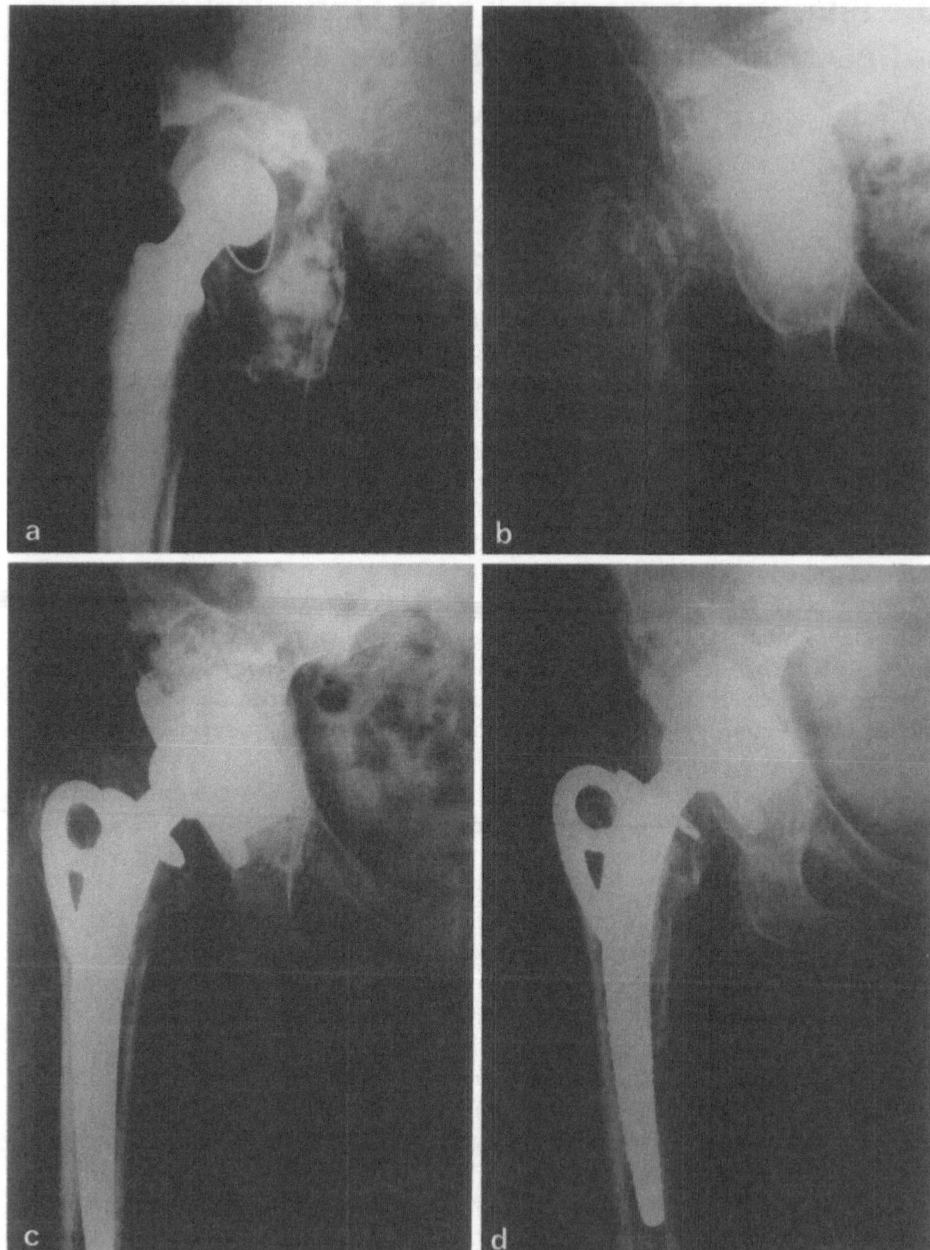

Abb. 1 a–d. Röntgenverlauf nach Wechsel einer Hüftgelenktotalprothese bei einer 60jährigen Patientin. **a** Ausgangssituation. **b** 4 Monate nach Prothesenexplantation und Fibrin-Spongiosaplastik im Pfannenbereich tragfähiges Pfannenlager. **c** Unmittelbar postoperativer Befund nach Implantation einer Judet-Totalprothese mit nochmaliger Fibrin-Spongiosaplastik am Pfannendach und Pfannengrund. **d** 6 Monate postoperativ sichere knöcherne Verankerung der Prothesenpfanne

Gefrierspongiosa aus unserer Knochenbank zum Auffüllen der Knochendefekte im Pfannen- und im Schaftbereich.

Wenn die Judet-Pfanne nicht völlig mit dem knöchernen Rand abschloß, oder die natürliche Pfanne zu flach war, haben wir die Fibrinspongiosaplastik zur Rekonstruktion des Pfannendaches eingesetzt. Beim Einschlagen der Judet-Pfanne werden die Spongiosabröckel so angelagert, daß die Pfanne gut verkeilt, und bei verschraubbaren Randpfannen das Pfannendach durch Unterfütterung des Randes mit Spongiosa entsprechend vergrößert wird. Die plastische Verformbarkeit und die Haftfestigkeit der Fibrinspongiosaplastik haben sich hierbei besonders bewährt.

In Abb. 1a findet sich bei einer 60jährigen Frau eine langandauernde Pfannenlockerung mit großen Knochendefekten im Pfannenlager. Die Explantation der Prothese mit nachfolgender Fibrinspongiosaplastik aus 7 Hüftgelenkköpfen führte zu einem tragfähigen Pfannenlager (Abb. 1b). Hier wurde in einer weiteren Operation eine Judet-Prothese implantiert, die sicher einheilte (Abb. 1c). Abbildung 1d zeigt die Situation nach einem halben Jahr; die Patientin hat zu diesem Zeitpunkt seit 2 Monaten voll belastet.

Insgesamt haben wir 88mal eine Fibrinspongiosaplastik im Bereich des Pfannengrundes, 24mal am Pfannendach und 32mal im Bereich des Femurschaftes durchgeführt. Der intra- und postoperative Blutverlust konnte durch das Fibrinklebesystem nicht signifikant vermindert werden. Die röntgenologischen Kontrolluntersuchungen haben in allen Fällen einen sichtbaren knöchernen Einbau erkennen lassen. Entsprechend unserer 2jährigen Erfahrung glauben wir, daß sich das Fibrinklebesystem in Verbindung mit der Spongiosaplastik bei der Implantation von Judet-Prothesen, speziell beim Prothesenwechsel bewährt hat, besonders aufgrund der adhäsiven Eigenschaft bzw. durch die Möglichkeit der plastischen Formbarkeit.

Literatur

1. Bösch P, Lintner F, Braun F (1979) Die autologe Spongiosatransplantation unter Anwendung des Fibrinklebesystems im Tierexperiment. Wien Klin Wochenschr 91:628–633
2. Judet R, Signier M, Brumpt B, Judet T (1978) A noncemented total Hip prosthesis. Clin Orthop Rel Res 137:76–84
3. Judet R (1979) Zementfreie Verankerung von Hüftendoprothesen. Z Orthop 117:476–477
4. Pflüger G, Bösch P, Grundschober F, Kristen H, Plenk H jr, Schieder S (1979) Untersuchungen über das Einwachsen von Knochengewebe in poröse Metallimplantate. Wien Klin Wochenschr 91:482–487

Fibrinklebung und kältekonservierte, homologe Spongiosa – Indikation, klinische Erfahrungen und Ergebnisse beim Wiederholungseingriff in der Hüftgelenkendoprothetik

R. Ascherl, K. Geissdörfer, F. Lechner und G. Blümel

Durch den unaufhaltsamen Siegeszug der Gelenkendoprothetik ist die Implantation von Kunstgelenken, vor allem an der Hüfte, mittlerweile Standardeingriff auch kleinerer und mittlerer orthopädischer und knochenchirurgischer Abteilungen geworden. Die begrenzte Lebensdauer der Alloarthroplastik hat jedoch ein Sekundärkrankengut geschaffen, das die immer wieder aufkommende Euphorie dämpft und nachdenklich stimmt.

Die Reoperationen nach Gelenkersatz der Hüfte haben sowohl relativ wie absolut zugenommen, sie machten zuletzt im eigenen Krankengut immerhin über 17% aller endoprothetischen Eingriffe am Hüftgelenk aus, wobei die aseptische Pfannenlockerung mit 57% die Hauptindikation für einen Wiederholungseingriff darstellte. Das fortgeschrittene Alter der Patienten, die ausgedehnte Osteoporose und die oft bis ins kleine Becken reichende Osteolyse erschweren die Reimplantation und zwingen nicht selten zu aufwendigen Verbundkonstruktionen aus Metall, Kunststoff und Knochenzement mit deutlich verkürzter Haltbarkeit.

Knochenplastiken der Defekthöhlen könnten dagegen ein langfristiges und dauerhaftes Resultat ergeben; autologes Material steht in der Regel nicht zur Verfügung, so daß die biologische Defektüberbrückung nur durch heterologen Knochen oder konservierte homologe Spongiosa ermöglicht werden kann.

Krankengut und Methode

Bei diesen Problemfällen mit ausgedehnter Osteolyse im Pfannenbereich, Pfannenprotrusion und Zystenbildung verwenden wir seit April 1981 routinemäßig kältekonservierte Fremdspongiosa, die aus den Schenkelhalsresektaten anderer Hüftoperationen stammt. 49 Patienten wurde homologe Spongiosa von 51 Spendern übertragen, bei 2 Patienten war also zur Defektfüllung Spongiosa von zwei verschiedenen Spendern notwendig. Die Kunstgelenke waren im Mittel 6,2 Jahre implantiert, das Durchschnittsalter der Patienten betrug 67,4, das der Spender 62,6 Jahre (Tabelle 1).

Bei 24 Patienten erfolgte die Transplantation mit gleichzeitiger Applikation von Fibrinklebesystem (Tissucol), wobei stets die niedrig konzentrierte Thrombinlösung unter Aprotininzusatz verwendet wurde. Die Konservierungszeit bei den Transplantaten mit Tissucol betrug im Mittel 41,3 Tage (Maximum: 105 Tage), das der homologen Verpflanzungen ohne zusätzliche Applikation von Fibrinkleber 31,4 Tage (Maximum: 98 Tage) (Tabelle 1).

Die Kältekonservierung homologer Spongiosa aus Schenkelhalsresektaten erfolgt entweder als ganze Hüftköpfe oder, nach Entfernung des Knorpels und der subchondralen Spongiosa, in Form von mit der oszillierenden Säge geschnittenen

Tabelle 1. Klinische Daten zur Transplantation kältekonservierter homologer Spongiosa beim Wiederholungseingriff in der Hüftgelenkendoprothetik

Implantationsdauer des Kunstgelenkes:	$\bar{x} = 6{,}2$ a	
Durchschnittsalter der Empfänger:	$\bar{x} = 67{,}4$ a	
Durchschnittsalter der Spender:	$\bar{x} = 62{,}6$ a	
	Spender n = 51	Empfänger n = 49
Kältekonservierte Spongiosa ohne Tissucol	n = 27 (60,0 a)	n = 25 (66,5 a)
Kältekonservierte Spongiosa mit Tissucol	n = 24 (65,2 a)	n = 24 (68,3 a)
Konservierungsdauer	Durchschnitt	Streubreite
Kältekonservierte Spongiosa ohne Tissucol	$\bar{x} = 31{,}4$	2– 98 d
Kältekonservierte Spongiosa mit Tissucol	$\bar{x} = 41{,}3$	3–105 d

Knochenchips. Der Knochen wird nach Präparation in sterile Plastikbeutel oder Aluminiumschalen doppelt eingetütet. Die Lagerung vor dem Einfrieren kann in antibiotikahaltiger Ringer-Lösung erfolgen. Die erste Aufbewahrung im Tiefkühlschrank bei bis $-90\,°$C erfolgt bis zum Ergebnis der Hepatitis- und Lues-Serologie in einem separaten Fach und ist für die Transplantation vorläufig nicht zugelassen. Patienten mit anamnestischem Hinweis auf Leber- und venerische Erkrankungen scheiden als Spender von vorneherein aus. Das Auftauen erfolgt entweder in körperwarmer Ringer-Nebacetin-Lösung oder bei Raumtemperatur. Vor der Verpflanzung werden die Knochenbruchstücke weiter auf ca. erbsgroße Stückchen zugeschnitten. Die Applikation des Klebergemisches erfolgt auf dem Instrumententisch, wobei das Transplantat gleichmäßig mit Tissucol vermengt wird.

Ergebnisse

Die bisherige Beobachtungsdauer von maximal 18 Monaten läßt lediglich eine vorläufige Wertung von Transplantat- und Applikationstechnik zu. Klinisch haben wir in beiden Gruppen bislang gleichermaßen gute Ergebnisse gesehen:

Abstoßungsreaktionen wurden nicht beobachtet; in einem Fall einer 79jährigen Patientin war eine Infektion mit Staphylococcus aureus aufgetreten. Die Fistel reichte nicht bis zum Knochen, weder klinisch noch radiologisch oder szintigraphisch war eine Osteomyelitis nachweisbar.

Auf die Verwendung von Zusatzimplantaten konnte bis auf einen Fall immer verzichtet werden.

Die Remobilisation der Patienten wurde unter möglichst früher Vollbelastung durchgeführt, was in der Regel nach 12–14 Tagen erreicht werden konnte. Der Klinikaufenthalt betrug selten mehr als 3½ Wochen.

Wegen der Überlagerungen durch den Knochenzement ist die radiologische Beurteilung am Acetabulum nicht immer eindeutig möglich. In den Fällen mit guter radiologischer Kontrollmöglichkeit und entsprechend langer Beobachtungsdauer fand sich jedoch stets eine befriedigende bis gute Konsolidierung des Transplantates. Eine eindeutige Überlegenheit der Transplantate mit Fibrinzusatz ist bislang nicht feststellbar; in einigen Fällen aber scheint das Fibrinklebesystem einen wesentlichen Beitrag zur knöchernen Ausheilung der ehemaligen Defektbereiche geleistet zu haben.

Fallbeispiele

R. H., 82 Jahre: Die beidseitig mit Totalprothesen versorgte Patientin war an der rechten Hüfte 3mal reoperiert worden. Eine Osteomyelitis im proximalen Schaftbereich, die weite Strecken der lateralen Kortikalis destruierte, zwang zum Prothesenwechsel. Die angelegten homologen Knochenchips haben innerhalb eines halben Jahres den Aufbau einer „Neokortikalis" induziert (Abb. 1).

D. A., 79 Jahre: Der Defekt im Bereich des Pfannengrundes wurde bei dieser Patientin mit homologer Spongiosa unter gleichzeitiger Applikation von Fibrinkleber aufgefüllt. Die radiologischen Kontrollen zeigen einen zunehmenden knöchernen Durchbau im Bereich des Pfannengrundes (Abb. 2).

Diskussion

Bei der Übertragung von bis minus 90 °C-kältekonservierter, homologer Spongiosa handelt es sich nicht um ein überlebendes, vitales, osteopotentes Transplantat. Unsere mikromorphologischen Untersuchungen stehen im Einklang mit den Befunden von Burwell [3], der ebenfalls überwiegend und fast ausschließlich verdämmernde und nekrotische Knochenzellen bei dieser Lagerungstemperatur gesehen hat (Abb. 3). Ausmaß und Anzahl der Nekrosen stehen dabei nicht in engem Zusammenhang mit der Konservierungszeit und offensichtlich nur in geringem Maße mit der Lagerung bei Raumtemperatur nach dem Auftauen des Spongiosaknochens. Aufgrund der Avitalität des Transplantates schlägt Kalbe [5] den Begriff „Implantat" vor. Dick u. Morscher [4], die bei gleicher Indikation homologe kältekonservative Spongiosa mit gutem Erfolg für die Verankerung von zementfreien Pfannen verwenden, sprechen sogar lediglich von „Werkstoff". Ob die von Schmit-Neuerburg [7] verwendete rasche Abkühlung der Spongiosa in flüssigem Stickstoff Vorteile bietet, haben wir nicht überprüft.

Die beobachtete Knochenneubildung scheint somit eher auf dem Wege der Osteoinduktion, der biochemischen Wechselwirkung zwischen Wirt und Transplantat, im Sinne einer Metaplasie abzulaufen; Osteogenese durch überlebende Osteoblasten ist, unseren Untersuchungen nach, undenkbar.

Das von Urist et al. [10] beschriebene „bone morphogenetic protein" oder ein möglicherweise noch vorhandenes „calcification initiator protein" dürften jedoch gerade bei dieser Konservierungstechnik und -temperatur erhalten bleiben.

Kalbe [5] hat bei vorwiegend traumatologischer Indikation für kältekonservierte homologe Spongiosa überwiegend gute Ergebnisse gesehen.

Für die zusätzliche Applikation von Fibrinkleber, auch bei der kältekonservierten homologen Spongiosatransplantation, sprechen die Befunde von Stübinger et al. [8, 9], Bösch et al. [1, 2] sowie von Rupp u. Stemberger [6]. Zilch [11] hat in

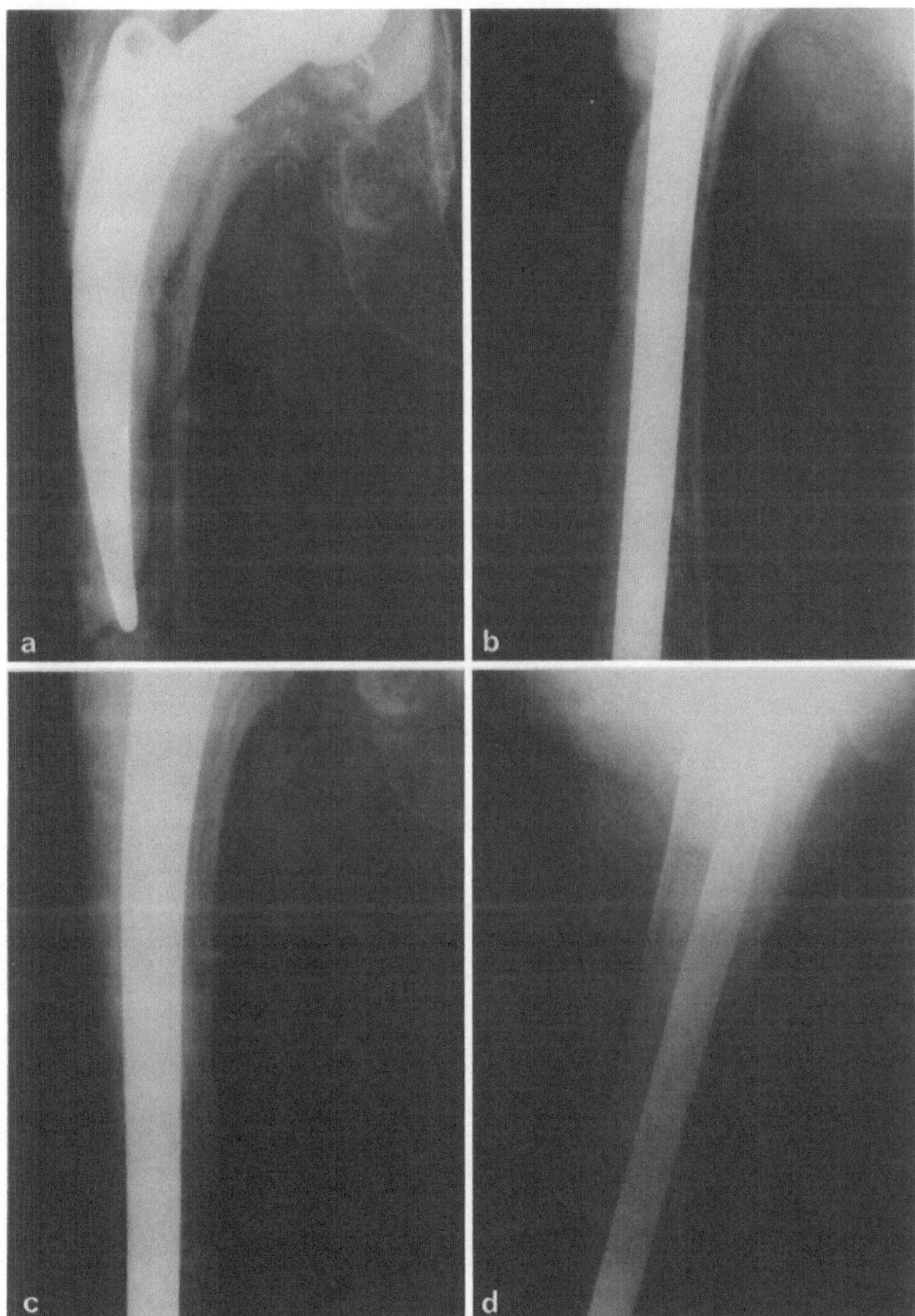

Abb. 1. Knöcherne Konsolidierung durch das homologe Transplantat im Defektbereich des proximalen Femurs (Patient R. H.)

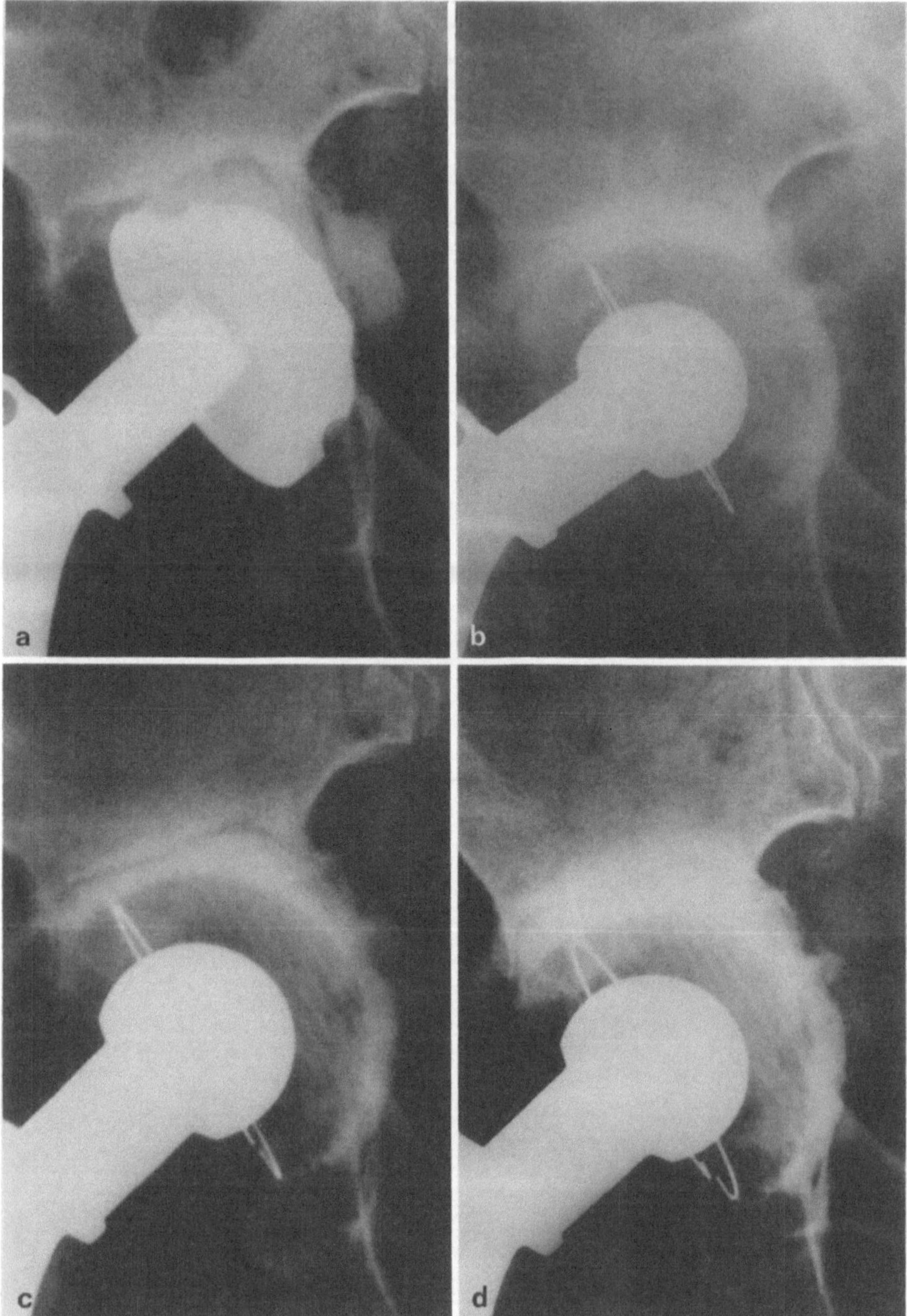

Abb. 2. Überbrückung des nicht unerheblichen Substanzverlustes im Bereich der Linea terminalis nach homologer kältekonservierter Spongiosatransplantation und Fibrinklebung (Patient D. A.)

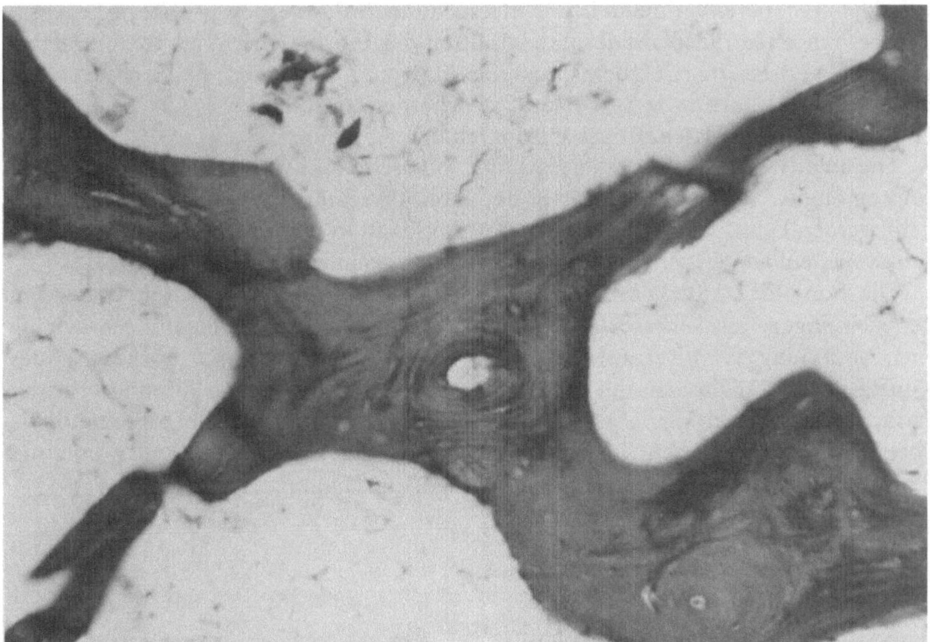

Abb. 3. Knochenzelluntergänge im Transplantat nach 2monatiger Konservierung. (Elastica Ladewig, Vergr. 21,5 : 1)

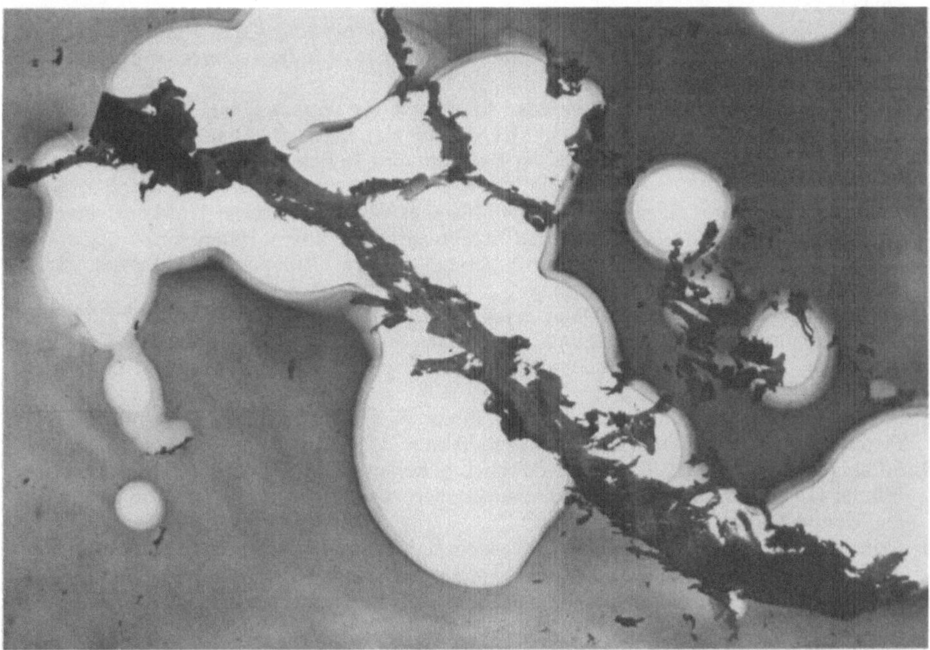

Abb. 4. Gewebeständige, fibrinolytische Aktivität der kältekonservierten homologen Spongiosa in der Fibrinolyseautographie nach Todd: Lysegrad III in der Einteilung nach Pandolfi (Vergr. 3,4 : 1)

ausgedehnten tierexperimentellen Untersuchungen die verbesserte Revaskularisation des Knochentransplantates unter Einfluß des Fibrinklebers gesehen und dabei auch die verbesserte Gefäßeinsprossung in Kieler Spongiosa beobachtet. Auch Bösch et al. [2] haben die verbesserte knöcherne Konsolidierung von heterologen Transplantaten bei gleichzeitiger Fibrinklebung gefunden.

Die relativ hohe gewebeständige fibrinolytische Aktivität der kältekonservierten homologen Spongiosa, wie sie in der Fibrinolyseautographie nach Todd dargestellt werden kann, scheint die zusätzliche Applikation von Fibrinkleber zu begründen, wobei ein ausreichender Aprotininzusatz notwendig erscheint (Abb. 4).

Die homologe kältekonservierte Spongiosa scheint, nach unseren bisherigen Beobachtungen, ein sehr geeignetes Mittel zur biologischen Defektüberbrückung und Auffüllung von Resorptionshöhlen bei Problemfällen mit Lockerung des Kunstgelenks; auf Zusatzimplantationen von Metall- oder Kunststoffgerüsten kann dadurch weitgehend verzichtet werden. Möglicherweise wird die osteoinduktive Potenz des konservierten Transplantates durch die zusätzliche Applikation des Fibrinklebers gesteigert und das Implantatlager zur Heilung angeregt.

Literatur

1. Bösch P, Braun F, Spängler HP (1977) Die Technik der Fibrinspongiosaplastik. Arch Orthop Unfall Chir 90:63–75
2. Bösch P, Lintner F, Arbs H, Brand G (1980) Experimental investigations of the effect of the fibrin adhesive on the Kiel heterologous bone graft. Arch Orthop Traumatol Surg 96:177–185
3. Burwell RG (1966) Studies in the transplantation of bone VIII. Treated composite homograft-autografts of Cancellous bone: An analysis of inductive mechanisms in bone transplantation. J Bone Joint Surg 48 B/3:532–566
4. Dick W, Morscher E (1982) Homologe Spongiosa als Werkstoff bei Problemfällen der Hüftarthroplastik. In: Hackenbroch MH, Refior HJ, Jäger M (Hrsg) Osteogenese und Knochenwachstum – Möglichkeiten der Beeinflussung in Experiment und Klinik. Thieme, Stuttgart New York
5. Kalbe P (1980) Die Transplantation von allogener kältekonservierter Hüftkopfspongiosa. Grundlagen, Indikationen, Technik und Ergebnisse. Dissertation, Hannover
6. Rupp G, Stemberger A (1978) Fibrinklebung in der Orthopädie. Med Welt 18/29: 766–767
7. Schmit-Neuerburg KP (1978) Defektersetzung am distalen Unterschenkel mit kältekonservierter homologer Kortikalis und stabiler Osteosynthese. In: Schriftenreihe Unfallmedizinische Tagungen des Landesverbandes der gewerblichen Berufsgenossenschaften, Heft 29, S 44
8. Stübinger B, Fritsche HM, Prokscha GW, Blümel G (1982) Die „Spongiosa-Fibrinkleber-Plombe" zur Überbrückung von Knochendefekten. Z Orthop 120:445
9. Stübinger B, Fritsche H-M, Wriedt-Lübbe I, Senekowitsch R, Erhardt W, Stemberger A, Blümel G (1981) Experimentelle Untersuchungen zur Überbrückung von Knochendefekten. Hefte Unfallheilkunde 153:80–83
10. Urist MK, Granstein R, Noganin H, Svenson L, Murphy K (1977) Transmembrane bone morphogenesis across walled diffusion chamber. Arch Surg 112/5:612–619
11. Zilch H (1981) Der Einfluß des Fibrinklebers auf die Revaskularisierung des Knochentransplantates. Unfallheilkunde 84:353–362

Fibrinklebung bei Sehnenläsionen –
Experimentelle Ergebnisse und klinische Aspekte

K. Glückert, H.-J. Pesch und G. Weseloh

Aus der klinisch-operativen Erfahrung ist geläufig, daß Sehnen oder Bänder nie glatt reißen, sondern daß es immer zu einer Zerspleißung mit großen verzahnten Rißflächen kommt. Eine optimale anatomische Rekonstruktion ist meist nicht möglich. Aus Gründen genügender mechanischer Belastbarkeit in der ersten Phase der Wundheilung ist z.T. sehr viel Nahtmaterial erforderlich, das wiederum Nekrosen erzeugt und die Restitution der Sehne eher nachteilig beeinflußt. Das Fibrinklebesystem bietet sich dagegen zur atraumatischen und anatomisch besseren Rekonstruktion an.

Im Tierexperiment wurde deshalb an einer definierten Sehnenläsion untersucht, ob durch Fibrinklebung die anatomische Rekonstruktion, die Ausheilungszeit und die Belastbarkeit günstig beeinflußt werden kann.

Material und Methode

Bei 27 erwachsenen Kaninchen wurde das Ligamentum patellae an beiden Kniegelenken subtotal schräg inzidiert und die Kontinuität rechts durch Prolene 5×0-Einzelknopfnähte und links durch Fibrinkleber wieder hergestellt (Abb. 1a–d). Die Gelenke wurden nicht ruhiggestellt.

Nach 3 Tagen, 1, 2, 3, 4 und 6 Wochen wurden die Sehnen von 18 Tieren histologisch (HE, PAS, nach v. Gieson und Turnbull) und von 9 Tieren mechanisch mit einer Universalprüfmaschine (Instron Ltd., Modell 1114, Kraftmeßbereich 50 kp. Prüfgeschwindigkeit 1 cm pro Minute) untersucht.

Ergebnisse

Wundheilungsstörungen waren nicht zu beobachten. Makroskopisch waren alle Sehnen nach 4 Wochen verheilt. Nach Fibrinklebung waren die Narben glatt und kaum mehr zu sehen, Fäden verursachten knotig-kolbige Auftreibungen (Abb. 1e, f). Histologisch zeigt das Granulationsgewebe bereits 1 Woche nach Fibrinklebung eine beginnende Ausrichtung, während es nach Naht noch weitgehend ungeordnet war (Abb. 2a, b). Nach 3 Wochen war das Granulationsgewebe nach Klebung zellärmer, faserreicher und gerichteter als nach Naht (Abb. 2c, d). Nach 6 Wochen hatte sich jeweils faserreiches, längsparallel gerichtetes Narbengewebe gebildet, das nach Klebung dichter war. In der Umgebung der Fäden war es nach wie vor wirbelartig angeordnet (Abb. 2e, f). Knotenbedingte Nekrosen verzögerten den Organisationsprozeß und die gerichtete Ausbildung neuer kollagener Fasern.

Die Zugfestigkeitswerte der genähten Ligamenta lagen bis zur 2. Woche höher als die der geklebten. Die geklebten Inzisionen wurden dabei immer früher dehis-

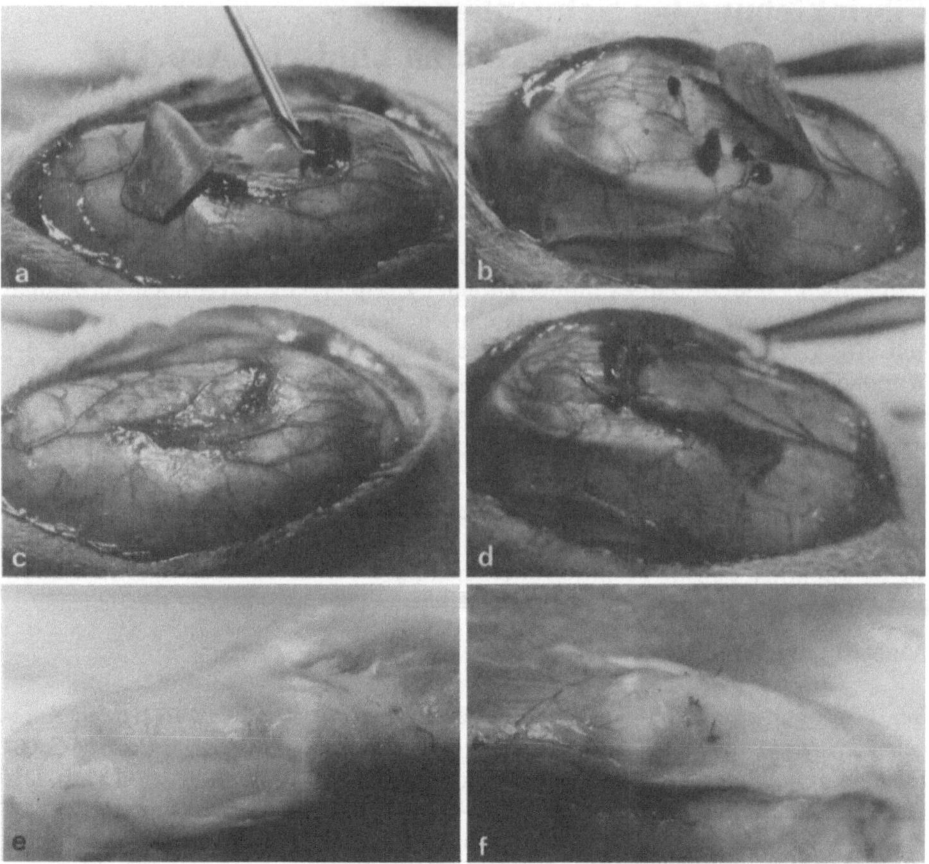

Abb. 1a–f. Operationstechnik und makroskopisches Ergebnis (*links* Klebung, *rechts* Naht).
a, b Subtotale schräge Inzision des Lig. patellae. **c, d** Resultat nach Adaption mit Fibrinkleber
(das nach Andrücken der Wundflächen seitlich ausgepreßte überschüssige Fibrin wurde nach
5 min entfernt) bzw. nach Naht mit Prolene 5–0. **e, f** 6 Wochen post op.: Glatte, kaum sichtbare Narbe nach Fibrinklebung, höckrige Narbe nach Naht

zent als die genähten. Ab der 3. Woche ergab sich bei langsam ansteigenden Werten kein wesentlicher Unterschied mehr, in allen Fällen kam es zu einem diffusen
Auffasern der Sehne ohne Auseinanderweichen der Narben (Abb. 3).

Durch Fibrinklebung resultiert im Tierexperiment eine bessere makroskopische
und mikroskopische Rekonstruktion mit Ausbildung eines frühzeitiger gerichteten
und faserreicheren Narbengewebes. Wird jedoch zu viel exogenes Fibrin eingebracht,
werden die Wundheilungsvorgänge erheblich verzögert. Die mechanische Belastbarkeit erreicht ab der 3. Woche gleiche Werte wie nach Naht. Voraussetzung ist
jedoch, daß die Kontinuität der Sehne nicht vollständig unterbrochen ist, also eine
mechanische Reststabilität besteht. Nahtmaterial sollte so wenig wie möglich verwendet werden.

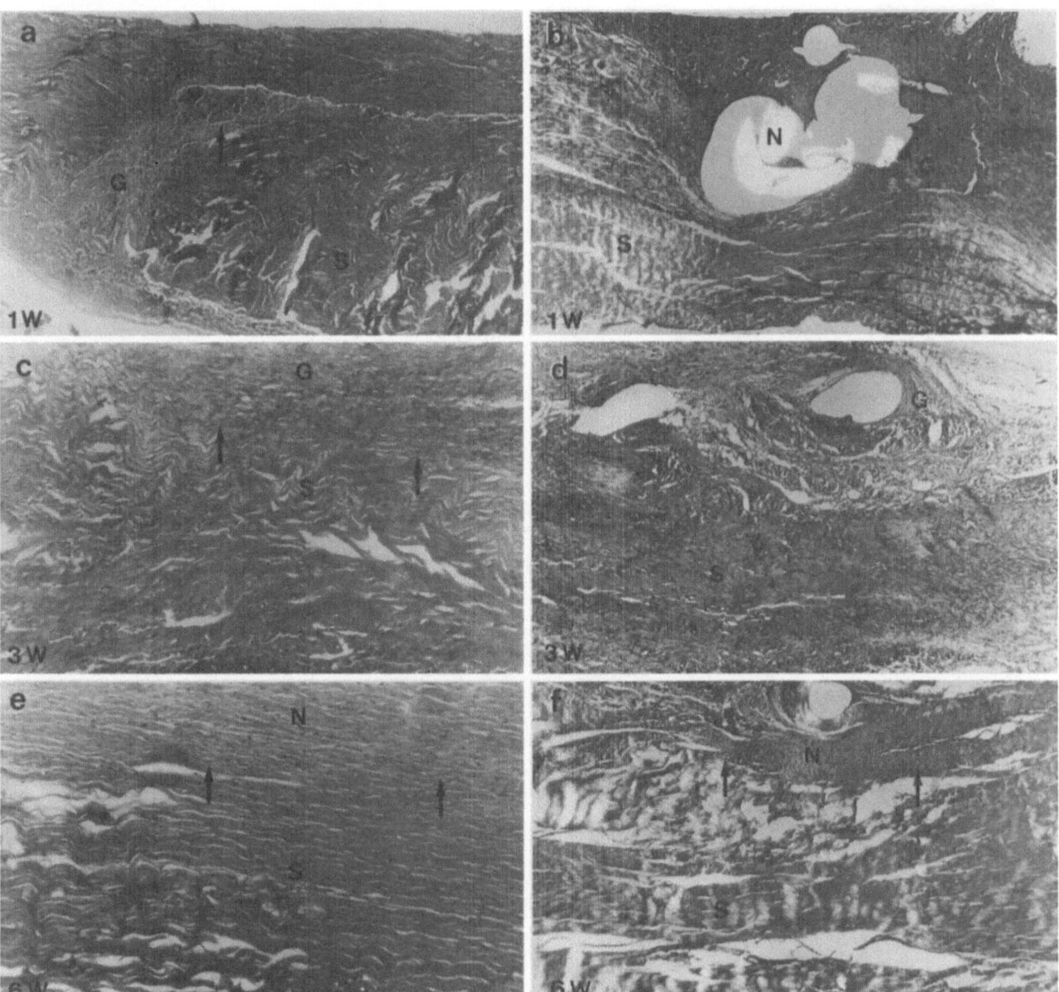

Abb. 2a–f. Histologische Verlaufskontrolle der Heilung (*links* Klebung, *rechts* Naht): **a, b** 1 Woche post op.: Unspezifisches resorptives Granulationsgewebe (*G*), wirbelartig angeordnet im Bereich von Fibrinresten (↑) und Nahtmaterial (*N*). (HE, Vergr. 72:1, *b* – halbpolarisiert, *S* – ortsständiges Sehnengewebe.) **c, d** 3 Wochen post op.: Faserreiches unspezifisches Granulationsgewebe (*G*) beidseitig. Nach Fibrinklebung mehr parallel zum ortsständigen Sehnengewebe (*S*) verlaufend und dichter, nach Naht (*N*) in der Fadenumgebung vorwiegend wirbelartig verlaufende Fasern. (HE, Vergr. c: 183:1; d: 72:1.) **e, f** 6 Wochen post op.: Faserreiches Narbengewebe (*N*) beidseitig. Nach Klebung durchwegs gerichteter Verlauf, nach Naht in der Umgebung des Fadens noch wirbelartige Anordnung. (HE, Vergr. e: 183:1; f: 72:1 und halbpolarisiert)

Klinische Anwendung und Ergebnisse

Unter diesen Gesichtspunkten kam der Fibrinkleber bei 12 Patienten mit Achillessehnenrupturen zur Anwendung. Große Faserbündel wurden mit 3–4-Vicrylfäden und die übrigen erheblich aufgefaserten Sehnenanteile mit Fibrinkleber adaptiert

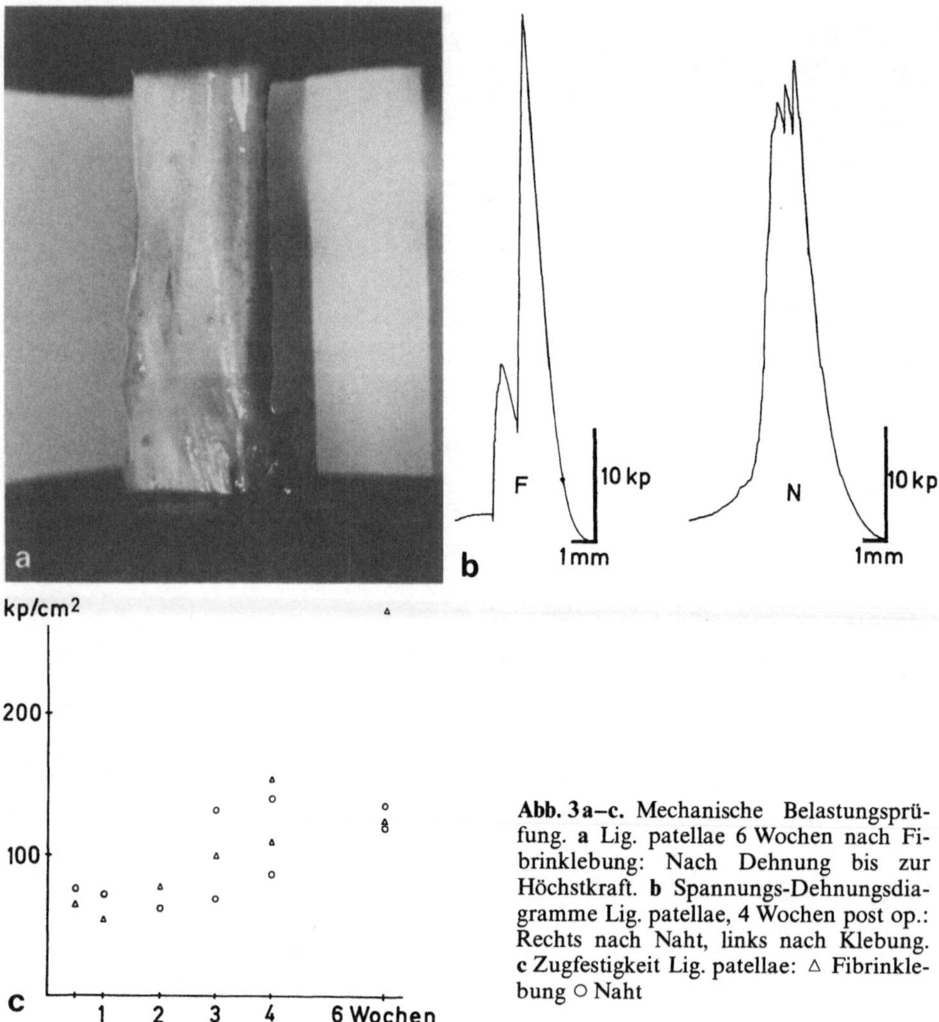

Abb. 3a–c. Mechanische Belastungsprüfung. **a** Lig. patellae 6 Wochen nach Fibrinklebung: Nach Dehnung bis zur Höchstkraft. **b** Spannungs-Dehnungsdiagramme Lig. patellae, 4 Wochen post op.: Rechts nach Naht, links nach Klebung. **c** Zugfestigkeit Lig. patellae: △ Fibrinklebung ○ Naht

(Abb. 4). Da eine genügende mechanische Festigkeit nicht gegeben schien, wurde bis zur 2. Woche im Oberschenkelliegegips, bis zur 6. Woche dann im Gehgips fixiert. Im Rahmen einer Nachuntersuchung von insgesamt 78 Patienten mit operativ versorgten Achillessehnenrupturen wurden die Ergebnisse verglichen. 10 der 12 Patienten, 2 Frauen und 8 Männer im Durchschnittsalter von 41 Jahren, konnten 7–25 Monate, d. h. im Mittel 18,3 Monate nach der Operation kontrolliert werden. Objektive Kriterien waren jeweils im Vergleich zur nichtoperierten Seite die Dorsalextension und Plantarflexion im oberen Sprunggelenk, der Wadenumfang, das Einbeinhüpfen und der Zehenballenstand. Weiter wurden die Verdickung im Sehnenbereich und die Narbenbildung beurteilt. Als subjektive Kriterien wurden der zeitliche Abstand von der Operation bis zur vollen Belastung, die Belastungsintensität im Vergleich zu vor der Operation und die Belastungsminderung zum Zeitpunkt der Nachuntersuchung berücksichtigt.

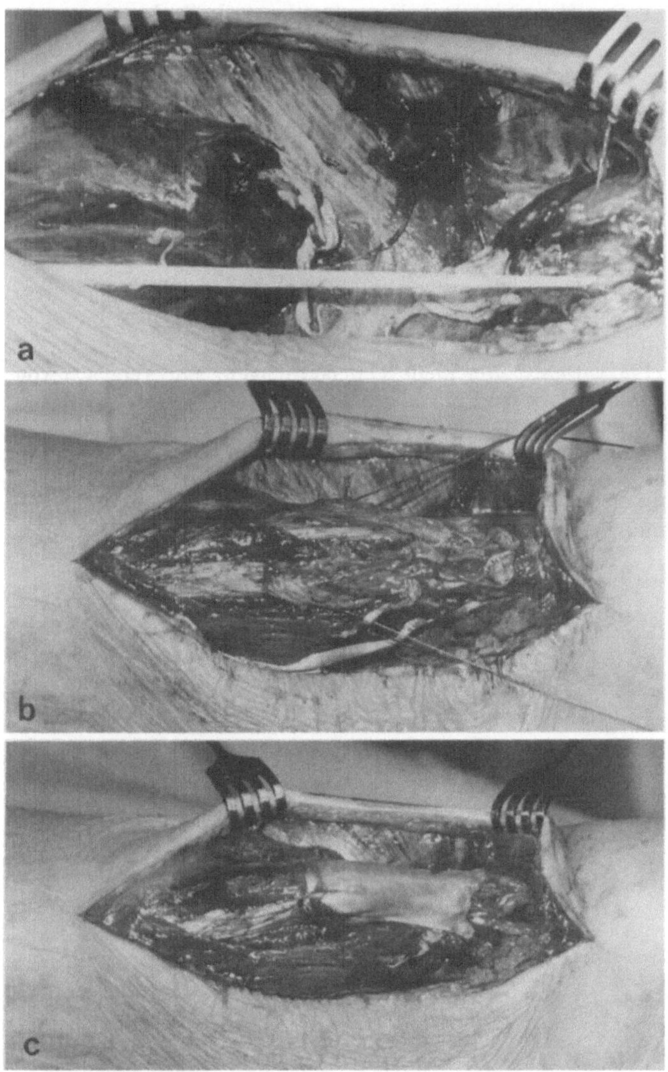

Abb. 4a–c. Klinische Anwendung der Sehnenklebung. **a** Frische Achillessehnenruptur links (♂, 31 J.). **b** Haltefäden nach Adaption der Sehnenbündel mit Fibrinkleber. **c** Abdecken mit der aufgefächerten Plantarissehne

Weder die funktionellen noch die kosmetischen Ergebnisse nach Fibrinklebung und Haltenaht unterschieden sich signifikant von denen nach Achillessehnennaht in herkömmlicher Technik, einschließlich Plantarisdurchflechtung.

Durch Fibrinklebung gelingt eine bessere anatomische Rekonstruktion der gerissenen Sehne. Stabilisierende Haltenähte großer Bündel mit resorbierbarem Material sind erforderlich, können jedoch auf ein Minimum reduziert werden. Die Op.-Dauer wird verkürzt. Nach üblicher Ruhigstellungszeit und Nachbehandlung wird zumindest das gleiche funktionelle und kosmetische Ergebnis erreicht wie nach ausschließlicher Naht. Dem kombinierten Vorgehen ist deshalb der Vorzug zu geben.

Es muß offen bleiben, ob auch durch ausschließliche Klebung oder kürzere Ruhigstellung das gleiche funktionelle und kosmetische Ergebnis erzielbar ist, wie die Berichte von Rupp ausweisen.

Literatur

1. Bösch P, Hertz H, Lintner S, Nowotny R (1981) Beschleunigt das Fibrinklebesystem (FKS) die Heilungsvorgänge von Sehnengewebe? Experimentelle Untersuchung. Arch Orthop Traumatol Surg 98:305–310
2. Glückert K, Pesch H-J (1982) Tierexperimentelle Untersuchungen zum Vergleich von Fibrinklebung und chirurgischer Naht bei Sehnenläsionen. In: Cotta H, Braun A (Hrsg) Fibrinklebung in Orthopädie und Traumatologie. Thieme, Stuttgart, S 127–132
3. Rupp G, Stemberger A (1978) Versorgung frischer Achillessehnenrupturen mit resorbierbarem Nahtmaterial und Fibrinkleber. Med Welt 29:796
4. Wruhs O, Vecsei V, Hertz H, Czerwenka R (1980) Ergebnisse der Sehnenklebung im Experiment und in der Klinik. Beihefte Unfallheilkunde 148:818–822

Hepatitisrisiko der Fibrinklebung in der Allgemeinchirurgie

K. T. Schricker und J. Scheele

Als eine der Hauptkomplikationen nach Gabe von Blut und Blutderivaten muß die Transfusionshepatitis angesehen werden. Durch Blut, Blutderivate und Gerinnungspräparate kann jede Form der Virushepatitis, d. h. die Hepatitis A, die Hepatitis B und die Hepatitis Non-A-Non-B übertragen werden.

Infektionen des Empfängers durch Hepatitis-A-Viren sind äußerst selten. Das Blut muß von einem Spender stammen, der sich in der Zeit der Inkubation seiner Hepatitis A befindet, solange die Transaminasen noch nicht erhöht und spezifische diagnostische Marker noch negativ sind.

Auch die Frequenz der Hepatitis B ist seit Einführung der Australia-Antigen-Bestimmung mit unter 1% stark rückläufig. Man sieht jedoch, daß es immer noch Einzelfälle von infektiösen Spendern gibt, die unterhalb der Nachweisgrenze der Dane-Partikel bei der Routinediagnostik liegen und somit ein negatives Ergebnis liefern, aber dennoch infektiös sind.

Vor völlig neue und ungelöste Probleme stellt uns die Non-A-Non-B-Hepatitis, für die es bis jetzt noch keine spezifische Nachweismethode gibt. Die Diagnose kann also nur durch die Ausschlußmöglichkeiten gestellt werden. In den USA soll die Non-A-Non-B-Hepatitis bis zu 90%, in der Bundesrepublik bis zu 50% sämtlicher sog. Transfusionshepatitiden ausmachen.

Nach Angaben in der Literatur und nach eigenen Untersuchungen ist die Hepatitisfrequenz nach Gabe von Gerinnungsfaktoren signifikant höher als bei alleiniger Gabe von Blut. Wish et al. fanden nach Bluttransfusionen in 2,2% eine Hepatitis, bei zusätzlicher Gabe von Fibrinogen eine Hepatitisrate von 19%.

Dies waren Zahlen, die uns veranlaßten in einer prospektiven Studie das Risiko einer postoperativen Hepatitisinfektion bzw. -erkrankung nach Fibrinklebung zu überprüfen.

Aufbau, Durchführung und Ergebnis der Studie

Bei 155 Patienten mit und 154 Patienten ohne Fibrinklebung (Tabelle 1) wurde präoperativ sowie 2, 6, 12 und 24 Wochen postoperativ HB_sAG und Anti HB_s radioimmunologisch und zusätzlich Bilirubin, Transaminasen, alkalische Phosphatase und Gamma-GT bestimmt. Beide Patientengruppen waren bezüglich Altersstruktur, Geschlechtsverteilung und zur Operation führender Grundkrankheit ausgeglichen.

Etwa die Hälfte der Patienten ohne und 40% der Patienten mit Fibrinklebung erhielten keine Bluttransfusion. Gerinnungsfaktoren erhielten 5 Patienten ohne und 8 Patienten mit Fibrinklebung. 16 Patienten mit und 19 Patienten ohne Fibrinkleberanwendung waren bei der präoperativen Erstuntersuchung Anti-HB_s-positiv.

Tabelle 1. Krankengut

	ohne Fibrinklebung	mit Fibrinklebung
Gesamtzahl der Patienten	154	155
Präoperativ Anti-HB$_s$-positiv	19	16
Zahl der Patienten für Risikoberechnung	135	139
Zahl der Patienten mit pathologischem Ergebnis	9	8
HB$_s$-AG-positiv	2	1
Anti-HB$_s$-positiv	7	7

Sie hatten also bereits eine Hepatitis B durchgemacht und mußten ausgeschlossen werden. Als Grundlage der Risikoberechnung dienen damit 139 Patienten mit und 135 Patienten ohne Fibrinkleberanwendung. Die Untersuchungen ergaben bei 8 Patienten mit Fibrinklebung und bei 9 Patienten ohne Fibrinklebung an zumindest einem Bestimmungszeitpunkt ein pathologisches Ergebnis. Bei 3 Patienten trat ein positives HB$_s$-AG auf, zweimal 6, einmal 12 Wochen postoperativ. Bei den anderen Patienten wurden lediglich pathologische Antikörper festgestellt (Abb. 1).

2 dieser HB$_s$AG-positiven Patienten zeigten eine subklinisch verlaufende Infektion mit nur geringer Transaminaseerhöhung unter 100 IE/l und mit später nachweisbarem Anti-HB$_s$. Im 3. Fall, der mit leichtem Ikterus und erheblicher Transaminaseerhöhung einherging, persistierte das Antigen von der 12. bis zur 24. postoperativen Woche. Alle 3 Verläufe sprechen nach Inkubationszeit und Verlauf der serologischen Parameter für eine Hepatitis B.

Bei 4 weiteren Patienten wurde nach 12 bzw. 24 Wochen Anti-HB$_s$ nachgewiesen, ohne daß zuvor eine entsprechende Antigenphase erfaßt worden wäre. Auch bei diesen Patienten, jeweils 2 mit und 2 ohne Fibrinklebung, ist eine subklinisch verlaufende, während des stationären Aufenthalts aquirierte Infektion mit Hepatitis-B-Virus anzunehmen.

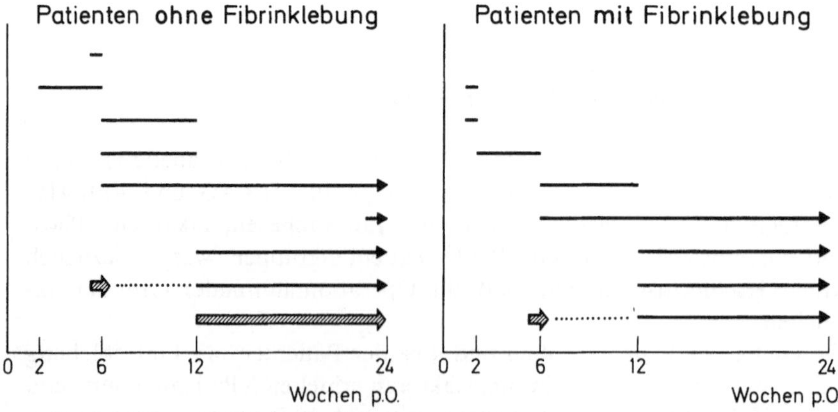

Abb. 1. Erstmaliges Auftreten und Dauer pathologischer Befunde im Radioimmunoassay. ⇒ HB$_s$-AG-positiv, → Anti-HB$_s$-positiv

Tabelle 2. Hepatitis-B-Infektion ohne und mit Fibrinklebung

	ohne Fibrinklebung	mit Fibrinklebung
Wahrscheinlich	4	3
Möglich	1	1
Passive Antikörperübertragung	4	4

Jeweils 1 Patient jeder Gruppe wies von der 6. postoperativen Woche an für die gesamte Beobachtungsdauer Anti-HB$_s$ auf, ohne klinische Zeichen einer Hepatitis. Beide Patienten hatten je 2 Konserven Blut erhalten und waren bereits auswärts stationär vorbehandelt worden, so daß die Frage des Infektionszeitpunktes offen bleiben muß.

Bei jeweils 4 weiteren Patienten jeder Gruppe trat das Anti-HB$_s$ frühzeitig postoperativ in Erscheinung und wurde relativ rasch wieder negativ. Beide Patienten hatten kurz vor Auftreten des Markers Bluttransfusionen erhalten, so daß es sich vermutlich um eine passive Antikörperübertragung gehandelt hat.

Unter Zugrundelegung und Würdigung der erhobenen Befunde (Tabelle 2) wäre eine während des stationären Aufenthaltes durchgemachte Infektion mit Hepatitis-B-Virus bei 3 Patienten mit und 4 Patienten ohne Fibrinklebung wahrscheinlich, bei jeweils einem weiteren Patienten möglich. Dies entspräche einer Hepatitis-B-Infektionsrate von 2,9% mit bzw. 3,7% ohne Fibrinkleber.

Auch die Risikoerhöhung durch Fremdblut erscheint gering. Hier beträgt die Infektionsrate ohne Fibrinklebung 3,0%, mit Fibrinklebung 3,5%.

Innerhalb der Gruppe von Patienten mit Fibrinkleberanwendung zeigt die Aufschlüsselung auf die 10 Fibrinogenchargen für keine Kleberpräparation eine überproportionale Hepatitishäufigkeit (Abb.2), insbesondere wenn nur Patienten mit wahrscheinlicher oder möglicher Hepatitis-B-Virusinfektion berücksichtigt werden. Die bei uns beobachteten Hepatitisverdachtsfälle dürften deshalb nicht mit der Fibrinklebung in Zusammenhang stehen.

Im amerikanischen Schrifttum wird zunehmend häufiger eine postoperative bzw. posttransfusionelle Hepatitis vom Typ Non-A-Non-B beschrieben. Diese Diagnose ist nur dann zu stellen, wenn bei einer Hepatitis mit Transaminaseerhöhung weder der Nachweis einer Hepatitis A noch einer Hepatitis B zu führen ist.

Betrachtet man das Gesamtpatientenkollektiv, so war eine geringfügige postoperative Erhöhung von Transaminasen, Bilirubin, Gamma-GT oder alkalischer Phosphatase ein relativ häufiger Befund. Die höchste Dichte leicht pathologischer Werte ergibt sich 2 Wochen nach der Operation. Spätere Erhöhungen korrelierten teilweise mit einem radioimmunologischen Verdacht auf Hepatitis-B-Infektion, konnten ansonsten jedoch durchwegs fortbestehenden postoperativen Lokalkomplikationen bzw. der Grundkrankheit, wie z.B. Tumoren mit gesicherten Lebermetastasen, Gallenwegserkrankungen, Leberparenchymschäden, Fettlebern o.ä. zugeordnet werden. Bei diesen Parametern zeigten Patienten mit Fibrinkleberanwendung seltener pathologische Werte, was im wesentlichen auf eine deutlich niedrigere Komplikationshäufigkeit zurückzuführen sein dürfte. Eine Häufung nicht im

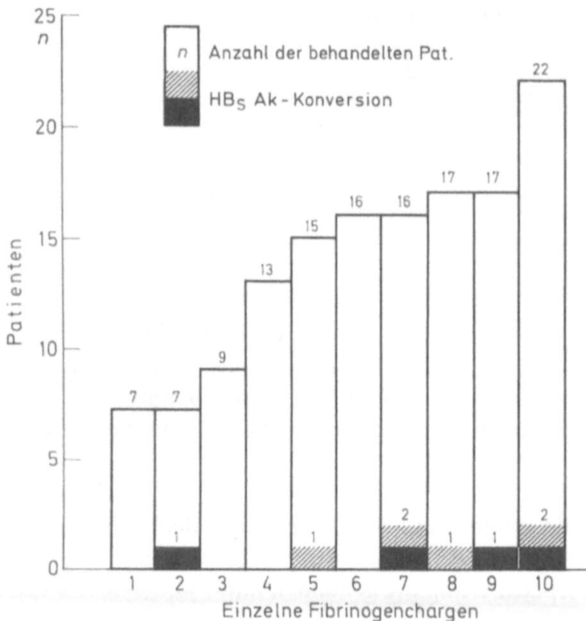

Abb. 2. Häufigkeit der postoperativen Anti-HB$_S$-Serokonversionen bei den verschiedenen Fibrinkleberchargen

Sinne einer Hepatitis-B-Infektion interpretierbarer, leicht bis mäßig pathologischer Enzymwerte lag bei keiner der 10 verwendeten Fibrinogenchargen vor.

Nach Abschluß dieser Studie wurde uns bei inzwischen über 3000 Fibrinkleberanwendungen ein Patient gemeldet, der ca. 8 Wochen nach Verklebung eines rezidivierenden Spontanpneumothorax eine eindeutige Hepatitis vom Typ Non-A-Non-B entwickelte. Da dieser Patient weder Blutkonserven noch sonstige Gerinnungspräparate erhalten hatte, ist ein ursächlicher Zusammenhang mit der Fibrinklebung denkbar.

Fazit

Eine erhöhte Inzidenz an Hepatitis B bzw. Hepatitis-Non-A-Non-B bei Fibrinkleberanwendung im Rahmen allgemeinchirurgischer Operationen liegt nicht vor.

Bei keiner der verwendeten 10 Fibrinogenchargen zeigt sich eine Häufung von Hepatitis-B-Verdachtsfällen und somit ein Anhalt für fibrinkleberinduzierte Hepatitis-B-Infektion. Ebenso fanden wir bei keiner der verwendeten 10 Fibrinogenchargen eine Häufung pathologischer Transaminasewerte. Nach Abschluß der Studie wurde uns bei inzwischen über 3000 Patienten mit Fibrinklebung 1 Fall von möglicherweise kleber-bedingter Hepatitis-Non-A-Non-B gemeldet.

Literatur

1. Alter HJ, Barker LF, Fiedler H, Frey-Wetstein M, Gitnick GL, Greenwalt TJ, Price AM, Reesink HW, Reinicke V, Seeff LB, Wright EC, Zuckerman AJ (1977) International Forum: How frequent is posttransfusion hepatitis after the introduction of 3rd generation donor screening for hepatitis B? What is its probable nature? Vox Sang 32:346

2. Barbara JAJ, Briggs M, Parry JV (1982) Posttransfusion Hepatitis A. Lancet 1:738
3. Busch H, Eisenhart-Rothe BV, Sasse UK (1974) Hepatitis B und Blutübertragung („Transfusionshepatitis" oder „Hospitalismus"). Infusionstherapie 1:633
4. Alter HJ, Holland PV, Purcell RH, Popper A (1978) Transmissible Agent in Non A-Non B-Hepatitis. Lancet 1:459
5. Deinhardt F (1979) Aktuelle Hepatitis-Virologie. Klinikarzt 8:281
6. Deinhardt F, Frösner GG (1977) Neuere Erkenntnisse auf dem Gebiet der Virushepatitis. Internist 18:188
7. Frösner GG (1980) Nicht-A-nicht-B-Hepatitis; ein neu erkanntes Problem des Transfusionswesens. MMW 122:229
8. Frösner GG, Lasch HG, Lechler E (1982) Plasmaproteine und Virushepatitis. Springer, Berlin Heidelberg New York
9. Frösner GG, Roggendorf M, Deinhardt F, Scheid R, Zachoval R (1982) Möglichkeiten und Grenzen der Hepatitis-B- und der Nicht-A-nicht-B-Hepatitisdiagnostik. In: Fröser GG, Lasch H-G, Lechler E (Hrsg) Plasmaproteine und Virushepatitis. Springer, Berlin Heidelberg New York
10. Gerlich W (1978) Laboratoriumsdiagnostik der Hepatitis-B-Virus-Infektion. Bundesgesundheitsblatt 21:344
11. Müller R, Willers H, Deicher H, Höpken W (1978) Wie häufig ist die Posttransfusionshepatitis vom Typ Non-A-Non-B? Forschungsergeb Transfusionsmed Immunhämatol 5:395
12. Müller R, Willers H, Knocke KW, Sipos S, Höpken W (1979) Epidemiologie und Prognose der Hepatitis Non-A-Non-B. Dtsch Med Wochenschr 104:1471
13. Ohlmeier H, Dahmen E, Hoppe E (1978) Hepatitisrisiko von humanen Gerinnungspräparaten aus gepoolten Plasmen. Dtsch Med Wochenschr 103:1700
14. Scheele J, Schricker KT, Goy RD, Lampe I, Panis R (1981) Hepatitisrisiko der Fibrinklebung in der Allgemeinchirurgie. Med Welt 32:783
15. Schricker KT (1977) Das transfusionsbedingte Hepatitisrisiko und die Möglichkeiten seiner Vermeidung. In: Rügheimer E (Hrsg) Erlanger Anästhesie-Seminare, Bubenreuth, Medizin Media Analyse, S 97
16. Schricker KT (1980) Risiken der Transfusionstherapie. In: Ahnefeld FW, Bergmann H, Burri C, Dick W, Halmagyi M, Hossli G, Rügheimer E (Hrsg) Klinische Anästhesiologie und Intensivtherapie, Bd 21: Therapie mit Blutkomponenten. Springer, Berlin Heidelberg New York
17. Schricker KT, Jeltsch H (1976) Bedarf die Bezeichnung „Transfusionshepatitis" einer Revision? Eine prospektive Studie an 293 Herzoperationen. 17. Tagung Dtsch Ges Bluttransfusion u Immunhämatologie. Forsch Ergeb Transf Med Immunhaematol 3:115
18. Schricker KT, Ryba W (1971) Ikterische und anikterische Transfusionshepatitis. Fortsch Med 88:1371 und 1396
19. Seeberg S, Brandberg A, Hermodsson S, Larsson P, Lundgren S (1981) Hospital outbreak of Hepatitis A secondary to blood exchange in a baby. Lancet 2:1155
20. Sugg U, Frösner GG, Schneider W, Stunkat R (1976) Hepatitishäufigkeit nach Transfusion von HB$_s$-Ag-negativem und Anti-Hb$_s$-positivem Blut. Klin Wochenschr 54:1133
21. Tabor E, Mitchell FD, Goudeau AM, Gerety RJ (1979) Detection of an antigen-antibody system in serum associated with human non-A, non-B hepatitis. J Med Virol 4:161
22. Tabor E, Gerety RJ, Drucker JA, Seeff LB, Hoofnagle JH, Jackson DR, April M, Barker LF, Pineda-Tamondong G (1978) Transmission of non-A, non-B hepatitis from man to chimpanzee. Lancet 1:463
23. Tegtmeier GE, Bayer WL (1981) Those "other agents" in the differential diagnosis of posttransfusion hepatitis. Hepatitis workshop. American Association of Blood Banks, Chicago, p 67
24. Wish N, Litwak RS, Luckban SB, Glass JL (1973) Hematological complications of open heart surgery. Am J Cardiol 31:282

VI. Chirurgie im Kopf-Hals-Bereich. Plastische Chirurgie

Moderator: H. Gastpar

Ergebnisse der Tympanoplastik nach Verwendung des Fibrinklebers

T. HAID, G. GSCHREY, R. PANIS und P. PFISTER

Durch eine retrospektive statistische Analyse konsekutiv operierter Patienten sollte untersucht werden, ob sich durch den Einsatz des Fibrinklebers die klinischen und funktionellen Ergebnisse der Tympanoplastik verbessern lassen.

Patientengut

Es wurden 2 Gruppen von Patienten mit einer chronischen Otitis media untersucht, von denen die einen mit Fibrinkleber ($=$ Gruppe I $=$ 101 Patienten) und die andere ohne Fibrinkleber ($=$ Gruppe II $=$ 102 Patienten) durch eine Tympanoplastik Typ III operativ versorgt worden waren.

Beide Gruppen wiesen präoperativ die gleichen prognostisch ungünstigen Faktoren auf, die das Ergebnis der Tympanoplastik beeinträchtigen können.

In der Gruppe I fixierte man die Stapeserhöhung zum Aufbau der Schallübertragung, das Trommelfelltransplantat aus Temporalisfaszie, das freie Periost- und Knorpeltransplantat, die zur Reparatur von Defekten der knöchernen Gehörgangshinterwand dienten, sowie auch die zum Abschluß der Operation wieder zurückgeschlagene Gehörgangshautplastik (Stacke-II-Plastik) und oft anstelle der Hautnaht die Wundränder mit dem Fibrinkleber.

Es wurden die klinischen und audiologischen Befunde der beiden Patientengruppen unmittelbar vor der Tympanoplastik sowie 4–6 Wochen, 3 Monate, 6 Monate und 12 Monate postoperativ berücksichtigt.

Ergebnis

Bei 90% der Ohren der Gruppe I (mit Fibrinkleber) und 82% der Ohren der Gruppe II (ohne Fibrinkleber) blieb das Trommelfelltransplantat dauerhaft intakt. Einige Rezidivperforationen verschlossen sich unter konservativer Behandlung wieder: Die Rate an persistierenden Rezidivperforationen betrug in der Gruppe I 4%, in der Gruppe II dagegen 14% (Tabelle 1). Die Inzidenz von Transplantat-

Tabelle 1. Persistenz der Rezidivperforationen nach Tympanoplastik

	Gruppe I (mit Fibrinkleber; n = 101)	Gruppe II (ohne Fibrinkleber; n = 102)
Konservativ beseitigte Rezidivperforationen	6	5
Permanente Rezidivperforationen	4	14

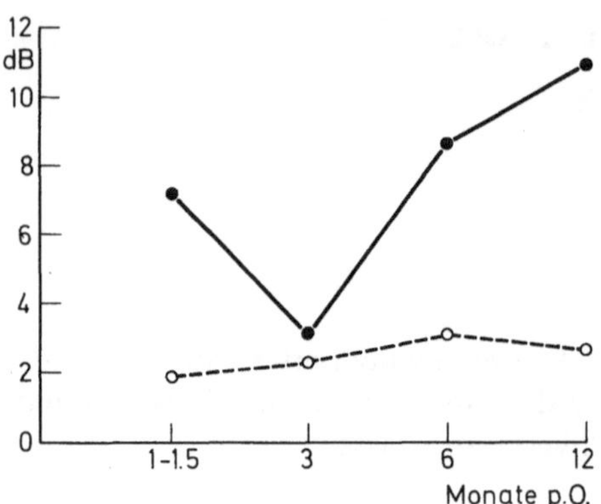

Abb. 1. Verkleinerung der Schallleitungskomponente nach Tympanoplastik. ●——● Gruppe I: Patienten mit Fibrinkleber (n = 101). ○——○ Gruppe II: Patienten ohne Fibrinkleber (n = 102)

nekrosen betrug in der Gruppe I 5%, in der Gruppe II 15%. Die Nekrosen waren in der Gruppe II auch länger nachweisbar (längere Persistenz). Granulationen am Transplantat kamen in der Gruppe I bei 11%, in der Gruppe II dagegen bei 21% der Patienten vor.

Die geringere Anzahl von Rezidivperforationen sowie von Nekrosen und Granulationen am Transplantat in der Gruppe I zeigt, daß bei den mit Fibrinkleber operierten Ohren die Transplantate sicherer, komplikationsloser und rascher einheilten. Dies erklärt sich wohl vor allem daraus, daß der Fibrinfilm als Leitschiene für eine schnellere Gefäßeinsprossung dient, wodurch die nutritive Versorgung der Transplantate verbessert werden kann.

Bezüglich der Abheilung des Gehörgangs und insbesondere der Gehörgangshinterwand traten keine deutlichen Unterschiede zwischen beiden Gruppen auf. Nach 6–12 Monaten waren ca. 90% der Gehörgänge der Patienten beider Gruppen reizlos und komplett eingeheilt. Die gleich gute Ausheilung der Gruppen I und II kann vermutlich darauf zurückgeführt werden, daß die breitbasige Stacke-II-Plastik gut durchblutet ist, was ihre zuverlässige Wiedereinheilung in hohem Maße sicherstellt, so daß die Eigenschaft des Fibrinklebers, als Leitschiene für eine rasche Gefäßeinsprossung zu dienen, hier kaum ins Gewicht fällt.

Zur Auswertung der Audiogramme wurden die Knochenleitung und die Luftleitung der Frequenzen von 0,5 kHz, 1 kHz, 2 kHz, 3 kHz und 4 kHz zu je einem arithmetischen Mittelwert zusammengefaßt und aus den Mittelwerten für die Knochen- und Luftleitung die durchschnittliche Schalleitungskomponente für die obigen Frequenzen ermittelt. Die Hörergebnisse (Mittelohrschwerhörigkeit) zeigten folgenden „paradoxen" und interessanten postoperativen Verlauf (Abb. 1): 4–6 Wochen nach der Tympanoplastik waren die Hörergebnisse in der Gruppe I signifikant besser als in der Gruppe II, nach 3 Monaten war beinahe ein Gleichstand zwischen den Gruppen festzustellen. Nach 6 Monaten zeigte sich wieder eine Tendenz zum besseren Hören in der Gruppe mit dem Fibrinkleber, und nach 12 Monaten war diese Tendenz noch deutlicher ausgeprägt. Eine Besserung der Schalleitungsschwerhörigkeit um 11 dB in Gruppe I (mit Fibrinkleber) und bei Gruppe II (ohne Fibrinkleber) um nur 3 dB wurde 1 Jahr nach der Operation festgestellt. Der funktionelle Gleichstand der Schalleitungskomponente beider Gruppen nach 3 Mo-

Tabelle 2. Notwendige operative Revisionen der Tympanoplastik

	Gruppe I (mit Fibrin-kleber; n = 101)	Gruppe II (ohne Fibrin-kleber; n = 102)
Revisionen aus klinischer Indikation	4	8
Revisionen aus audiologischer Indikation	2	11
Revisionen aus klinischer und audiologischer Indikation	3	9

naten erklärt sich möglicherweise daraus, daß zu dieser Zeit die Klebewirkung des Fibrins längst aufgehoben ist, sich aber das resorptive Bindegewebe noch nicht genügend verfestigt hat. Die insgesamt noch besseren Hörergebnisse der Gruppe I lassen sich vermutlich auf die bessere Einheilung der Trommelfelltransplantate und auf den stabileren Sitz der Stapeserhöhung in dem mit Kleber operierten Ohren zurückführen.

Die Zahl der notwendigen operativen Revisionen war in der Patientengruppe mit dem Fibrinkleber 3mal geringer als in der Gruppe ohne Fibrinkleber (Tabelle 2). Die Revision erfolgte entweder aus klinischer Indikation (z. B. persistierende Perforation im Transplantat oder Einheilungsstörung der hinteren Gehörgangswand), aus audiologischer Indikation (Schalleitungskomponente von 25 dB und mehr) oder aus audiologischer und klinischer Indikation.

Fazit

Der Einsatz des Fibrinklebers hat sich seit 1977 in der Tympanoplastikchirurgie zur Beseitigung der chronischen Mittelohrentzündung und zur Hörverbesserung sehr bewährt. Anhand von 2 vergleichbaren Kollektivgruppen konnte festgestellt werden, daß sowohl die klinischen als auch die funktionellen Ergebnisse zugunsten der Gruppe ausfielen, die mit dem Fibrinkleber behandelt wurde.

Fibrinklebung in der Larynxchirurgie

C. Naumann

Der Fibrinkleber ist an der Würzburger Hals-Nasen-Ohrenklinik seit 3½ Jahren im Bereich der regionalen plastischen und wiederherstellenden Chirurgie im Einsatz.

Aus dem Bereich der rekonstruktiven Larynxchirurgie werden 4 Fälle demonstriert, bei denen der Fibrinkleber deutliche Verbesserungen der herkömmlichen Technik bringt, bzw. das jeweilige Verfahren erst ermöglicht.

Erweiterte frontolaterale Kehlkopfresektion

Bei einem einseitigen Stimmbandtumor Stadium T_2 ohne Infiltration der darunterliegenden Muskulatur besteht die Indikation zur frontolateralen Kehlkopfresektion nach Leroux-Robert. Diese klassische Operationsmethode wird von uns nach hinten durch Mitnahme des Arytenoidknorpels erweitert (Abb. 1a). Weiterhin bildet jedoch die Tumorinfiltration der inneren Kehlkopfmuskulatur und der dadurch bedingte Stillstand des Stimmbandes eine Kontraindikation zu dieser Operation. Die Schemazeichnung (Abb. 1b) zeigt unsere Modifikation einer Lappenplastik

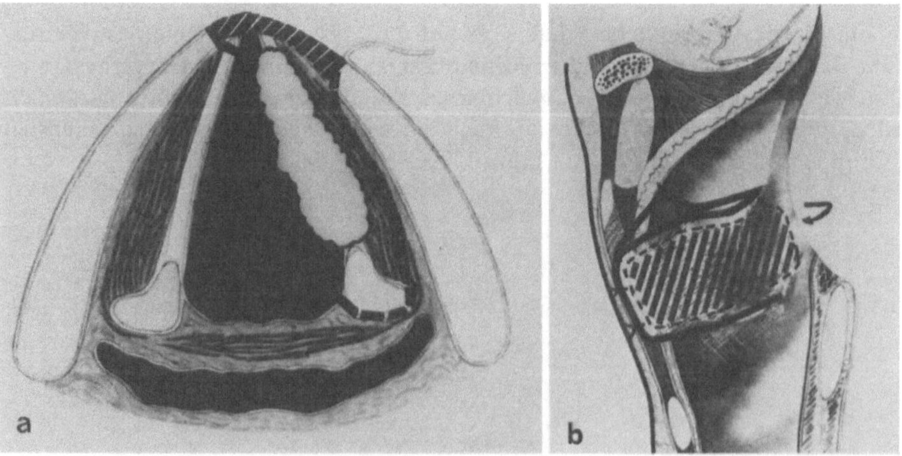

Abb. 1a, b. Frontolaterale Kehlkopfteilresektion rechts unter Mitnahme von Teilen des Schildknorpels sowie des gesamten Arytenoidknorpels rechts. **a** Schnittführung. **b** Einschwenken des dorsal basierten Schleimhautlappens aus dem Bereich der ehemaligen aryepiglottischen Falte und dem Eingang zum Sinus piriformis (*Pfeil*) in den Defekt der rechten lateralen Kehlkopfwand. 2 Haltenähte in der vorderen Kommissur. Fixieren des Lappens auf der Unterfläche mit Fibrinkleber (*gestrichelt*)

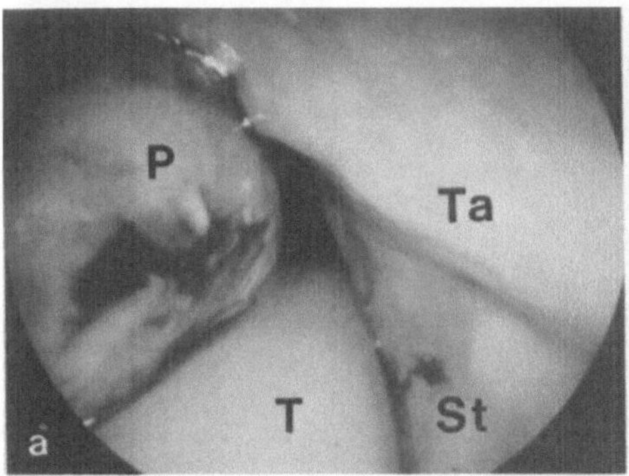

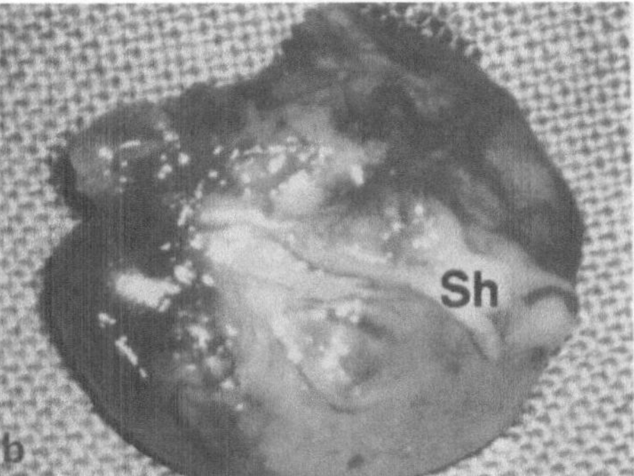

Abb. 2a, b. Plasmozytom des Kehlkopfes. **a** Endoskopische Aufnahme: Plasmazytom (*P*) des linken Taschenbandes. Das rechte Taschenband (*Ta*) und Stimmband (*St*) sind unverändert. In der hinteren Kommissur liegt der Tubus (*T*). **b** Das entfernte Plasmozytom als gut abgekapselter Tumor von ca. 1½ cm Durchmesser mit Schleimhautresten (*Sh*) an seiner medialen Fläche

zum Verschluß des Operationsdefektes. Der von Denecke [1] angegebene dorsal basierte Schleimhautschwenklappen aus dem Morgagni-Ventrikel läßt sich nach Fortnahme des Arytenoidknorpels durch Schleimhaut aus dem Bereich der aryepiglottischen Falte und dem Eingang zum Sinus piriformis (Pfeil) erweitern und bis in die vordere Kommissur einschwenken. Dieser Schleimhautschwenklappen wird vorne mit 2 Nähten gehalten und auf der Unterseite des Defektes mit Fibrinkleber fixiert. Dadurch gelingt eine sichere Deckung des Gewebsdefektes nach Kehlkopfteilresektion bis zur vorderen Kommissur.

Plasmozytom im Kehlkopf

Der endoskopische Befund zeigt ein Plasmozytom des linken Taschenbandes (Abb. 2a). Durch tiefe Probeexzision konnte die Diagnose histologisch geklärt werden. Der Kehlkopf wurde in üblicher Weise durch eine Laryngofissur von vorne eröffnet. Das Plasmozytom erwies sich als gut abgekapselter Tumor von etwa 1½ cm Durchmesser (Abb. 2b). Man erkennt die Oberfläche des Tumors mit Resten der Kehlkopfschleimhaut. Der Operationsdefekt im Bereich des linken Taschenbandes wurde mit einem dorsal basierten Rotationschleimhautlappen gedeckt. Der Schleimhautlappen wurde auf seiner Unterlage mit Fibrinkleber fixiert, die Kanten zusätzlich mit Fibrinkleber überschichtet. Auf diese Weise war ein vollständiger Verschluß des Defektes ohne Nähte möglich.

Endoskopische Chordektomie

Die Indikation zur endoskopischen Chordektomie, d.h. zur Entfernung eines Stimmbandes auf endoskopischem Wege, ist gegeben bei einem Stimmbandtumor im Stadium T_1 (Abb. 3a). Die gute Stimmbandbeweglichkeit zeigt an, daß kein

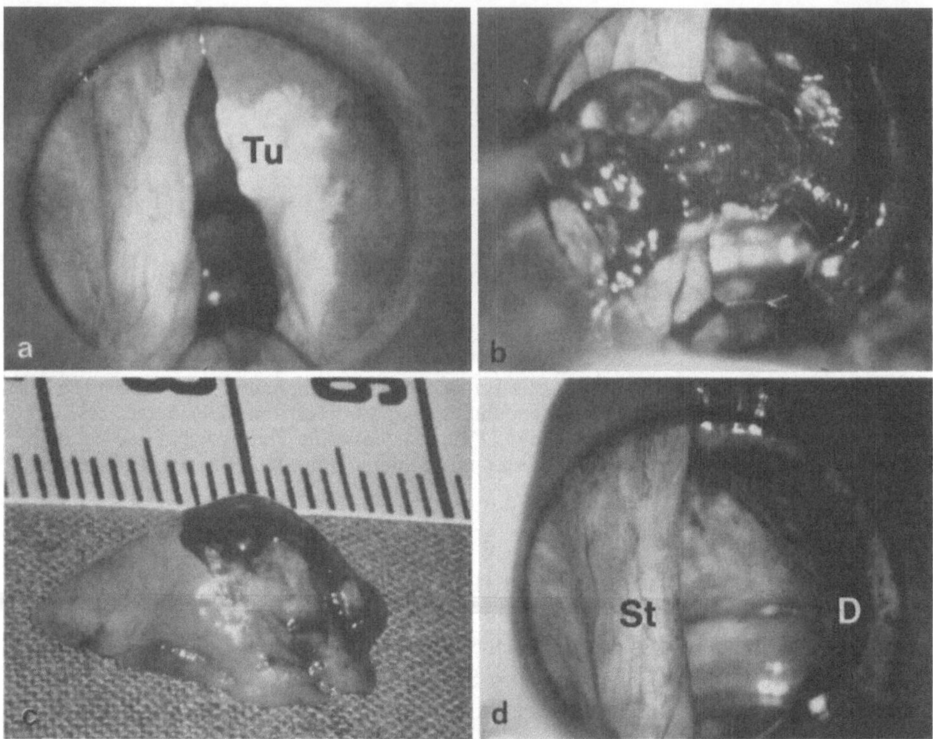

Abb. 3a–d. Stimmbandtumor (*Tu*) im Stadium T$_1$ im vorderen Drittel des rechten Stimmbandes. **a** Operationssitus vor Resektion. **b** Das rechte Stimmband wird mit der darunterliegenden Muskulatur umschnitten und vollständig entfernt. **c** Das Operationspräparat des ehemaligen rechten Stimmbandes einschließlich des M. vocalis. **d** Zustand nach endoskopischer Chordektomie rechts: unauffälliges linkes Stimmband (*St*). Der Defekt (*D*) der lateralen Larynxwand anstelle des ehemaligen rechten Stimmbandes wird mit Fibrinkleber überschichtet

Verdacht auf Infiltration der darunterliegenden Muskulatur besteht. Das Stimmband wird mit der darunterliegenden Muskulatur umschnitten und vollständig entfernt (Abb. 3 b). Der entstandene Defekt der lateralen Larynxwand (Abb. 3 d) wird unter Verzicht auf die früher erforderliche blutstillende Naht mit Fibrinkleber überschichtet. Der Befund wird in den nächsten Wochen und Monaten endoskopisch kontrolliert. Durch diese Technik läßt sich eine weitgehend normale Stimme erhalten, die Schluckfunktion ist nach einigen Tagen unbehindert, der Spiegelbefund nach Wochen fast normal. Es bildet sich eine Art Ersatzstimmband durch Vorwölbung der lateralen Kehlkopfwand rechts.

Endoskopische Lateralfixation

Das Prinzip der Lateralfixation beruht auf der submukösen Entfernung des Arytenoidknorpels nach Thornell [4]. Die Indikation zu diesem Eingriff bildet eine

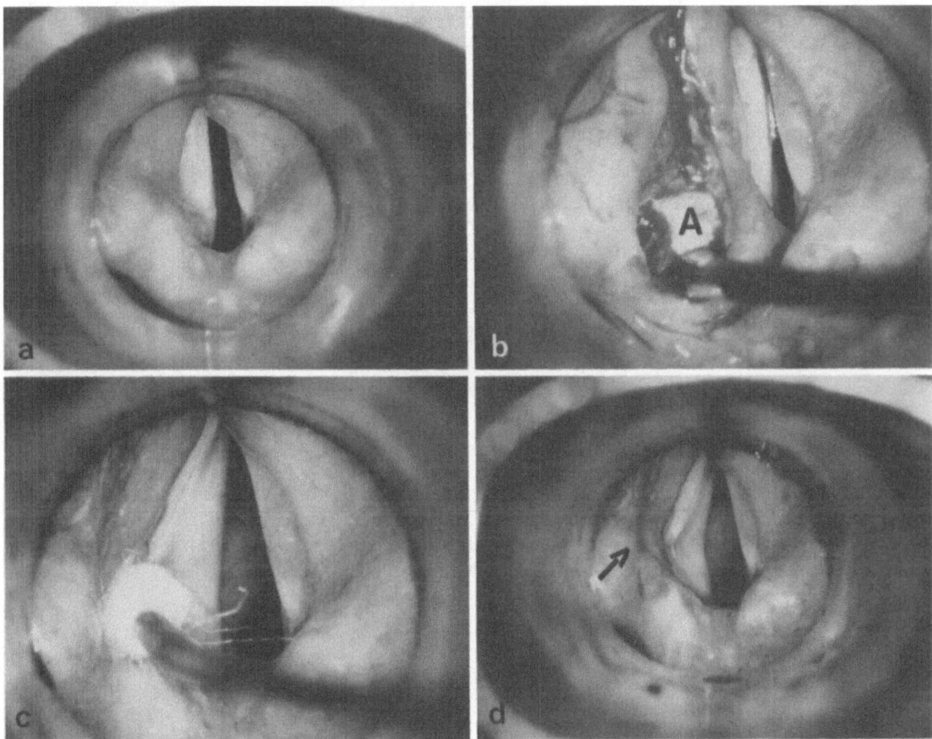

Abb. 4a–d. Lateralfixation bei beidseitigen Rekurrensparese. **a** Beidseitige komplette Rekurrensparese. Die Paramedianstellung der Stimmbänder wird durch das eingeführte Laryngoskopierohr hervorgerufen. **b** Nach Schleimhautschnitt auf dem linken Taschenband wird der linke Arytenoidknorpel (*A*) entnommen. **c** Der Schleimhautlappen der linken Kehlkopfwand läßt sich ohne Naht mit Fibrinkleber sicher an der lateralen Kehlkopfwand fixieren. **d** Dreieckige Öffnung der Stimmritze nach Lateralfixation des linken Stimmbandes. Der Schleimhautschnitt (*Pfeil*) liegt auf dem linken Taschenband

beidseitige Rekurrensparese, die seit mindestens 6 Monaten bestehen muß und möglichst elektromyographisch gesichert sein sollte (Abb. 4a). Nach Injektion eines Lokalanästhetikums führen wir im Gegensatz zu den bekannten Techniken von Kleinsasser [2] und Langnickel u. Koburg [3] den Schleimhautschnitt auf der Höhe des Taschenbandes von der Spitze des Arytenoidknorpels bis oberhalb der vorderen Kommissur. Durch Bilden eines Schleimhautmuskellappens von Taschenband, Ventrikel und Stimmband entsteht eine Tasche, aus der der Arytenoidknorpel sowie Teile des M. vocalis und M. cricoarytenoideus lateralis entfernt werden (Abb. 4b). Durch Eingeben von Fibrinkleber in die Wundtasche läßt sich der Schleimhautlappen sicher an der lateralen Kehlkopfwand fixieren und hierdurch die Glottis erweitern (Abb. 4e, f). Der überschüssige Gewebekleber läßt sich im Bereich der hinteren Kommissur leicht von der intakten Schleimhaut ablösen. Die aufwendige und zeitraubende Naht des Schleimhautschnittes in der Tiefe des Laryngoskops entfällt hierdurch ebenso wie die postoperative und für den Patienten lästige Tamponade des Kehlkopfes. Die Patienten bekommen keine Magensonde und werden vom ersten postoperativen Tag an per os ernährt. Ein Überlaufen von Speichel in die Trachea wurde in keinem Fall beobachtet.

An 4 verschiedenen Operationsbeispielen wurde die Anwendung des Fibrinklebers in der rekonstruktiven Larynxchirurgie gezeigt. Die beiden letztgenannten Modifikationen bekannter Kehlkopfoperationen wurden erst durch den Einsatz von Gewebekleber möglich. Darüber hinaus konnten alle Operationen durch den Einsatz des Klebers einfacher, schneller, sicherer und für den Patienten angenehmer gemacht werden.

Literatur

1. Denecke HJ (1980) Die oto-rhino-laryngologischen Operationen im Mund- und Halsbereich. Springer, Berlin Heidelberg New York
2. Kleinsasser O (1976) Mikrolaryngoskopie und endolaryngeale Mikrochirurgie. Schattauer, Stuttgart New York
3. Langnickel R, Koburg E (1970) Die endolaryngeale Lateralfixation des Stimmbandes zur operativen Behandlung der beidseitigen Postikusparese. HNO (Berl) 18:239–242
4. Thornell W (1948) Intralaryngeal approach for arytenoidectomy in bilateral abductor paresis of the vocal cords. Arch Otolaryngol (Chic) 47:505–508

Wundheilung der Haut nach Fibrinklebung
– Histopathologische Untersuchungen

W. D. Heine und D. Edinger

Experimentelle Untersuchungen am Kaninchen zeigen beim Einheilungsprozeß von autologen Hauttransplantaten im Vergleich zur konventionellen Nahttechnik gute klinische Ergebnisse. Histologisch wird exogenes Fibrin in gleicher Weise und in vergleichbarem Tempo wie endogenes durch Makrophagen abgebaut und durch Granulationsgewebe und später Narbengewebe ersetzt. Es dient als Leitschiene zur Revascularisation von Transplantaten. Manche Komplikationen, wie Hämatombildung im Wundbereich, treten seltener auf. Durch die rasche Vaskularisierung wird die Ischämiezeit von Transplantaten verkürzt, was eine Verbesserung ihrer Überlebenschance darstellen kann. Voraussetzung ist, daß die Fibrinklebeschicht nicht zu dick aufgetragen wird. Neben der eingebrachten Fibrinmenge muß jeweils auch die speziesspezifische und evtl. ortsspezifische fibrinolytische Aktivität mitberücksichtigt werden, da der Fibrinkleber als „Platzhalter" für körpereigenes Gewebe dient und jeweils so lange am Ort vorhanden sein sollte, wie das jeweilige Gewebe zur Regeneration braucht.

Gewebliche Reaktionen auf das Fibrinklebersystem, die einmal immunologisch bedingt sein können, zum anderen unspezifischer Art sind, kommen relativ selten vor. Mit immunologischen Reaktionen ist praktisch nur dann zu rechnen, wenn vorher eine Sensibilisierung erfolgt ist. Größere Fibrinklebermassen können gelegentlich eine bakterielle Infektion des Wundgebietes mitbegünstigen und in anderen Einzelfällen zu einer Fremdkörperreaktion führen.

Literatur

Edinger D, Mühling J, Schroeder F, Will C, Heine W-D (1982) Experimentelle Klebung von Vollhauttransplantaten. In: Cotta H, Braun A (Hrsg) Fibrinkleber in Orthopädie und Traumatologie. Thieme, Stuttgart New York, S 210–217

Heine W-D, Edinger D, Braun A (1982) Wundheilung nach Fibrinklebung – Histopathologische Untersuchungen. In: Cotta H, Braun A (Hrsg) Fibrinkleber in Orthopädie und Traumatologie. Thieme, Stuttgart New York, S 26–34

Heine W-D, Braun A, Edinger D (1982) Gewebliche Abwehrreaktion auf das Fibrinklebersystem. In: Cotta H, Braun A (Hrsg) Fibrinkleber in Orthopädie und Traumatologie. Thieme, Stuttgart New York, S 277–281

Fibrinklebung bei der Rekonstruktion von Weichteildefekten nach Tumorresektion

O. Staindl

Die plastische Chirurgie hat die Aufgabe, Form und Funktion zerstörter Gewebe zu rekonstruieren. Einen wesentlichen Stellenwert nimmt dabei die Wiederherstellung der Integrität der Körperdecke ein, also der Verschluß von Oberflächendefekten, die nach Unfällen oder operativen Eingriffen entstanden sind. Dazu stehen grundsätzlich drei Verfahren zur Verfügung:

1. primärer Wundverschluß,
2. Lappenplastiken,
3. freie Gewebetransplantation.

Erfolg oder Mißerfolg jedes rekonstruktiven Eingriffes ist von einer Vielzahl von Faktoren abhängig, die jedoch ganz allgemein in zwei große Gruppen unterteilt werden können:

1. Faktoren, die vom jeweiligen Operateur nicht beeinflußt werden können, wie Art und Lokalisation unfallbedingter Wunden, Ausdehnung eines zu resezierenden Tumors, Alter des Patienten, seine Belastbarkeit für umfangreiche operative Eingriffe etc.
2. Faktoren, auf die sehr wohl vom Operateur Einfluß genommen werden kann, wie Wahl der Operationsmethoden, gewebeschonendes Operieren, exakte Blutstillung sowie die Bestimmung des geeigneten Materials zur Gewebesynthese etc., um nur einige Beispiele anzuführen.

Neben dem traditionellen Mittel der Wundrandvereinigung – der chirurgischen Naht – hat in den letzten Jahren die Gewebeklebung mit Hilfe hochkonzentrierten humanen Fibrinogens die Aufmerksamkeit und das Interesse vieler operativer Fachrichtungen gefunden.

Plastische Operationen, als oberflächenchirurgische Maßnahmen, sind jedoch in besonderem Maße geeignet, die Vorteile und die Tauglichkeit des Klebeverfahrens zu demonstrieren.

An der Hals-Nasen-Ohren-Abteilung der Landeskrankenanstalten Salzburg findet der Fibrinkleber seit 1975 sowohl bei typischen Operationen der Otorhinolaryngologie als auch bei plastisch rekonstruktiven Eingriffen routinemäßig Anwendung. Anhand der eingangs angeführten Möglichkeiten des Verschlusses von Weichteildefekten wird im folgenden über Indikation und Technik der Gewebeklebung berichtet.

Primärer Wundverschluß

Der Verschluß vertikaler, linear verlaufender Hautwunden erfolgt üblicherweise mit chirurgischen Nahtmethoden. Die Verwendung des Gewebeklebers erscheint uns in diesen Fällen nicht indiziert. Sie ist jedoch in bestimmten Ausnahmefällen angezeigt, etwa dann, wenn im Rahmen von Gesichtsverletzungen tangentiale Hautabscherungen vorliegen.

Derartige Defekte neigen insbesondere bei jugendlichen Patienten zu Schrumpfungen und damit zur späteren unschönen, gelegentlich wulstförmigen Narbenbildung. Derartige „Hautläppchen" lassen sich für gewöhnlich auch mit feinsten atraumatischen Nähten nur ungenügend adaptieren.

Die Forderung nach weitestgehender Rehabilitation auch in ästhetischer Hinsicht gehört zu den Grundprinzipien der rekonstruktiven Chirurgie. Diesem zu entsprechen, kann auch bei dem erwähnten Verletzungstyp die Klebemethode äußerst hilfreich sein.

Unter Erhaltung auch kleinster abgehobener Hautteile verkleben wir diese flächenhaft mit dem Wundbett. Nur bei größeren Wunden erfolgt eine zusätzliche Fixierung mit atraumatischen Nähten. Darüber hinaus wird die verschlossene Wunde nochmals oberflächlich mit einer Klebeschicht versiegelt. Diese trocknet während des postoperativen Heilungsverlaufs langsam ab und kann nach wenigen Tagen in Form einer Kruste abgehoben werden. Das Resultat sind sehr zarte und auch in kosmetischer Hinsicht zufriedenstellende Narben.

In Analogie zu diesem Vorgehen bei frischen Verletzungen verwenden wir das Klebeverfahren auch bei Korrekturoperationen von Narben. Da jede chirurgische Naht nur eine punktförmige Gewebesynthese ermöglicht, kann es zwischen den einzelnen Nähten zu einer – wenn auch nur minimal ausgeprägten – Wunddehiszenz kommen, der mit Hilfe der Klebetechnik vorgebeugt wird (Abb. 1).

Eine weitere Indikation zur Verwendung des Klebers sehen wir in der Versiegelung oberflächlicher Wundflächen, wie etwa den Entnahmestellen von Spalthauttransplantaten, aber auch den Defekten im Bereiche der Nase nach Abtragung eines Rhinophyms, eine Operationstechnik, die wir 1981 publizieren konnten.

Die Epithelialisierung des Wundgebietes nach Rhinophymentfernung, die mit einem breitflächigen Messer erfolgt, stellt für den betroffenen Patienten meist eine langwierige und belästigende Phase der Wundheilung dar, die mit Sekretion, Krusten- und Borkenbildung verbunden ist.

Verschiedene Verfahren zur Nachbehandlung des Wundgebietes sind gebräuchlich, etwa Salbenverbände, Deckung mit künstlichem Hautersatz oder auch Spalthaut.

Wir nehmen heute von diesen Methoden Abstand und versiegeln die vorliegende Wundfläche mit einer dicken Fibrinschicht, die gleichzeitig einen physiologischen Eiweißfilm als Epithelverband darstellt.

Nach Abtrocknen des Fibrinfilms ist eine zusätzliche Abdeckung des Operationsgebietes nicht mehr notwendig. Das Gerinnsel trocknet allmählich ein und kann nach ca. 1 Woche als Kruste abgehoben werden. In der Zwischenzeit hat sich zumeist die vollständige Epithelialisierung des Operationsgebietes ausgebildet.

Die gegenüber anderen Operationsmethoden objektivierbar beschleunigte Wundheilung und die ausgezeichneten kosmetischen Resultate charakterisieren die Vorteile des Klebeverfahrens bei derartigen Eingriffen (Abb. 2).

Regionale Lappenplastiken

Werden Defekte – zumeist nach Tumorresektion – durch regionale Lappenplastiken gedeckt, kann es zu postoperativen Wundheilungsstörungen kommen, falls sich

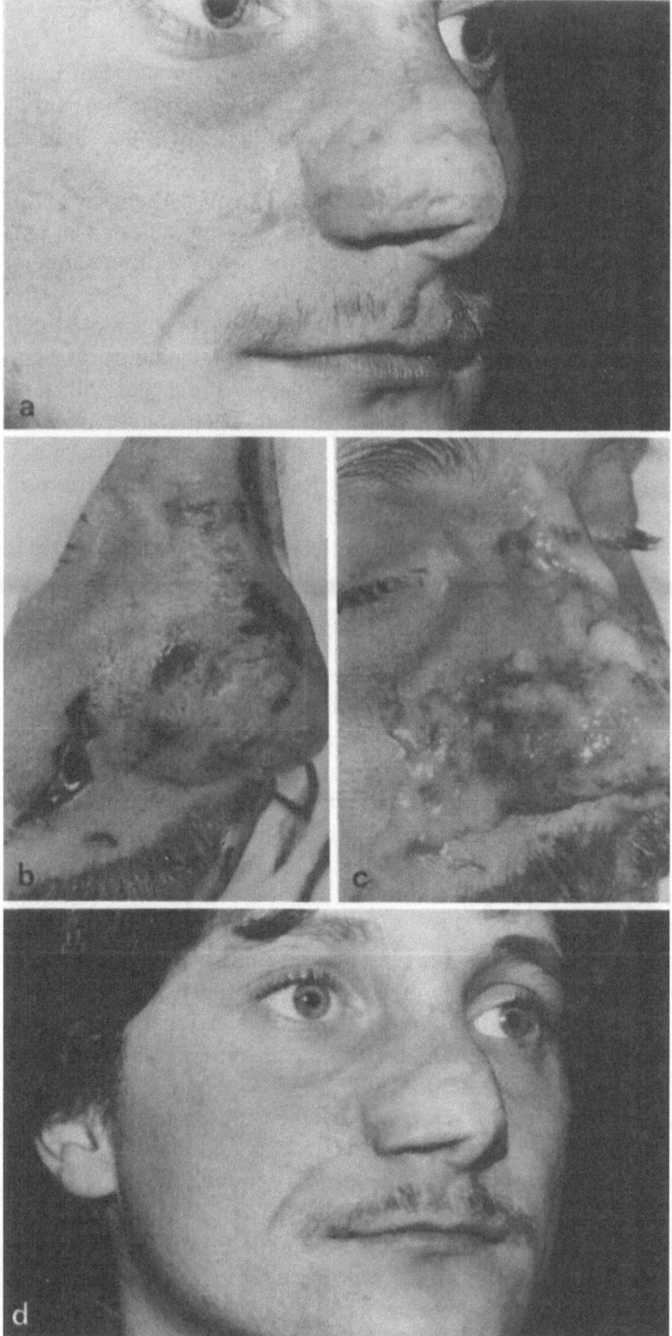

Abb. 1a–d. Zustand nach Teilabrißverletzung der Nase und Defektdeckung mit einem regionalen Lappen aus der Nasolabialfalte. **a** Präoperativer Status vor Narbenkorrektur. **b** Intraoperativer Zustand nach Narbenexzision und Dermabrasion. **c** Zustand nach Wundverschluß und oberflächiger Versiegelung der Wundfläche mit Fibrinkleber. **d** Postoperatives Resultat 4 Wochen nach dem Eingriff

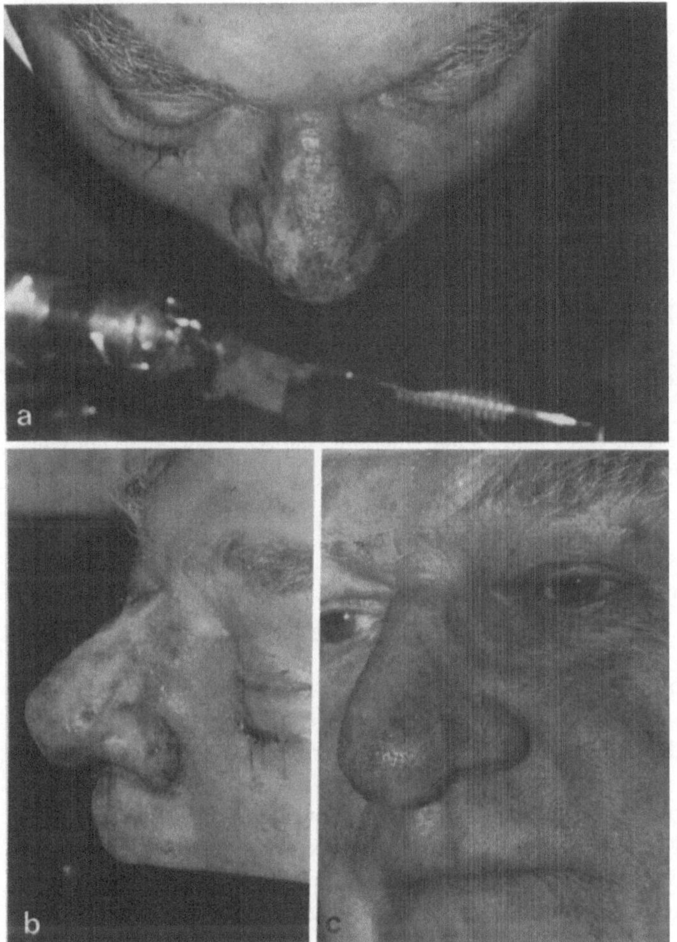

Abb. 2. a Zustand nach Abtragung eines Rhinophyms. **b** Versiegelung der Wundfläche mit Fibrinkleber. **c** Postoperatives Resultat

zwischen Empfängerbett und dem Lappen Hämatome entwickeln. Diese können trotz sorgfältigster Blutstillung gerade in Regionen auftreten, die nur schwer ruhigzustellen sind, wie etwa dem Gesichts- und Halsbereich. Exakte Blutstillung und das Vermeiden von „Toträumen" gehören ebenso zu den Grundprinzipien plastischer Rekonstruktion, wie die spannungsfreie Wundrandvereinigung bei Defektdeckungen mittels einer Lappenplastik.

Wir bevorzugen ein kombiniertes Naht-Klebe-Verfahren bei dem folgendermaßen vorgegangen wird:

Der verlagerte Lappen wird zunächst im Wundbett breitflächig eingegliedert. Anschließend erfolgt die Fixierung des Lappens an seinen Rändern durch chirurgische Nähte.

Das Einlegen einer Redon-Drainage in das Wundgebiet erübrigt sich, da neben dem Verkleben der Wundfläche auch noch eine Versiegelung kleinerer bis mittlerer

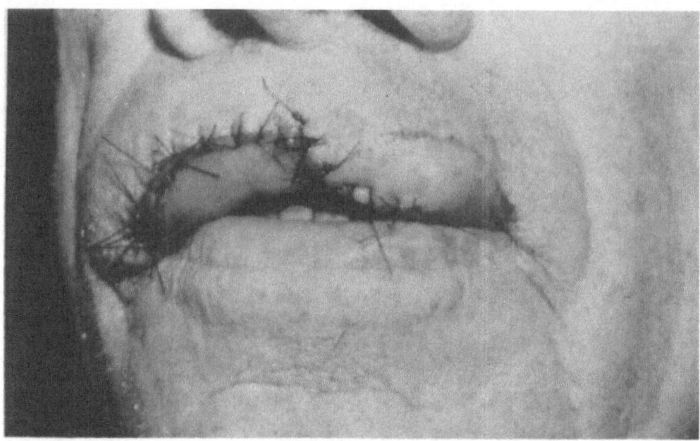

Abb. 3. Zustand nach Resektion eines Tumors der Oberlippe und Defektdeckung mit einem Schleimhautlappen aus dem Mundvorhof. Kombiniertes Naht- und Klebeverfahren

Blutgefäße erfolgt. Dieses Verfahren wird bei kleinen Schwenk- oder Rotationsplastiken nicht immer notwendig sein. Es erscheint uns aber auch in diesen Fällen immer dann indiziert, wenn beispielsweise antikoagulierte Patienten operiert werden müssen.

Mit Hilfe des Fibrinklebers sind wir in der Lage, ohne Unterbrechung der Antikoagulanzientherapie Defektdeckungen auch in stark blutungsgefährdeten Regionen, wie etwa an den Lippen oder im Bereiche der Ohrmuschel vorzunehmen (Abb. 3).

Bei großen Lappenplastiken wenden wir jedoch routinemäßig in allen Fällen das kombinierte Naht-Kleber-Verfahren an. Die zu verlagernden Gewebeflächen werden dabei schrittweise, beginnend am Lappenstiel, bis zum peripheren Lappenende mit dem Empfängerbett verklebt, wobei jeweils die verklebten Areale einige Minuten unter zarter Kompression gehalten werden.

Nach vollständiger Verklebung des Lappens mit dem Wundbett erfolgt der definitive Wundverschluß an den Rändern mit atraumatischer chirurgischer Naht.

Die Entfernung der Hautnähte kann frühzeitig erfolgen, da die eigentliche Lappenfixierung durch die Klebemethode erzielt wird.

Klinische Beispiele für das kombinierte Naht-Klebe-Verfahren sind in den Abb. 4 und 5 demonstriert.

Freie Transplantate

Folgende Voraussetzungen sind für die Einheilung eines freien Transplantates von Bedeutung:

1. Die morphologische Beschaffenheit des Aufnahmebettes. Dieses muß eine gute Vaskularisation in allen Abschnitten aufweisen. Ungünstige Verhältnisse liegen dann vor, wenn Operationsdefekte bis an den Knochen heranreichen, wie dies gerade bei Eingriffen im Bereiche des Schädeldaches häufig der Fall sein kann.

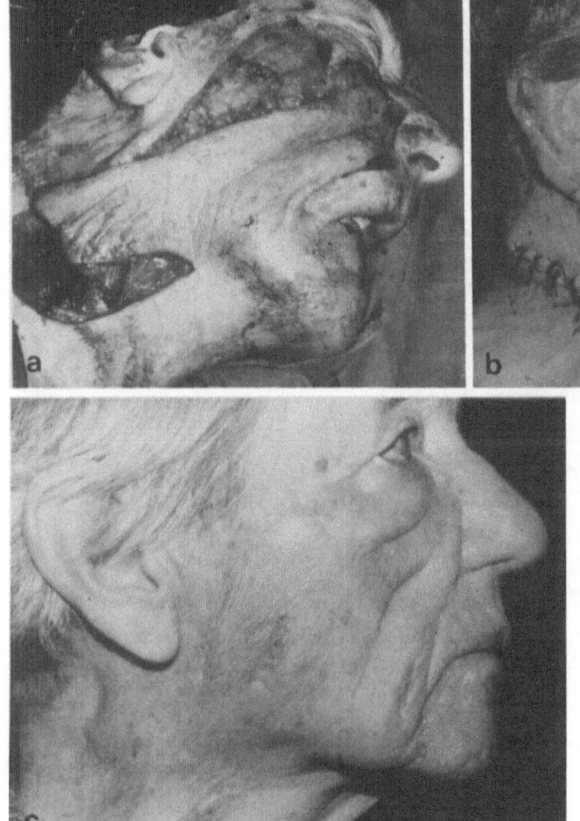
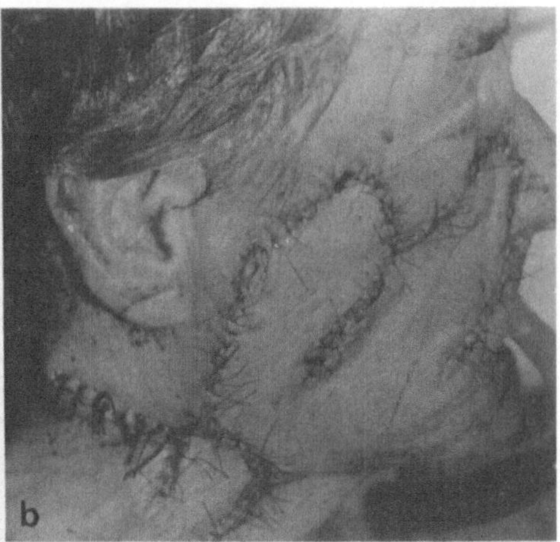

Abb. 4a–c. Zustand nach Resektion eines Karzinoms der rechten Wange. **a** Der zur Defektdeckung geplante Bilobed flap ist präpariert. **b** Eingenähter Bilobed flap. Auf eine Redon-Drainage wurde verzichtet, da ein kombiniertes Naht- und Klebeverfahren zur Anwendung kam. **c** Postoperativer Zustand nach Nahtentfernung am 8. Tag

2. Die Ernährung des Transplantates ist in den ersten 48–72 h nur durch eine rasch einsetzende und ungehinderte Plasmazirkulation gesichert.
3. Die rasche Vaskularisation des Transplantates kann nur dann erfolgen, wenn eine weitgehende Bluttrockenheit im Transplantatbett vorliegt, der flächenhafte Kontakt zwischen dem Wundbett und dem Transplantat also nicht durch eine Hämatombildung unterbrochen ist.
4. Die Immobilisierung des Transplantates gegenüber dem Aufnahmebett gewährleistet den Nährstoffaustausch und reduziert die Gefahr der Zerreißung von neu entstandenen vaskulären Verbindungen zwischen Transplantat und dessen Aufnahmebett auf ein Minimum.

Die zentrale Rolle, die dem Fibrin bei der Einheilung eines Transplantates zukommt, die Forderung nach Bluttrockenheit im Empfängerbett und die Notwendigkeit der flächenhaften Fixierung eines Transplantates und damit seiner Immobilisierung im Aufnahmebett stellen die Eckpfeiler für die Verwendung des Fibrinklebers im Rahmen der freien autologen Hauttransplantation dar.

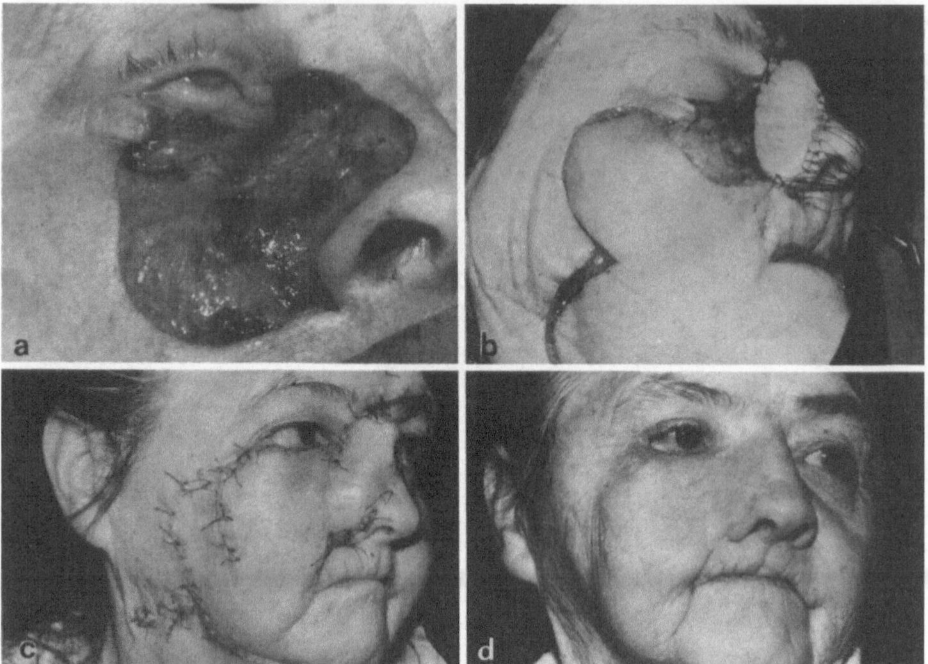

Abb. 5. a Resektionsdefekt der rechten Wange und der Nasenseite nach Entfernung eines Basalioms. **b** Der Defekt der seitlichen Nase wurde mit einem medianen Stirnlappen gedeckt. Die übrige Defektdeckung erfolgte mit einem Bilobed flap aus der Wange. **c** Zustand am 6. postoperativen Tag nach teilweiser Nahtentfernung. Das Fehlen einer Hämatombildung oder größeren Schwellung ist evident. **d** Postoperatives Resultat nach Stieldurchtrennung des Stirnlappens

Die zur Defektdeckung verwendeten Transplantate können in verschiedener Dicke und Form präpariert werden. Zur Auswahl stehen:

a) Vollhauttransplantate,
b) Spalthauttransplantate
c) Mesh-grafts,
d) die Gewebeverlagerung mit mikrovaskulärer Anastomose.

Zu Punkt a) Vollhauttransplantate: Diese bevorzugen wir zur Deckung kleiner bis mittelgroßer Defekte im Gesichtsbereich und wählen zumeist zur Transplantatentnahme die Retroaurikulärregion. Die Haut aus diesem Bereich gewährleistet eine nahezu vollständige Farbanpassung an die Gesichtshaut. Darüber hinaus resultiert in der Spenderzone keine sichtbare Narbenbildung.

Die alleinige Fixierung von Vollhauttransplantaten mit Hilfe der Gewebeklebemethode, wie wir sie ursprünglich durchgeführt haben, hat sich jedoch nicht bewährt.

Vollhauttransplantate neigen zur Schrumpfung, so daß ihr fugenloses Einpassen in die Defektränder nur durch ein kombiniertes Naht-Klebe-Verfahren erzielt wird.

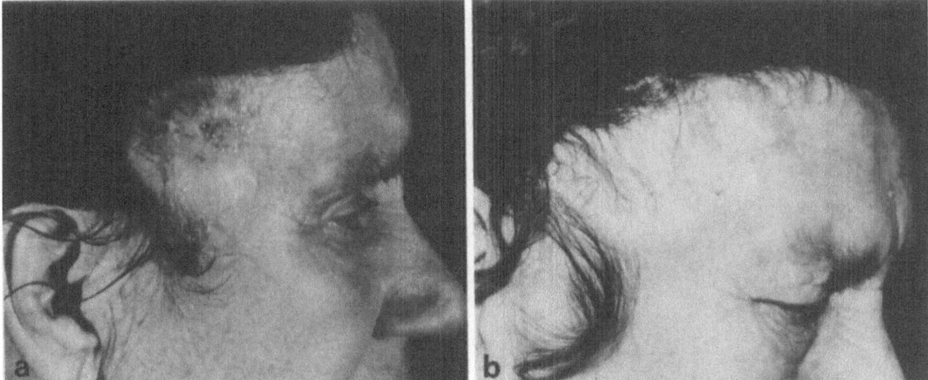

Abb. 6. a Basaliom der rechten Schläfenregion. **b** Zustand nach Resektion und Defektdeckung mit einem Vollhauttransplantat

Erst dadurch ist auch in kosmetischer Hinsicht ein zufriedenstellendes späteres Resultat gewährleistet (Abb. 6).

Zu Punkt b) Spalthauttransplantate: Defektdeckungen im Kopf- und Halsbereich mit Hilfe eines Spalthauttransplantates führen zu ungünstigen kosmetischen Resultaten. Diese können aber bei verschiedenen malignen Geschwülsten akzeptiert werden, wenn Tumorresektion und Defektdeckung unter risikoreichen Bedingungen erfolgen müssen. Dies trifft vor allem bei sehr alten und für einen operativen Eingriff nur bedingt belastbaren Patienten zu.

In derartigen Fällen erfolgen die Tumorresektion und die Entnahme des Spalthauttransplantates simultan. Nach Elektrokoagulation stärkerer Blutungen wird das Transplantat flächenhaft in den Resektionsdefekt eingeklebt. Auf eine zusätzliche Fixierung mit chirurgischen Nähten wird verzichtet.

Dieses Operationsverfahren erfolgt in konsequenter Ausnützung beider Effekte des Fibrinklebers, nämlich dem der Versiegelung kleiner bis mittelstarker Blutungen einerseits und dem der flächenhaften Gewebefixierung andererseits.

Eine weitere Indikation zur Verwendung von Spalthauttransplantaten ergibt sich im Bereiche des Schädeldaches.

Große Geschwülste des Schädeldaches erfordern zumeist die radikale Entfernung der Galea aponeurotica. Dadurch wird der glatte Schädelknochen freigelegt, der als Transplantatlager nicht geeignet ist. In derartigen Fällen entfernen wir, wie bereits 1978 berichtet, mit einem Flachmeißel die Tabula externa des Stirnbeines und legen die gut durchblutete Diploe frei.

Ein Spalthauttransplantat, welches flächenhaft auf den Defekt aufgeklebt wird, findet damit ein gut durchblutetes Empfängerlager und ausreichend günstige Bedingungen zur Einheilung. Auch in diesen Fällen kann durch die flächenhafte Versiegelung der reichhaltigen Blutungen aus den Diploegefäßen eine Hämatombildung zwischen Transplantat und Empfängerbett vermieden werden (Abb. 7).

Über weitere Indikationen zur Verwendung von Spalthauttransplantaten, wie etwa im Rahmen der Saunders-Plastik bei Morbus Osler oder auch zur Innenaus-

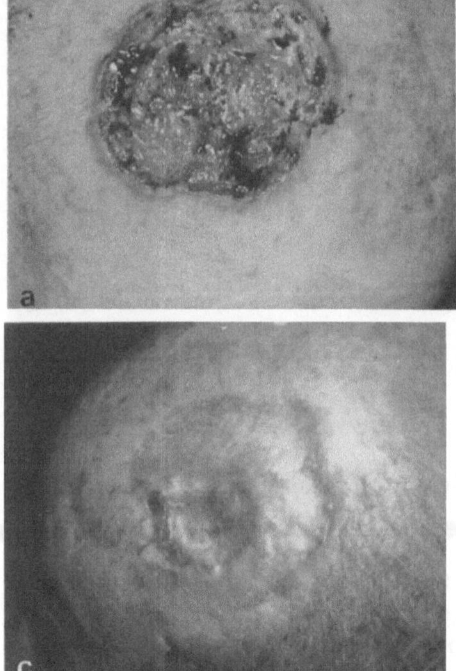
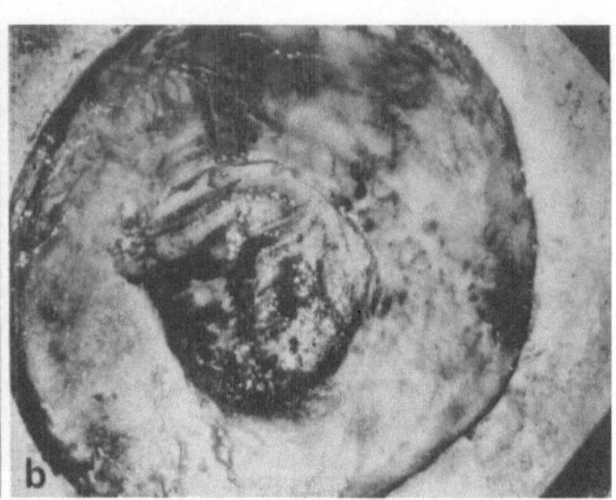

Abb. 7. a Stachelzellkarzinom des Schädeldaches. **b** Der Resektionsdefekt. Im Zentrum wurden die Galea aponeurotica und die Tabula externa des Schädelknochens entfernt. **c** Zustand nach Defektdeckung mit einem Spalthauttransplantat (23. postoperativer Tag)

kleidung regionaler Lappen, haben wir in früheren Publikationen ausführlich berichtet.

Zu Punkt c) Mesh-grafts: Maschengittertransplantate (Mesh-grafts) kommen vor allem bei der Deckung sehr großflächiger Defekte zur Anwendung, aber auch dann, wenn aufgrund der Wundverhältnisse ein ungünstiges Transplantatlager vorliegt, wie etwa beim Ulcus cruris oder in der Verbrennungschirurgie.

Die Abb. 8a zeigt einen exzessiv ausgedehnten malignen Hauttumor bei einem 58jährigen Patienten. Nach der Tumorresektion haben wir den Defekt mit einem Mesh-graft gedeckt, wobei dieses flächenhaft aufgeklebt wurde. Auch die verbliebenen Wundflächen zwischen dem Gittertransplantat wurden mit dem Kleber versiegelt.

Am Ende der 3. postoperativen Woche war die vollständige Epithelialisierung der Wundfläche erreicht. Die Abb. 8b zeigt das postoperative Resultat 8 Wochen nach dem Eingriff.

Zu Punkt d) Die freie Gewebetransplantation mit mikrovaskulärer Anastomose: Die positiven Erfahrungen, die wir mit der Fibrinklebung bei freien Hauttransplantaten und bei Lappenplastiken gemacht haben, ließen uns den Kleber auch bei einem Operationsverfahren anwenden, welches im Grunde eine Synthese der beiden ge-

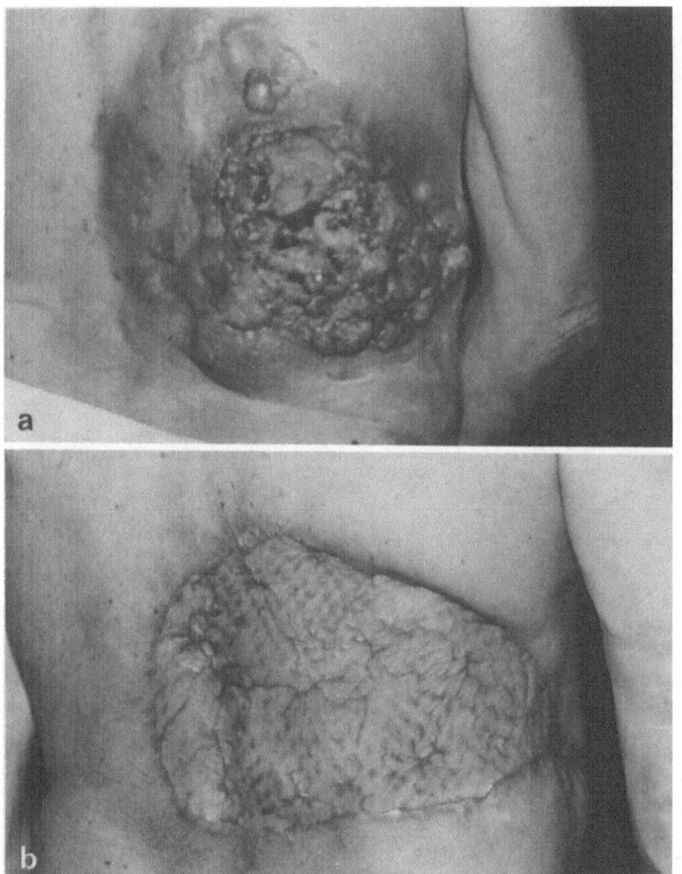

Abb. 8. a Ausgedehnter Hauttumor der Rückenregion. **b** Zustand nach Resektion des Tumors und Defektdeckung mit Mesh graft

nannten Techniken darstellt, nämlich die freie Gewebetransplantation mit mikrovaskulärer Anastomosierung.

Fallbeispiel: Bei einem 21jährigen Patienten lag eine ausgedehnte Verbrennungsnarbe im Hals- und Brustbereich mit hochgradiger Narbenschrumpfung vor. Dies hatte die Fixierung des Kinns in Höhe des Manubrium sterni und eine hochgradige Bewegungseinschränkung des Kopfes zur Folge.

Nach querer Durchtrennung der Narbe im Halsbereich und Retroflexion des Kopfes lag ein Defekt von 22:12,5 cm vor. Dieser wurde mit einem freien Haut-Bindegewebe-Faszientransplantat aus der Leiste (groin flap) gedeckt. Der Leistenlappen erhält seine arterielle Blutversorgung durch die A. circumflexa ilium superficialis. Dieses Gefäß wurde präpariert und mit der A. thyreoidea superior der rechten Halsseite anastomosiert. Der venöse Anschluß erfolgte über die V. facialis. Die Nähte der Gefäßanastomosen wurden mit dem Fibrinkleber abgesichert. Darüber hinaus wurde auch der Lappen flächenhaft in den Defekt eingeklebt.

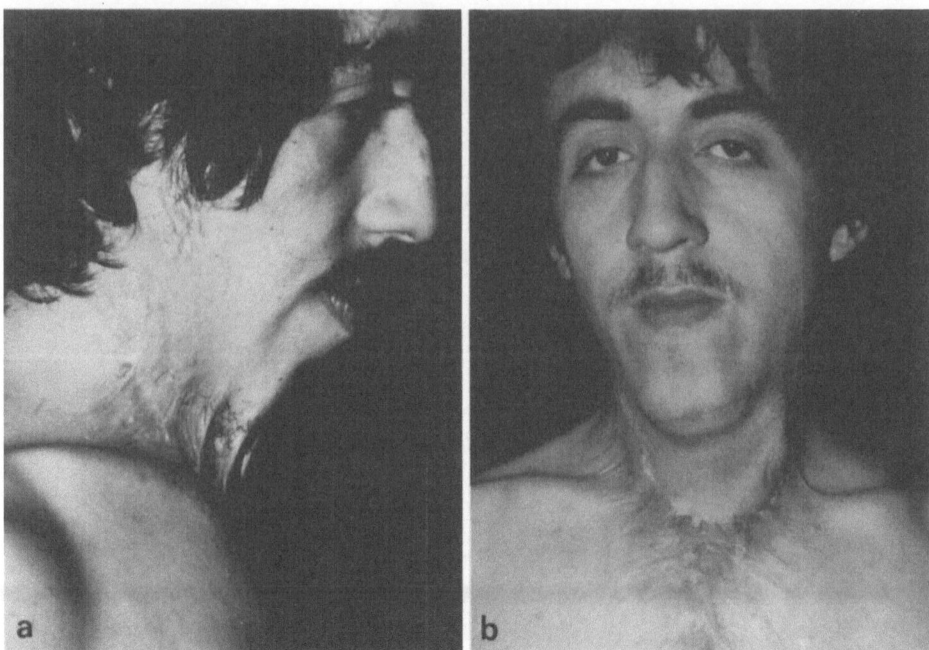

Abb. 9. a Hochgradige Narbenschrumpfung nach Verbrennung am Hals. **b** Zustand nach Auftrennung der Narbe und Defektdeckung mit einem freien mikrovaskulär anastomosierten Leistenlappen (groin flap)

Lediglich an den Lappenrändern erfolgte eine einschichtige Hautnaht. Auf die Einlage einer Redon-Drainage konnte verzichtet werden (Abb. 9).

Dieses Verfahren erwies sich als besonders vorteilhaft, da evtl. Blutungen aus der Gefäßanastomose bzw. Lappenhämatome generell die postoperative Vitalität des Transplantates ernsthaft gefährden können.

Der Heilungsverlauf in dem geschilderten Fall war komplikationslos.

Zusammenfassend sehen wir folgende Vorteile in der Verwendung des Fibrinklebers im Rahmen der plastisch-rekonstruktiven Chirurgie:

1. Fibrin, welches die Grundlage aller reparativen Vorgänge im Organismus darstellt, kommt in hochkonzentrierter Form zur Anwendung und scheint somit die verschiedenen Phasen der Wundheilung zu beschleunigen und zu fördern.
2. Der Kleber unterliegt der Fibrinolyse, er stellt also keinen im Organismus persistierenden Fremdkörper dar.
3. Das Klebeverfahren ermöglicht eine flächenhafte Gewebesynthese, bei der Hohlraumbildungen, etwa im Rahmen von Lappenplastiken, vermieden werden.
4. Durch die Versiegelung kleiner bis mittlerer Gefäße, insbesondere aus Knochenwunden (Diploe) wird eine erhöhte Sicherheit in der Einheilung von Transplantaten gewährleistet, da Blutungen zwischen Empfängerbett und Transplantat vermieden werden.

5. Der blutstillende Effekt ermöglicht auch operative Eingriffe bei Patienten, die unter Antikoagulantientherapie stehen, ohne daß diese abgebrochen werden muß.
6. Durch Verzicht auf chirurgische Nähte und die ausschließliche Fixierung von Transplantaten mit Hilfe des Klebers kann eine wesentliche Verkürzung der Operationszeit erzielt werden. Dies erscheint vor allem bei älteren und für einen operativen Eingriff nur bedingt belastbaren Patienten wesentlich.
7. Der Kleber ist allerdings nicht in der Lage, operationstechnische Fehler zu kompensieren. Er stellt jedoch eine wertvolle Bereicherung operativer Möglichkeiten dar, die gerade bei plastisch-rekonstruktiven Eingriffen zur weiteren Verbesserung unserer Ergebnisse beitragen kann.

Klinische Anwendung des Fibrinklebersystems zur Fixierung von Hauttransplantaten, insbesondere im Gesichtsbereich

E. Akuamoa-Boateng, W. Wierich, T. Richter und J. Böhmer

Einleitung

Kraniofaziale Weichteildefekte verlangen funktionell und ästhetisch besonders zufriedenstellende Rekonstruktionen. Wo ausreichendes Weichteilgewebe zur Verfügung steht, wie z. B. im Bereich der unteren Gesichtspartie und am Hals, empfiehlt sich die Anwendung der Nahlappenplastik oder in besonders gelagerten Fällen Fernlappenplastiken zum Ausgleich von Defekten. Gewebsverluste in Regionen mit harter Unterlage könnten allerdings nur durch sehr aufwendige Weichteilmobilisation rekonstruiert werden. Eine recht gute Alternative bietet in solchen Fällen daher die Vollhauttransplantation [3, 4, 7, 10]. Bei größeren Hautdefekten ist die Adaption eines Hauttransplantates durch konventionelle Nahttechnik sehr zeitaufwendig.

Die Adaption eines Hauttransplantates mit geeignetem Gewebekleber eröffnet eine interessante Alternative, denn der Einsatz des Fibrinklebersystems der Firma Immuno (Heidelberg) zur Fixierung eines derartigen freien Hauttransplantates ist sowohl experimentell als auch klinisch hinreichend bekannt [1, 2, 8, 12, 13]. In geeigneten Fällen erfüllt die Klebung des Vollhauttransplantates die gewünschten funktionellen und ästhetischen Erfordernisse der Gesichtsregion. Besonders vorteilhaft bei dieser Methode ist die erhebliche Zeitersparnis bei der Operation.

Technik der Vollhauttransplantation

Nach Setzen eines Hautdefektes wird die Wundfläche nach sorgfältiger, lokaler Blutstillung für die nächsten 24 h abgedeckt. Während dieser Zeit können histologisch die Exzisionsränder auf Tumorfreiheit untersucht werden und, falls erforderlich, die Nachresektion ohne Gefährdung des Transplantates rechtzeitig erfolgen. Weiterhin ist auf diese Weise eine postoperative, massive Hämatombildung durch postoperative Vasodilatation, insbesondere nach Anwendung von Lokalanästhetika mit Vasokonstringenzien besser kontrollierbar.

Am darauffolgenden Tag wird dann die Größe des Hautdefektes exakt bestimmt und auf die Entnahmestelle übertragen. Wir bevorzugen die supraklavikuläre Halsregion. Die Hautfarbe dort ähnelt der der Gesichtshaut; außerdem können nach Transplantatentnahme entstandene Defekte bis ca. 100 cm² durch Mobilisierung der angrenzenden Haut primär verschlossen werden. Eine dünne Vollhaut mit wenig Corium wird atraumatisch mit dem Skalpell abpräpariert und auf die Defektfläche exakt angepaßt. Je nach Transplantatgröße erfolgt die Fixierung mit dem Fibrinthrombingemisch der Firma Immuno (Heidelberg) in zwei oder mehreren Etappen (Abb. 1). Anschließend legen wir einen Druckverband für 24–48 h an.

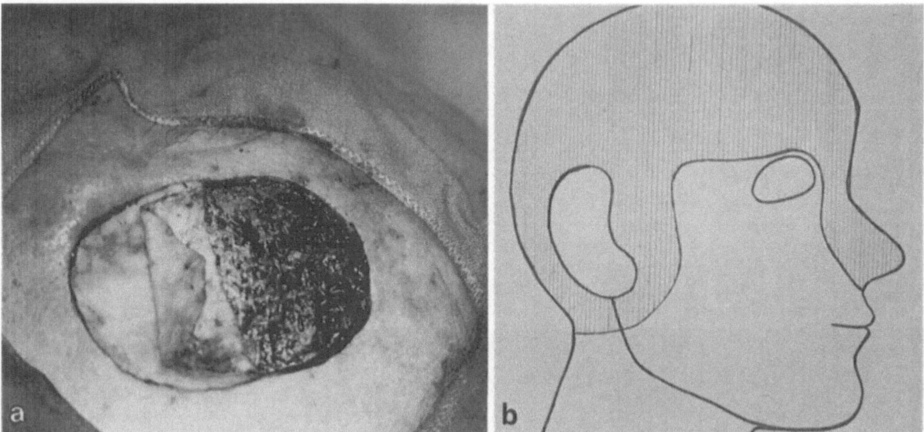

Abb. 1. a Darstellung des Klebevorganges. Nach Adaption des Transplantates auf der Wundfläche erfolgt die Klebung stufenweise. **b** Verteilung der Kopf-Gesichts-Region, wo die Vollhauttransplantation und Fibrinklebung zu empfehlen ist (*schraffiert*)

Klinische Ergebnisse

Von den 22 bis jetzt durch diese Methode versorgten Patienten konnten 19 nach-
untersucht werden. Das Durchschnittsalter betrug 73 Jahre, die Transplantatgröße 2,5–96 cm². In der überwiegenden Anzahl der Fälle (10mal) registrierten wir
absolut einwandfreie, primäre Einheilungen und Inkorporationen der Transplantate nach 4–6 Wochen (Abb. 2 a–d).

In vereinzelten Fällen (6mal) traten geringere Randnekrosen auf, die die Anheilung teilweise verzögerten. In 3 Fällen waren schwerwiegendere Heilungsver-
zögerungen durch ausgedehntere Nekrosen aufgetreten. Die Ursachen dafür
waren jedesmal verschieden. Im ersten Fall trat eine ziemlich massive, postoperative, arterielle Nachblutung nach Vasodilatation auf, die die erste Phase der Trans-
plantaternährung auf plasmatischem Diffusionswege erschwerte; bei dem zweiten
Fall trat eine relativ späte (2 Wochen postoperative) bakterielle Infektion auf. Diese
führte zur fortschreitenden, zentralen Nekrotisierung der oberflächlichen Anteile
des Transplantates (Abb. 3 a–d). Im dritten Fall führte die 3fache, präoperative,
intensive Strahlentherapie mit Dystrophie der angrenzenden Stirnhaut zu trophischen Störungen, die zur Nekrosebildung und verzögerten Transplantatanheilung
führten (Abb. 4 a–c). In diesen Fällen erfolgte die endgültige Anheilung des nekro-
tischen Anteiles über sekundäre Granulation.

Die Transplantate zeigten überall dort starke Schrumpfungen, wo die Unterlage
und das angrenzende Gewebe sehr verschieblich waren, z.B. infraorbital, in der Wan-
gen- und Submandibularregion. Ähnliche Beobachtungen wurden in der Literatur
(Andina 1953, 1970; Friedrich und Gloor 1971) mitgeteilt. Solche Stellen sind daher
für den definitiven Defektaufbau durch Hauttransplantationen ungeeignet. Dort
empfiehlt sich die Anwendung von Verschiebelappen zur Weichteildefektrekon-
struktion. Optimale Ergebnisse fanden wir dann, wenn die Unterlage fest und die
angrenzende Haut wenig verschieblich war, wie z.B. am Nasenrücken, an der
Stirn, der Schädelkalotte und der präaurikulären Region (Abb. 1 b). Wir können

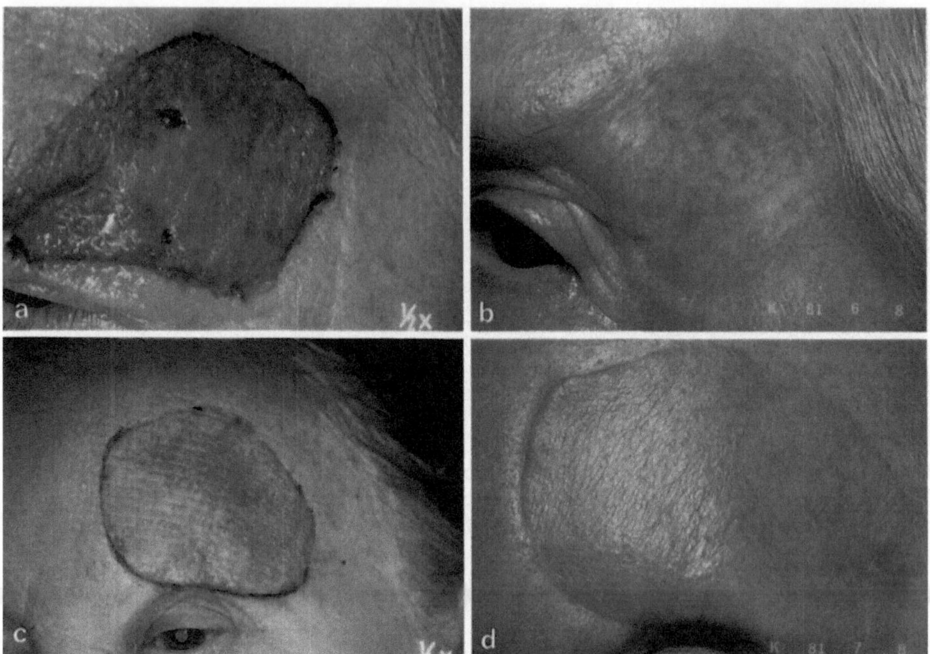

Abb. 2. a Vollhauttransplantat im seitlichen Stirnbereich bei einer 86jährigen Patientin am 7. postoperativen Tag mit deutlicher Schwellung und subepithelialen Blutresten. **b** Gleiches Vollhauttransplantat 8 Wochen postoperativ. Einwandfreie, primäre Einheilung mit kaum erkennbarer Narbenbildung oder Farbunterschieden zur angrenzenden Gesichtshaut. **c** Vollhauttransplantat im Stirnbereich einer 91jährigen Patientin am 7. postoperativen Tag mit vereinzelten subepithelialen Hämatomresten. Reizloser Verlauf. **d** Gleiches Transplantat 8 Wochen postoperativ; einwandfreie Einheilung und optimale Inkorporation

deshalb die Vollhauttransplantation mit Fibrinkleber nur im Bereich der letztgenannten Regionen empfehlen. Hier sind auch Rekonstruktionen von großen Hautdefekten durch Lappenbildung sehr umständlich und bei sehr alten Patienten mit reduziertem Allgemeinzustand kaum durchführbar.

Tierexperimentelle Ergebnisse

Bei 24 Kaninchen wurden an den Innenflächen der Ohren autologe Vollhauttransplantationen durchgeführt. Ein Transplantat wurde durch Nahttechnik fixiert, das andere lediglich durch Fibrinklebung. Es handelte sich um einen von der Firma Immuno speziell hergestellten Kleber, dessen Fibrinogenanteil aus Kaninchenplasma extrahiert wurde, um so ein homologes Klebermaterial zu erhalten.

Bei je 8 Tieren wurden nach 10, 20 und 30 Tagen die Transplantate abgesetzt und makroskopisch sowie histomorphologisch untersucht. Es zeigte sich beim Einheilungsverlauf ein dem klinischen Ergebnis entsprechendes Bild.

In 3 Fällen waren größere Komplikationen durch Wundheilungsstörungen nach Infektion des Transplantatlagers zu verzeichnen. Im direkten Vergleich war die Einheilungstendenz der geklebten Transplantate weitaus besser. Eine antigene

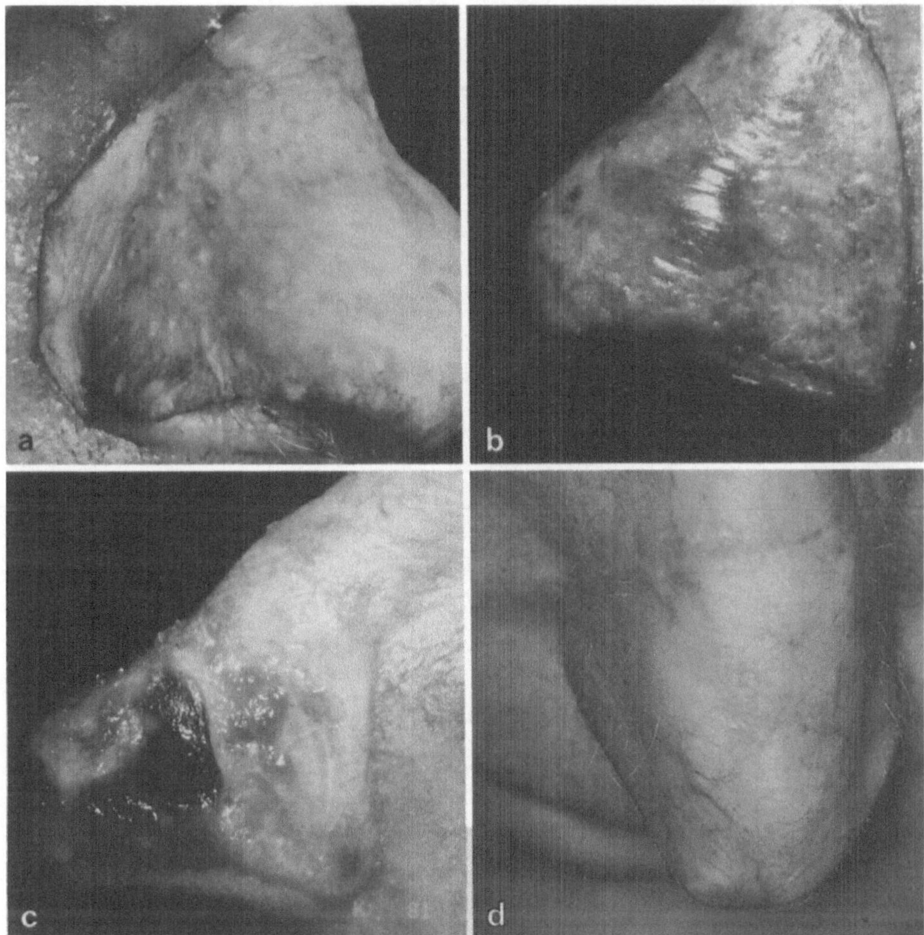

Abb. 3. a Normal blasses Vollhauttransplantat des Nasenrückens am 1. postoperativen Tag.
b 14 Tage postoperativ zentral umschriebene Epitheliolysen, ansonsten unauffällige Anheilung. **c** 28 Tage postoperativ fortschreitende oberflächliche Nekrose im Transplantatzentrum.
d Nach 10 Wochen trotz verzögerter Heilung über sekundäre Granulation gutes Ergebnis

Eigenschaft des Fibrinklebers konnte nicht festgestellt werden. Die Hauptkomplikation bei den durch Naht fixierten Transplantaten war das stark gehäufte Auftreten von Epithelzysten.

Schlußfolgerung

Unter Berücksichtigung der eigenen tierexperimentellen Untersuchungsergebnisse und der Literaturangaben müssen folgende Gesichtspunkte bei der klinischen Anwendung des Fibrinklebersystems zur Hauttransplantation bedacht werden:

1. Das Transplantat und die angrenzenden Weichteilgewebe sollen wenig verschieblich sein.

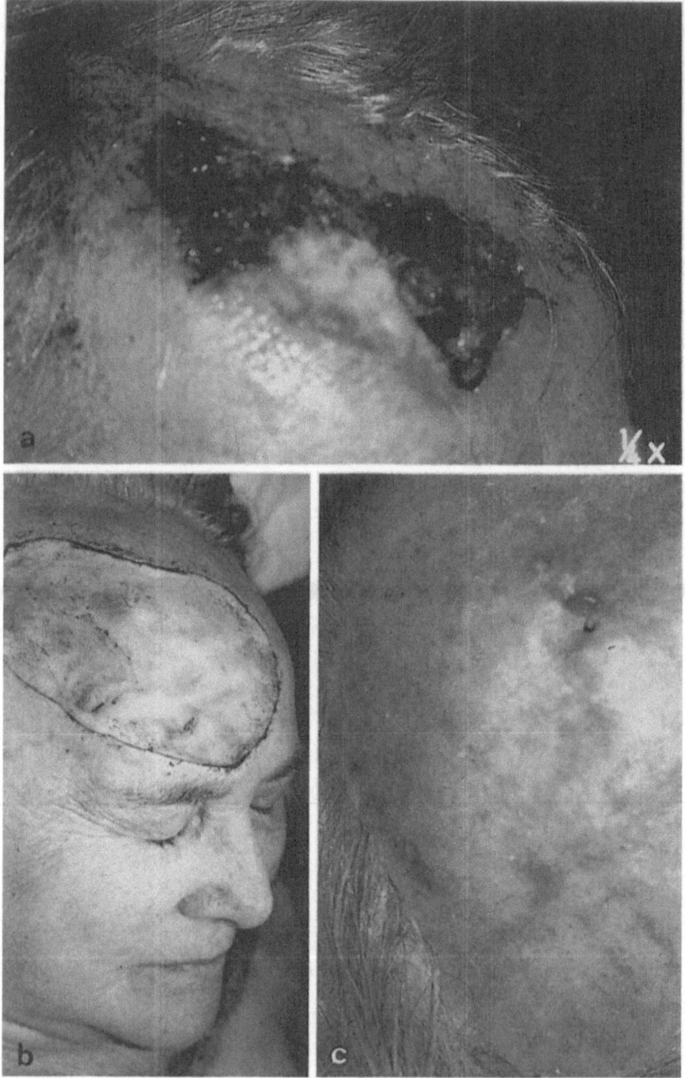

Abb. 4. a Mit Volltumor-Strahlendosis 3mal vorbestrahlter rezidivierender Hauttumor an der Stirn. **b** Großes Vollhauttransplantat nach Tumorexzision und sofortiger Defektdeckung. 1. Tag postoperativ noch blasse Erscheinung des Transplantates. **c** Gleiches Transplantat 6 Monate später nach langwieriger Nachbehandlung

2. Falls das ernährende Periost aus Radikalitätsgründen mitentfernt wird, etwa bei Tumorexzisionen im Gesichtsbereich, soll die Vollhauttransplantation erst dann erfolgen, wenn die entblößte Knochenoberfläche mit genügendem Granulationsgewebe bedeckt ist (Widmaier 1974). Das Transplantat wird dadurch nicht an der Knochenunterlage adhärent und erhält insbesondere im Bereich der Schädelkalotte eine adäquate funktionelle Verschieblichkeit.

3. Das Transplantat soll dünn sein und wenig Corium enthalten. Ein zu dickes Transplantat birgt die Gefahr des Absterbens der von der Wundfläche entfernteren, epithelialen Hautschichten.

4. Die Operation soll bei Exzision eines Hauttumors zweizeitig ablaufen. Hierdurch besteht die Möglichkeit einer Nachresektion ohne Gefährdung eines Vollhauttransplantates, falls dieses nach dem Ergebnis der histologischen Aufarbeitung erforderlich ist.

5. In den ersten 1–2 postoperativen Tagen soll ein Druckverband zur zusätzlichen Verhinderung einer Hämatombildung oder einer Ansammlung von Wundsekret angelegt werden.

6. Die Wundränder am Transplantatbett sollen abgeschrägt werden, damit das Transplantat harmonisch in das Transplantatbett adaptiert werden kann.

7. Eine antibiotische Prophylaxe ist bei großflächigen Defektversorgungen zu empfehlen.

Literatur

1. Cronkite E-P, Lozner E-L, Deaver J-M (1944) Use of thrombin and fibrinogen in skin grafting. JAMA 124:976
2. Edinger D, Heine W-D, Mühling J, Schröder F, Will C (1980) Die Vollhautklebung mit hochkonzentriertem Fibrinogen im Tierversuch. Dtsch Z Mund Kiefer Gesichts Chir 4:172
3. Schmidt E (1976) Erfahrungen mit Spalt- und Vollhauttransplantaten im Kopf-Hals-Bereich. In: Schuchardt K (Hrsg) Fortschritte der Kiefer- und Gesichtschirurgie, Bd XX. Thieme, Stuttgart, S 73
4. Schröder F (1976) Zum Verhalten von freien Hauttransplantaten in beweglichen und unbeweglichen Bereichen der Gesichtsweichteile. In: Schuchardt K (Hrsg) Fortschritte der Kiefer- und Gesichtschirurgie, Bd XX. Thieme, Stuttgart, S 80
5. Schuchardt K (1949) Die freie Hauttransplantation unter besonderer Berücksichtigung der Verwendung von Epidermis-Kutis-Lappen. Dtsch Zahn Mund Kieferheilkd 12:3
6. Schuchardt K (1964) Zur Spalthaut- und Vollhauttransplantation bei frischen Verbrennungen des Gesichts. In: Schuchardt K (Hrsg) Fortschritte der Kiefer- und Gesichtschirurgie, Bd XX. Thieme, Stuttgart
7. Schuchardt K (1976) Die freie Hauttransplantation bei Verbrennungen im Gesichtsbereich. In: Schuchardt K (Hrsg) Fortschritte der Kiefer- und Gesichtschirurgie, Bd XX. Thieme, Stuttgart, S 76
8. Spängler HP, Holle J, Braun F (1973) Gewebeklebung mit Fibrin; eine experimentelle Studie an der Rattenhaut. Wien Klin Wochenschr 85:827
9. Widmaier W (1974) Die Hautdeckung der freiliegenden Schädelkalotte nach Unfällen. In: Nahmann HH, Kastenbauer ER (Hrsg) Plastisch-chirurgische Maßnahmen nach frischen Verletzungen. Thieme, Stuttgart, S 101
10. Widmaier W (1976) Die Versorgung der Schädelkalotte mit freien Hauttransplantaten. In: Schuchardt K (Hrsg) Fortschritte der Kiefer- und Gesichtschirurgie, Bd XX. Thieme, Stuttgart, S 83
11. Widmaier W (1982) Deckung der Schädelkalotte nach Tumoroperationen mit freier Hauttransplantation. In: Schuchardt K (Hrsg) Fortschritte der Kiefer- und Gesichtschirurgie, Bd XXVII. Thieme, Stuttgart, S 103
12. Wierich W, Akuamoa-Boateng E, Pade J (1982) Tierexperimentelle histomorphologische und klinische Untersuchungen über die Einheilung von Vollhauttransplantaten nach Fixation durch chirurgische Naht und nach Anwendung von Fibrinkleber. In: Schuchardt K (Hrsg) Fortschritte der Kiefer- und Gesichtschirurgie, Bd XXVII. Thieme, Stuttgart, S 107
13. Young JZ, Medawar PB (1940) Fibrin suture of peripheral nerves. Lancet 239:126

Fibrinklebung in der Neurochirurgie

H. Waldbaur

Duraplastik

Als besonders wichtige Indikation zur Anwendung des Fibrinklebers betrachten wir die operative Versorgung frontobasaler Liquorfisteln. Wird eine nasale Liquorfistel nicht oder nur mangelhaft versorgt, so droht früher oder später eine Meningitis, die auch heute noch eine lebensgefährliche Komplikation darstellt. Als Beispiel für das manchmal sehr späte Auftreten einer durch Liquorfistel bedingten Meningitis sei der Fall eines Patienten erwähnt, bei dem vor 20 Jahren nach einem Schädel-Hirn-Trauma eine rechtsseitige Schädelbasisfraktur diagnostiziert wurde und bei dem es nun vor wenigen Monaten zu einer Meningitis kam. Bei der Operation fand sich ein trichterförmiger Defekt im Bereich der Stirnhöhlenhinterwand rechts mit entsprechendem Duradefekt.

Wir bevorzugen die intradurale Abdeckung mit einer allseits über die Ränder der Fistel hinausreichenden Duraplastik und die Fixierung der Plastik mit Fibrinkleber. Dieses Vorgehen haben wir schon früher als einfache, schonende und sichere Methode herausgestellt [3]. Der Vorgang der Fibrinverfestigung beginnt mit etwa 30 s nach Aufbringen der beiden Komponenten rasch genug, aber auch nicht zu rasch, so daß eine gezielte und exakte Abdeckung möglich ist. Die früher häufig angewandten Alkylcyanoacrylate verhärten dagegen sofort beim Aufbringen auf das Gewebe, wobei sie in unangenehmer Weise verklumpen – ganz abgesehen davon, daß sie neurotoxisch wirken.

Zu den Ergebnissen kann berichtet werden, daß im Verlauf von 4½ Jahren bei 126 Patienten mit frontobasalen Schädel-Hirn-Verletzungen die Fibrinklebung vorgenommen wurde. Bei 80 Patienten wurden Nachuntersuchungen zur Verlaufskontrolle durchgeführt.

Bei 3 Patienten entwickelte sich ein Liquorfistelrezidiv, davon 2mal früh-postoperativ im Rahmen einer eitrigen Nasennebenhöhlenentzündung. Einmal zeigte sich nach mehreren Wochen röntgenologisch eine erneute intrakranielle Luftansammlung. Bei der in diesem Falle durchgeführten Revisionsoperation fand sich allerdings kein Duradefekt; eventuell handelte es sich hier nur um eine vorübergehende Undichtigkeit.

Auch Duraöffnungen anderer Genese können mit Hilfe der Fibrinklebung sicher verschlossen werden, z. B. Duraläsionen, die bei der Trepanation älterer Patienten aufgrund von Verwachsungen zwischen Dura und Schädelknochen entstehen können und die nicht immer mit Nähten wasserdicht zu verschließen sind. Als weiteres Beispiel sei noch die Anwendung bei der Ventrikulozisternostomie nach Torkildsen erwähnt. Bei diesem Eingriff, der z. B. bei Aquäduktstenose durchgeführt wird, verbindet man durch einen Drain den Seitenventrikel mit der großen

Zisterne. Dort, wo der Schlauch durch die Dura hindurchgeführt wird, kann man mit Hilfe des Fibrinklebers einen wasserdichten Abschluß erzielen.

Blutstillung

Bei der Blutstillung am Gehirn, z. B. bei Tumorexstirpationen, haben wir mit dem Fibrinkleber ganz ausgezeichnete Erfahrungen gemacht. Bei feinen parenchymatösen Blutungen, die mit der bipolaren Koagulation und auch mit Wasserstoffwatten und Fibrinschwämmen nicht ausreichend gestillt werden können, legen wir mit Fibrinkleber getränkte Schwämme auf die blutenden Stellen auf. Diese Situation ergibt sich vor allem dann, wenn man bösartige, an pathologischen Gefäßen reiche Geschwülste – z. B. Glioblastome – nicht völlig im Gesunden entfernen kann, da sie in funktionell wichtige Bezirke eingewachsen sind. Wenn man durch solche Tumoren hindurchresezieren muß, kann die Blutstillung große Schwierigkeiten bereiten. Wir haben nach einer derartigen Anwendung des Fibrinklebers noch keine Nachblutung gesehen.

Seltene Indikationen

Auch bei der operativen Versorgung von Aneurysmen wenden wir gelegentlich die Fibrinklebung an. Die meist kongenitalen Hirngefäßaneurysmen müssen – wenn immer möglich – operiert werden. Wird ein Patient, bei dem es durch Aneurysmaruptur zu einer spontanen Subarachnoidalblutung gekommen ist, nicht operiert, so beträgt das Risiko, daß er innerhalb 1 Jahres an einer Blutung stirbt, 60%. Man versucht in erster Linie, das Aneurysma mit Hilfe eines Federclips, der der jeweiligen anatomischen Situation angepaßt ist, aus dem Kreislauf auszuschalten. In einzelnen Fällen, wenn z. B. größere Teile der Gefäßwand aneurysmatisch ausgebuchtet sind, kann es vorkommen, daß die selektive Ausschaltung der Gefäßmißbildung ohne Beeinträchtigung des aneurysmatragenden Gefäßabschnittes nicht möglich ist. In solchen Fällen haben wir in den letzten Jahren gelegentlich eine Wandverstärkung mit Fibrinkleber, Duraplastik und Muskelstückchen vorgenommen. Da es sich nur um wenige Fälle handelt und die Operationen erst bis zu 2 Jahre zurückliegen kann noch keine eindeutige Aussage über die Zuverlässigkeit der Fibrinklebung auf diesem Gebiet gemacht werden.

Eine weitere Anwendungsmöglichkeit ergibt sich bei der epiduralen Rückenmarkstimulation zur Schmerzbehandlung, z. B. bei beinamputierten Patienten, also bei Patienten mit Stumpf- und Phantomschmerz [2].

Bei dieser Methode wird eine drahtförmige Elektrode meistens durch eine Punktionsnadel hindurch in den Epiduralraum eingeführt und an die gewünschte Stelle plaziert. Sie wird dann mit einem subkutan implantierten Empfänger verbunden, wobei die Stimulation von außen mit Hilfe eines Sendergerätes erfolgt. Wenn die Elektrodenimplantation durch die Punktionskanüle hindurch nicht gelingt – z. B. bei starken Verwachsungen zwischen Band und Dura –, besteht die Möglichkeit einer offenen Implantation nach Hemilaminektomie, wobei die Elektrode mit Hilfe von Duraplastik und Fibrinkleber fixiert wird. Der Vorteil besteht in diesen Fällen vor allem darin, daß Duranähte und damit Narbenbildungen und weitere mögliche Schmerzquellen vermieden werden können.

Erwähnt sei auch noch die Anwendung des Fibrinklebers bei den extra-intra-kraniellen arteriellen Bypassoperationen. Bei diesen Eingriffen, die z. B. bei bestimmten Fällen von Karotisverschlüssen vorgenommen werden, wird meistens eine End-zu-Seit-Anastomose zwischen A. temporalis superficialis und einem Ast der A. cerebri media angelegt. Insbesondere Kletter [1] empfiehlt die Verwendung des Fibrinklebers zur besseren Abdichtung der Anastomose bzw. auch zur Reduzierung der Anzahl der Nähte und damit zur Verkürzung der Abklemmzeit.

Es kann festgestellt werden, daß sich die Fibrinklebung in verschiedenen Bereichen der Neurochirurgie als sehr wertvolle Methode erwiesen hat.

Literatur

1. Kletter G (1979) The extra-intracranial bypass operation for prevention and treatment of stroke. Springer, Wien New York
2. Krainick JU, Thoden U (1976) Methoden der elektrischen Schmerzunterdrückung. Langenbecks Arch Chir 342:75–81
3. Waldbaur H, Scheele B, Scheele J (1980) Erfahrungen mit dem Fibrinkleber bei der operativen Versorgung fronto-basaler Liquorfisteln. In: Wieck HH (Hrsg) Neurotraumatologie – Derzeitige Schwerpunkte. Thieme, Stuttgart New York, S 179–180

Operative und traumatische Duradefekte – Abgrenzung der Indikation zur Fibrinklebung

B. Lamers, C. Roosen und H. M. Mehdorn

Die Einführung der Methodik der Verklebung von Wundflächen mittels physiologischer gerinnungsaktiver Substanzen in den siebziger Jahren hat sich als eine wichtige Ergänzung der bis dahin angewandten Verfahren erwiesen. In der Folge kristallisierten sich die zunächst experimentell erprobten Möglichkeiten der Verwendung des Fibrinklebers heraus.

Zum Zwecke
- des Abdichtens von mit Flüssigkeit gefüllten Räumen
- der Approximierung gleichgearteter Strukturen
- des Abdichtens von Gefäßen/Blutstillung.

Auf die Möglichkeiten der Verwendung als Approximierungssubstanz bei Knochen, Haut und/oder Nerven ist schon oder wird noch ausführlich eingegangen, so daß hierauf in diesem Beitrag verzichtet wird. Es muß dabei erwähnt werden, daß in unserer Klinik bisher keine Erfahrungen gesammelt wurden mit Fibrinklebung von Nervenstümpfen, da wir die funktionellen Langzeitergebnisse dieser Methode abwarten wollen.

In letzter Zeit sind wir in unserer Klinik bei Aneurysmaoperationen dazu übergegangen, mit Fibrinkleber die Muskelumscheidung zu festigen, wenn nach Resektion des Aneurysmasackes Zweifel am einwandfreien Verschluß des Halses, insbesondere bei breitbasigen Mißbildungen, bestehen. Seit längerem wird auch im Falle der Nichtverwendbarkeit von Gefäßclips zur Ausschaltung des Aneurysmas bei der Muskelumscheidung Gewebekleber verwendet.

Kommen wir jetzt zu der Indikation, die wohl am weitesten verbreitet ist und die auch in unserer Klinik seit 1978 119mal gestellt wurde. Jeder operativ Tätige, der mit der Dura mater, insbesondere im Bereich der Schädelbasis bzw. an der Ventralseite des Spinalkanals zu tun hat, kennt die Probleme des „wasserdichten Verschlusses" (Tabelle 1). Selbst bei Routineeingriffen kann es zu einem ungewollten Aus- oder Einreißen der Dura kommen, was zu infektionsgefährdeten Liquorfisteln führen kann.

In jedem Falle streben wir einen primären Verschluß des Defektes an. Dabei hat sich die Anwendung der Valsalva-Methode als einfache und zuverlässige Prü-

Tabelle 1. Fibrinklebung zur Abdichtung flüssigkeitsgefüllter Räume

Primäreingriff	Sekundäreingriff
Duranaht, Duraplastik	Rhino- und Otoliquorrhoe
Plombieren luftgefüllter Räume	Liquorfistel nach Op in Duranähe

fungsmethode der Wasserdichtigkeit bewährt. Ist der Defekt zu groß oder ist die Dura zu dünn, so daß ein Einreißen befürchtet werden muß, wird autologes Faszien- oder Muskelgewebe mit Einzelkopfnähten aufgesteppt. Liegt die Naht basal, bleibt sie undicht oder ist die Ausdehnung der Duradehiszenz nicht ein-wandfrei beurteilbar, findet der Gewebekleber seine Anwendung. Von Oktober 1980 bis August 1982 kam es bei 1034 Kraniotomien in 215 Fällen (20,8%) zu einer durch Primärnaht nicht zu verschließenden Duralücke. 145 dieser Defekte wurden mit Lyodura, Galea-Periostlappen oder Muskel ausreichend versorgt. Beim rest-lichen Drittel (7%) der Kraniotomien führte die beschriebene Methode nicht zum gewünschten Erfolg, so daß Gewebekleber zum Einsatz kam (Tabelle 2). Dabei ergaben sich z. T. erhebliche Schwierigkeiten, den Kleber adäquat in der Tiefe, ins-besondere bei abgeschrägten Flächen, zu applizieren. Die Verwendung von Tabotampnetzen als „Schiene" erwies sich als günstiges Hilfsmittel, eine ausrei-chende Menge der Klebersubstanz in gewünschter Position zu halten.

In der Spinalchirurgie entstand ein Duradefekt dreimal seltener (6%) und konnte im allgemeinen auch einfacher verschlossen werden. In 26% der Fälle war auch hier Fibrinkleber zur Abdichtung notwendig (Tabelle 3).

Fassen wir unsere Indikationen zur Verwendung von Gewebekleber zusammen (Tabelle 4):

In der Mehrzahl der Fälle wurde Gewebekleber beim primären chirurgischen Eingriff verwendet. Die zweite Gruppe gibt einen interessanten Eindruck über die Häufigkeit der trotz operativer Bemühungen persistierenden und behandlungsbe-dürftigen Liquorfisteln. Ziehen wir in dieser Gruppe die traumatischen Liquor-

Tabelle 2. Duradefekte nach verschiedenen neurochirurgi-schen Eingriffen am Schädel (Oktober 1980–August 1982). In Klammer Anzahl der durch Fibrinklebung versorgten Patien-ten

Kraniotomie bei	Anzahl	Duradefekt bei Op
Tumor	456	128 (32)
Gefäßmißbildung	162	26 (7)
Nasaler Liquorfistel	23	23 (18)
Frontobasaler Verletzung	9	9 (4)
Sonstige	384	30 (9)

Tabelle 3. Duradefekte nach verschiedenen neurochirurgi-schen Eingriffen am Spinalkanal (Oktober 1982–August 1982). In Klammer Anzahl der durch Fibrinklebung versorgten Pa-tienten

Art der Operation	Anzahl	Duradefekt bei Op
NPP	610	25 (4)
(Hemi-)Laminektomie	268	28 (10)

Tabelle 4. Duraklebung (Oktober 1980–August 1982)

	Duraab- dichtung bei Op	Duraabdichtung bei Liquor- fistel nach Op/Trauma
Kranial	46	22
Davon Schädelbasis	–	17
Spinal	10	4

Tabelle 5. Liquorfistelrezidive nach Fibrinklebung (Oktober 1980–August 1982)

Rezidiv nach	n
Einmaliger Verwendung von Fibrinkleber	4
Zweimaliger Verwendung von Fibrinkleber	2

fisteln ab, bleiben 11 Fälle operativer Fisteln, dies macht 4% der Gruppe „Duradefekte bei Operation" aus.

Das Rezidiv einer Liquorfistel nach Verwendung von Gewebekleber wurde in 6 Fällen bzw. 7% der Patienten beobachtet, bei denen Fibrinkleber zum Einsatz kam (Tabelle 5). Bei 2 Patienten trat sogar eine erneute Fistelbildung trotz zweimaliger Verwendung von Kleber auf. Hier führte erst eine dritte Operation zum gewünschten Erfolg. Unter den 4 Fistelrezidiven nach einmaliger Fibrinkleberverwendung sind 2 Rhinoliquorrhoen nach transphenoidaler Hypophysektomie und 1 Fall einer ausgedehnten frontobasalen Tumorinfiltration mit sekundärer Liquorresorptionsstörung, so daß das Auftreten der Fistelrezidive nicht allein mit einer Insuffizienz des Klebers erklärt werden darf.

Zusammenfassend hat sich der Einsatz des Gewebeklebers in der Neurochirurgie, insbesondere bei Duraverletzungen, sicher bewährt. Nicht nur aus ökonomischen und finanziellen Gründen ist u.E. nicht in allen Fällen eines Duradefektes Fibrinkleber indiziert; eine saubere, sorgfältige Operationstechnik dürfte der beste Ansatz zur Verbesserung der Ergebnisse sein. Bei gegebenen anatomischen Verhältnissen, insbesondere bei dünner Basisdura bietet die Klebetechnik deutliche Vorteile, nicht zuletzt dadurch, daß auf den Versuch einer technisch schwierigen Naht mit dem Risiko weiterer Duraläsionen verzichtet werden kann.

Über eine eventuelle Häufung von Hepatitis B oder sonstigen Infektionen nach Verwendung von Fibrinkleber können wir keine Aussage machen, da die sichere Abgrenzung von transfusions- und therapiebedingten Kontaminationen nicht möglich war.

Fibrinklebung in der Ophthalmochirurgie

W. Buschmann

Fibrinklebungen wurden an Bindehaut und Hornhaut schon 1946 von Parry [22] und 1949 von Town [29] versucht. Die damaligen Methoden bewährten sich offensichtlich nicht. Ein Fibrinogenkonzentrat stand noch nicht zur Verfügung.

Hanselmayer [11], Holtmann [13] sowie Haerting u. Mellin [10] haben den Verschluß von Bindehautwunden mittels Fibrinogenkonzentrat (Tissucol) geprüft. Das hat vor allem bei schlecht heilenden, fistulierenden Bindehautwunden nach Glaukomoperationen Bedeutung. Dabei ist es auch uns in 2 Fällen gelungen, die Bindehautwunde durch Fibrinklebung endgültig zu schließen, nachdem vorausgehend wiederholte operative Versuche zum Verschluß der Fistel erfolglos geblieben waren.

Allerdings erfolgt der Fibrinabbau sehr rasch. Das Fibringerinnsel ist ja von beiden Seiten durch die Tränenflüssigkeit und durch das Kammerwasser fibrinolytischen Aktivitäten ausgesetzt. Das gilt auch bei durchgreifenden kornealen und korneoskleralen Wunden. So wäre eine zusätzlich zum Aprotininzusatz ausgeführte lokale, antifibrinolytische Therapie am Auge sehr wünschenswert. Diese muß jedoch erst noch entwickelt werden.

Die Fibrinklebung von Hornhautwunden prüften Holtmann u. Stein [13], Klemen et al. [15], Kraus-Mackiw et al. [16] sowie Zdardsky [35]. Die Anwendung bei kornealen und korneoskleralen durchgreifenden Starschnittwunden prüften Slezak et al. [27]. Die Ergebnisse der genannten tierexperimentellen Untersuchungen an der Hornhaut waren vorwiegend negativ. Die mechanische Festigkeit ließ oft zu wünschen übrig. Bei Hornhautwunden kam es durch Fibrinklebung zu unerwünscht starker Narbenbildung, die optisch stört.

Tierexperimentelle Untersuchungen von Haerting u. Mellin [10] zur Befestigung lyophilisierter Dura auf der Sklera verliefen erfolgreich. Auch die ersten klinischen Erfahrungen bei Plombenoperationen wegen Netzhautablösung waren positiv. Das ist besonders für diejenigen Patienten zu begrüßen, bei welchen die Ursache der Netzhautablösung eine Verdünnung und Vorbuckelung der Sklera ist (Sklerektasie). Auf einer so dünnen Sklera ist es schwierig und risikoreich, mit den bisherigen Nahttechniken eine episklerale Plombe zu befestigen. Hier bietet die Fibrinklebung entscheidende Vorteile.

Eine völlig neue Behandlungsmöglichkeit bietet die Fibrinklebung von Verletzungen der Linsenkapsel. Derartige Verletzungen konnten bisher überhaupt nicht operativ versorgt werden, so daß es im Regelfall zu fortschreitender Trübung und Quellung der Linse kam. Solche Verletzungen der Linsenkapsel kann man auch mit feinstem, mikrochirurgischen Nahtmaterial nicht wasserdicht nähen.

In umfangreichen tierexperimentellen Untersuchungen und in Versuchen an isolierten menschlichen Linsen konnten wir in den vergangenen 3 Jahren klären, daß die Fibrinklebung solcher Kapselverletzungen sowohl die nötige mechanische

Festigkeit als auch eine Barriere gegen weiteres Eindringen von Kammerwasser in die Linse bieten kann [3, 7, 23, 24, 32].

Trotzdem mußten wir befürchten, daß bei der klinischen Anwendung an Patienten eventuell eine zu rasche Auflösung des Fibringerinnsels erfolgt. Denn Franchescetti u. Eichenberger berichteten 1958 nach experimentellen Untersuchungen, daß die fibrinolytische Aktivität im Kammerwasser wahrscheinlich größer ist als im Plasma.

Wir haben deshalb die höchste im Applikationsset zum Fibrinkleber verfügbare Aprotinin- und Thrombinkonzentration verwendet (3000 KIE- bzw. 500 NIH-Einheiten in 1 ml).

Eine außerordentlich genaue Beschreibung der Wundheilungsvorgänge nach Verletzungen der Linsenkapsel beim Kaninchen hat Schirmer [26] schon vor fast 100 Jahren veröffentlicht:

„Das Kammerwasser verursacht eine Schwellung (Volumenzunahme) der Linsensubstanz ... etwas Linsenmaterial prolabiert in die Vorderkammer ... Doch bald wird dieser Einfluß des Kammerwassers aufgehalten durch eine zarte Fibrinschicht, die sich auf der gesamten Oberfläche der Iris und der Linse niederschlägt. Diese wird im Bereich der Iris und der intakten Linsenkapsel widerstandsfähiger. Hier liefert sie für eine längere Zeit die schützende Decke, unter welcher sich in einigen Tagen Narbengewebe entwickelt. ... In den ersten Stunden nach der Verletzung geht das Epithel in der Nähe der Wunde zugrunde. Der entstehende Defekt wird jedoch rasch durch Zellen gedeckt, die auf allen Seiten in die Lücke hineindrängen. Dies ist nicht auf eine Zellvermehrung zurückzuführen, sondern auf ein Platterwerden der Epithelzellen im weiten Umkreis, welche dadurch einen größeren Raum auf der Kapselfläche einnehmen und einander zur Verletzungsstelle hindrängen. ... Erst nach Ablauf der ersten 24 h werden viele Mitosen sichtbar, hauptsächlich in der Nähe der Wunde, aber auch in einem von deren Lage unabhängigen Gebiet nahe dem Äquator. ... Die Zellen verschieben sich, bis das Zentrum des Defektes erreicht ist ... später verschwindet die Fibrinkappe ... die stürmische mitotische Aktivität geht schon am vierten Tag deutlich zurück. Die abgeplatteten Epithelzellen gewinnen ihre ursprüngliche Gestalt wieder. In den folgenden Wochen wird die Narbe dichter und ein wenig kleiner. ... Von der Mitte des ersten Monats an kann man die Einwanderung einschichtigen, normalen Epithels von allen Seiten in die Narbe beobachten; langsam wird das Verletzungszentrum erreicht und das Gebiet so mit einem intakten Epithel überzogen. Dies war jedoch bei einem Tier noch nach 4½ Monaten nicht abgeschlossen. ... Das Epithel bildet eine neue Kapsel, welche sich mehr oder weniger weit unter die Ränder der alten Kapsel ausdehnt."

Schirmer konnte auch 3 Präparate von menschlichen Linsenkapseln untersuchen und fand, daß die Narbenbildung sehr ähnlich der bei Kaninchen beobachteten abläuft.

Unsere klinischen Befunde bei den bisher behandelten 6 Patienten lassen eine weitgehende Übereinstimmung mit Schirmers tierexperimentellen Beobachtungen erkennen. Bisher verwendeten wir nur die erste und einfachste der drei experimentell ausgearbeiteten Applikationstechniken. Über eine Vorderkammerpunktion wird Kammerwasser durch Thrombinlösung ersetzt, dann wird das Fibrinogenkonzentrat mittels Kanüle auf die Verletzungsstelle und ihre weitere Umgebung aufgetragen. Reichliche Applikation ist offenbar vorteilhaft: Hornhautrückfläche, Kammerwinkel und mindestens ein Teil der Pupille müssen jedoch frei bleiben. Wunden der hinteren Linsenkapsel brauchen nicht verklebt zu werden; sie werden offenbar vom Glaskörper genügend abgedeckt.

In der Regel wird das überschüssige Fibrin in 2–4 Tagen abgebaut; nur direkt auf der Wundfläche der Linse verbleibt für längere Zeit eine Fibrinschicht (Abb. 1).

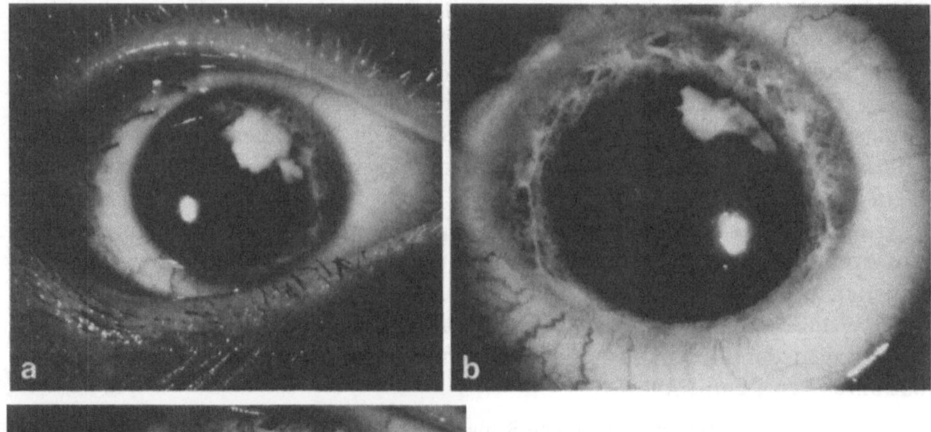

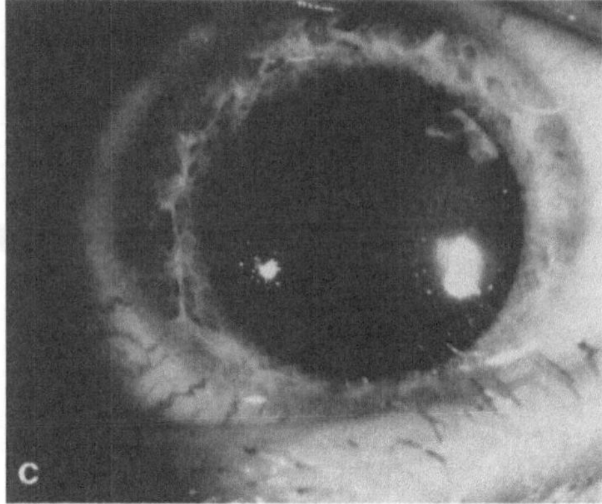

Abb. 1 a–c. Doppelperforation der Linse durch Eisensplitter. **a** 2. Tag nach Fibrinklebung der Linsenkapsel. Fibrin wurde im Überschuß aufgetragen (bzw. Fibrinogen), das Fibringerinnsel ragt noch weit in die Vorderkammer. **b** 3. postoperativer Tag. **c** 4. postoperativer Tag. Das überschüssige Fibrin ist resorbiert, auf der Wundfläche der Linse hält sich die Fibrinschicht jedoch wesentlich länger

Bisher ist nicht bekannt, worauf die größere Resistenz des hier vorliegenden Fibrins gegenüber der fibrinolytischen Wirkung des Kammerwassers zurückzuführen ist.

Alle 6 Patienten wiesen Doppelperforationen der Linse auf, 2 davon besonders schwere Linsenverletzungen mit großen traumatischen Linsenkolobomen (Abb. 2, 3). In allen Fällen gelang es, die fortschreitende Trübung der Linse zu stoppen. Nachfolgend war eine allmähliche Rückbildung der Linsentrübungen zu beobachten, begleitet von einem entsprechenden Anstieg des Sehvermögens. In 1 Fall, bei dem wir erst 6 Wochen nach dem Unfall die Fibrinklebung der Linsenwunde ausführen konnten, war dieser Erfolg nur vorübergehend. 6 Wochen nach der Operation war die Linsenwunde wieder aufgebrochen, und die Linsentrübungen schritten weiter fort. Sie erreichten nun auch das Kerngebiet. Diese Linse war nicht mehr zu retten.

Bei den anderen 5 Patienten ist weiterhin eine allmähliche Rückbildung der Linsentrübungen zu beobachten. Dementsprechend ist die Sehschärfe der ersten beiden, im März bzw. im Juni 1982 operierten Patienten bereits auf 0,6 bzw. 1,2 angestiegen. Auch ein weiterer, Ende August 1982 operierter Patient hat schon wieder die volle Sehschärfe (1,2) erreicht. Bei den restlichen beiden Patienten lagen besonders schwere Linsenverletzungen mit traumatischen Linsenkolobomen vor. Auch hier ist eine allmähliche Rückbildung der ausgedehnten Linsentrübungen zu beobachten, doch ist die Beobachtungszeit noch zu kurz. Die Sehschärfe liegt jetzt bei 0,2 bzw. bei 0,05.

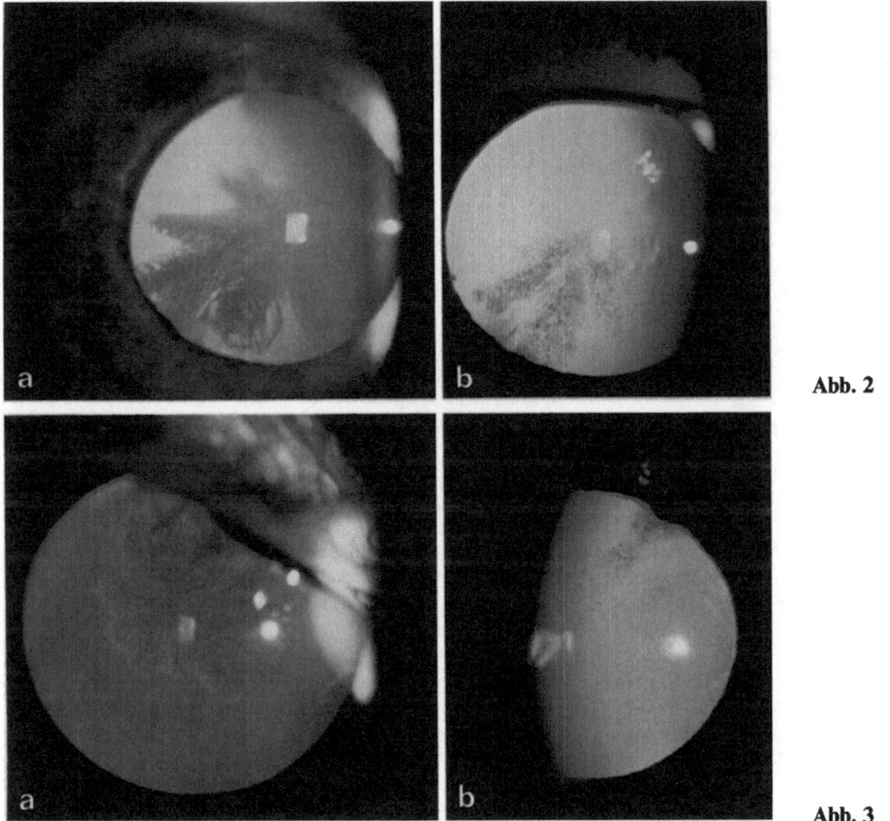

Abb. 2

Abb. 3

Abb. 2a, b. Doppelperforation der Linse durch Stopfnadel (= Pfeilspitze). **a** Ausgedehnte Trübungsrosette (3. postoperativer Tag). **b** 70. postoperativer Tag. Die Linsentrübung hat sich weitgehend zurückgebildet, die Sehschärfe ist wieder normal (1,2)

Abb. 3a, b. Doppelperforation der Linse durch Stahlsplitter. **a** Trübungsrosette unter der hinteren Linsenkapsel schon in Rückbildung (4. postoperativer Tag). **b** 22. postoperativer Tag. Narbe im Verletzungsbereich, übrige Linse wieder klar, Sehschärfe normal (= 1,2)

Zur Nachbehandlung verwendeten wir in allen Fällen Atropin zur Weitstellung der Pupille und zur Ruhigstellung des Ziliarkörpers; die Akkommodationsbewegungen der Linse könnten den Heilungsprozeß in den ersten postoperativen Monaten gefährden. Außerdem gaben wir Phakolen (ein von Hockwin u. Mitarb. [12] entwickeltes Aminosäurenpräparat, das den Linsenstoffwechsel möglicherweise zu unterstützen vermag).

Die Anwendung des Fibrinklebers bei Linsenverletzungen ist insofern etwas besonderes, als es sich hier nicht um eine bessere Alternative zu anderen Behandlungsmöglichkeiten handelt, sondern um die erste Möglichkeit überhaupt, bei Linsenverletzungen gezielt eine Heilung mit umschriebener Narbe und sonst klarer Linse herbeizuführen. Spontan kommt es beim Menschen leider nur selten zu einem so günstigen Verlauf [1, 2, 5, 14, 17, 18, 21, 28, 30, 31].

Literatur

1. Bergmeister O (1914) Linsenverletzung (Fallbericht). Klin Mbl Augenheilkd 52:535
2. Bresgen H (1881) Zur Kenntnis der Linsenkapselverletzungen. Arch Augenheilkd 10: 265–268
3. Buschmann W, Gehrig O, Raab H (1981) Zur Behandlung von Verletzungen der vorderen Linsenkapsel. Ber Dtsch Ophthalmol Ges 1978:533–540
4. Buschmann W (1982) Wiederherstellung einer weitgehend klaren Linse nach perforierender Verletzung. Klin Mbl Augenheilkd 181:437–516
5. Duke-Elder S (1972) System of ophthalmology, Vol. XIV, Part I: Mechanical Injuries. Henry Kimpton, London, pp 121–141 and 351–360
6. Freyler H, Klemen U (1978) Fibrinklebung in der Hornhautchirurgie: Eine experimentelle Studie. Graefes Arch Ophthalmol 207:27–39
7. Gehrig OM (1982) Fibrinklebung der Linse nach Verletzung der vorderen Linsenkapsel. Julius-Maximilian-Universität, Würzburg, Med Diss
8. Haerting F, Mellin K-B (1980) Fixation von lyophilisierter Dura mater auf der Sklera durch Fibrinklebung. Dtsch Ophthalmol Ges 78. Tag, Kiel 1980, S 1–14 (Vortragsmanuskript)
9. Haerting F, Mellin K-B (1980/1981) Bisherige Erfahrungen mit dem Fibrinkleber in der Augenheilkunde. Med. Wiss. Ges. Essen 1980 und Wiss. Sitzung m. d. Augenklinik Rotterdam, Essen 1981, S 1–11 (Vortragsmanuskript)
10. Haerting F, Mellin K-B (1981) Tierexperimentelle Erfahrungen mit dem Fibrinkleber in der Bindehaut- und Sklerachirurgie. Klin Mbl Augenheilkd 179:23–25
11. Hanselmayer H (1976) Diskussionsbemerkung auf dem Symposium der Österr. Ophthal. Ges., Wien
12. Hockwin O (1982) Multifaktorielle Genese der Linsentrübungen im Alter und medikamentöses Vorgehen. Symposium über die Augenlinse, Strasbourg
13. Holtmann HW, Stein HJ (1977) Experimentelle Untersuchungen zur Hornhautverklebung mittels hochkonzentriertem Fibrinogen. Dtsch Ophthalmol Ges, 75. Zusammenkunft, S 220–224, Heidelberg
14. Keeney AH (1971) Intralentular foreign bodies. Arch Ophthalmol 86:499–501
15. Klemen UN, Freyler N, Prskavec FH, Dinges HP (1979) Die Einheilung lamellärer Hornhauttransplantate beim Kaninchen nach Klebung mit Fibrinogen. Graefes Arch Ophthalmol 210:261–267
16. Kraus-Mackiw E, Schiele KH, Müller-Ruchholtz W, Daus W (1980) Wundheilung nach Verschluß des Hornhautschnittes mit Gewebekleber. In: Naumann GOH, Gloor B (Hrsg) Wundheilung des Auges und ihre Komplikationen. J. F. Bergmann, München, S 243–245
17. Krückow A (1978) Ein seltener Fall der traumatischen Katarakte. Centralbl Prakt Augenheilkd 2:66–67
18. Landsberg M (1886) Aufhellung einer traumatischen Katarakt. Klin Mbl Augenheilkd 24:318–319
19. Mellin K-B, Waubke TN (1980) Therapie der oculären Hypotonie bei Ablösung des Ciliarkörpers. Vortragsmanuskript, Ver. Rhein.-Westf. Augenärzte, 138. Vers., S 1–7, Wuppertal
20. Mellin K-B, Waubke TN, Haerting F (1981) Modifikation des Operationsverfahrens zur Anheftung des Ziliarkörpers nach Mackensen und Corydon. Klin Mbl Augenheilkd 178:69
21. Nedden zur (1904) Klinische Beobachtungen über die Entstehung und den Verlauf der Cataracta corticalis posterior traumatica. Z Augenheilkd 11:389–399
22. Parry TGW, Laszlo GC (1946) Thrombin technique in ophthalmic surgery. Br J Ophthalmol 30:176–178
23. Raab H (in Bearb.) Wundheilung der menschlichen Linse nach Fibrinklebung. Julius-Maximilian-Universität Würzburg, Med Diss
24. Römer M (in Bearb.) Wundheilung der menschlichen Linse nach Aufklebung eines Kapseltransplantates. Julius-Maximilian-Universität Würzburg, Med Diss
25. Rosenthal AR, Harburg C, Egbert PR, Rubenstein E (1975) Use of a platelet-fibrinogen-thrombin mixture as a corneal adhesive: experiments with sutureless lamellar keratoplasty in the rabbit. Invest Ophthalmol 14:872–875

26. Schirmer O (1889) Histologische und histochemische Untersuchungen über Kapselnarbe und Kapselkatarakt nebst Bemerkungen über das physiologische Wachstum und die Struktur der vorderen Linsenkapsel. Graefes Arch Klin Exp Ophthalmol 35:220–270
27. Slezak H, Bettelheim H, Braun F, Prammer G (1977) Fibrinklebung (orientierende Tierversuche). Klin Mbl Augenheilkd 170:450–453
28. Stern HJ (1971) Transparency of the lens following traumatic cataract. Br J Ophthalmol 86:499–501
29. Town AE (1949) The use of fibrin coagulum fixation in intraocular surgery. Trans Am Acad Ophthalmol Otol 54:131–133
30. Velhagen K (1975) Der Augenarzt, 2. Aufl., Bd III, Thieme, Leipzig, S 1197–1199
31. Vogt A (1931) Lehrbuch und Atlas der Spaltlampenmikroskopie des lebenden Auges, Teil II. Springer, Berlin, S 620–630
32. Vogt E (in Bearb.) Aufklebung eines Kapseltransplantates nach Verletzung der vorderen Linsenkapsel. Julius-Maximilian-Universität Würzburg, Med Diss
33. Young F, Favate BV (1944) "Suture" of wounds by plasma thrombin adhesion. War Med (Chic) 6:80–85
34. Zdarsky G, Kraus-Mackiw E, Daus W (1981) Vergleich von Histo-Acryl- und Fibrinkleber bei experimentellem Hornhautwundverschluß. Ber Dtsch Ophthalmol Ges 79. Tag., Heidelberg (Vortragsmanuskript)
35. Zdarsky G (1982) Klinisch-histologischer Vergleich zwischen Histoacryl und Fibrinkleber bei experimentellem Hornhautwundverschluß. Inaugural-Diss., Ruprecht-Karl-Universität Heidelberg

Nachtrag bei der Korrektur: Inzwischen wurde eine antifibrinolytische Lokaltherapie für die Anwendung am Auge entwickelt und erfolgreich erprobt (Trasylol-Augentropfen). Damit können Fibrinklebungen bis zum Abschluß der Wundheilung wirksam vor den Proteasen der Tränenflüssigkeit geschützt werden [Buschmann W, Stemberger A, Blümel G, Leydhecker W (1984) Fibrinklebung und antifibrinolytische Nachbehandlung von Bindehautwunden, Klin Mbl Augenheilk 184].

Wunden der hinteren Linsenkapsel brauchen nur dann nicht geklebt zu werden, wenn sie innerhalb der Anlagerungsfläche des Glaskörpers (Wiegersches Ligament) liegen. Peripher davon besteht Kontakt mit dem Kammerwasser, deshalb ist ein Verschluß durch Klebung erforderlich. Eine Operationstechnik hierfür wurde inzwischen entwickelt.

Die Klebung von knöchernen Kleinfragmenten im Mittelgesichtsbereich – Eine experimentelle und klinische Studie

C. Neckel, G. Schargus und J. Reuther

Einleitung

Nach den Grundlagenuntersuchungen von Matras et al. [3] zur Nervenklebung aus dem Jahre 1972 haben Schuh et al. [6] am Knochen Fibrinkleber erfolgreich zur Auffüllung von Knochendefekten nach schweren Parodontopathien verwandt. Sie gingen von den Erfahrungen Spänglers et al. [5] aus, die beschrieben, daß das feste Fibringerüst des Klebers als physiologische Grundsubstanz der Wundheilung dient und ein rascheres Einwachsen von Gefäßen hieraus resultiert. Passl et al. [4] befestigten Gelenkknorpel, Zilch et al. [7] sowie Bösch et al. [1] Spongiosatransplantate mit Fibrinkleber und erzielten im Vergleich eine schnellere Revaskularisierung. Braun [1] fixierte osteokartilaginäre Fragmente am Kniegelenk des Kaninchens mit Fibrinkleber und sah bereits nach 6 Wochen eine komplette Knochenheilung.

Nach diesen ermutigenden Ergebnissen haben wir, da die Einheilungsvorgänge kleinster Fragmente röntgenologisch nicht darzustellen bzw. eine Vergleichsuntersuchung nicht möglich war, versucht, den Einheilungsvorgang im Tierexperiment zu überprüfen und im Vergleich zu nichtgeklebten, identischen Knochenfragmenten die klinische Wertigkeit dieses Verfahrens herauszuarbeiten.

Methodik

An 12 Kaninchen beiderlei Geschlechts wurde in Nembutalnarkose unter sterilen Kautelen die Mandibula im Kieferwinkelbereich dargestellt und mit einem Repanbohrer ein kreisrundes Knochenfragment von 5 mm Durchmesser entnommen. Das Knochenscheibchen wurde replantiert und mit Fibrinkleber fixiert. Auf der anderen Seite wurde das Transplantat ohne Fibrinkleber eingelagert. Die Wunde wurde mehrschichtig vernäht. Bei allen Versuchstieren trat eine primäre Wundheilung ein. Postoperativ führten wir eine polychrome Sequenzmarkierung nach dem Schema in Tabelle 1 durch.

In wöchentlichen Abständen wurden die Tiere getötet, wobei der längste Überlebenszeitraum 12 Wochen betrug. Nach Entnahme und Teilung des Unterkiefers wurde von beiden Hälften eine Kontaktröntgenaufnahme hergestellt. Für die histologische und fluoreszenzmikroskopische Untersuchung sägten wir die Kieferwinkelregion heraus und führten eine Stückfärbung in basischem Fuchsin durch. Nach Einbettung in Methylmetacrylat wurde mit einem Hartschnittmikrotom Serienschnitte von 75 μm Dicke angefertigt. Die histologische Untersuchung der Präparate führten wir im Hellfeld und die fluoreszenzmikroskopische Untersuchungen nach UV- und Blauanregung im Leitz-Orthoplanmikroskop durch.

Tabelle 1. Applikationsschema der Fluoreszenzfarbstoffe. T = Tetrazyklin, A = Alizarin, X = Xylenolorange, C = Kalzein, CB = Kalzeinblau

Tier \ Woche	1	2	3	4	5	6	7	8	9	10	11	12
1	T											
2	T	A										
3	T	A	X									
4	T	A	X	C								
5	T	A	X	C	CB							
6		A	X	C	CB	T						
7			X	C	CB	T	A					
8				C	CB	T	A	X				
9					CB	T	A	X	C			
10						T	A	X	C	CB		
11							A	X	C	CB	T	
12								X	C	CB	T	A

Ergebnisse

Bei der klinischen Kontrolle waren alle geklebten Transplantate in ihrer ursprünglichen Lage gut fixiert bzw. eingeheilt, während wir bei den nur eingelagerten Transplantaten häufig stärkere Dislokationen beobachteten.

Röntgenologisch ist der Osteotomiespalt bei den geklebten Transplantaten bis zu 6 Wochen als scharfe Trennlinie zu erkennen. Bei den eingelegten Transplantaten scheint zu diesem Zeitpunkt die Grenze des Osteotomiespaltes etwas verwaschener zu sein. 8 Wochen postoperativ sind die Knochenscheiben röntgenologisch nicht mehr zu identifizieren, wobei eine überschießende Kallusbildung bei den nicht eingeklebten Transplantaten zu beobachten war. Histologisch ist nach 1 Woche der Anlagerungsspalt der geklebten Transplantate mit einem zellarmen Fibringerinnsel aufgefüllt, während das nur eingelagerte Knochenstückchen von einem zellreichen Hämatom umgeben ist. In den nächsten beiden Wochen wird die Fibrinschicht der geklebten Transplantate von parallel zu Knochenstückchen verlaufenden Gefäßen durchdrungen. Der Anlagerungsspalt bzw. das Hämatom bei den nichtgeklebten Transplantaten wird im Gegensatz hierzu völlig ungeregelt und systemlos von Gefäßen durchwandert. In der 2. Woche zeigt sich die erste Mineralisierung im Anlagerungsspalt der geklebten Transplantate, wie mit dem Nachweis von Alizarinkomplexablagerungen dargestellt werden kann. Bis zur 6. Woche findet bei den geklebten Transplantaten dabei die Knochenneubildung etwa 1 Woche früher statt als bei den eingelegten Knochenscheibchen, wie deutlich an der Differenz zwischen Alizarin bzw. Kalzeinablagerung zu erkennen ist. Die Knochenneubildungsvorgänge im Anlagerungsspalt gleichen sich 8 Wochen postoperativ einander an, und nach diesem Zeitpunkt sind sowohl klinisch als auch histologisch keine Differenzen mehr bei beiden Methoden zu beobachten.

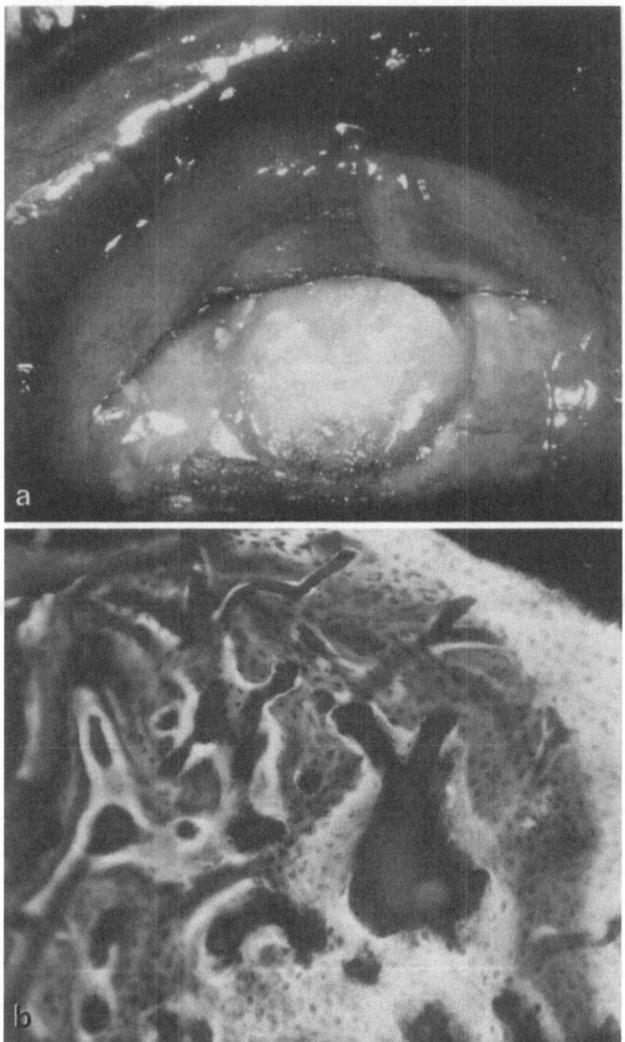

Abb. 1. a Eingeklebtes Transplantat nach 3 Wochen. **b** Gut durchgebauter Anlagerungsspalt
nach 10 Wochen. (Vergr. 120 : 1)

Diskussion

Zusammenfassend möchten wir unsere Ergebnisse dahingehend interpretieren, daß
mit der Fibrinklebung eine sichere Fixierung kleinster Knochenfragmente gelingt
(Abb. 1). Dabei scheint die Knochenneubildung im Anlagerungsspalt bei den
geklebten Transplantaten zunächst schneller stattzufinden als bei den eingelegten
Knochenscheibchen. 8 Wochen post operationem haben sich die Knochenneubildungsvorgänge beider Transplantationsverfahren angeglichen, wobei jedoch eine
stärkere Kallusformation bei den nichtgeklebten Transplantaten zu beobachten

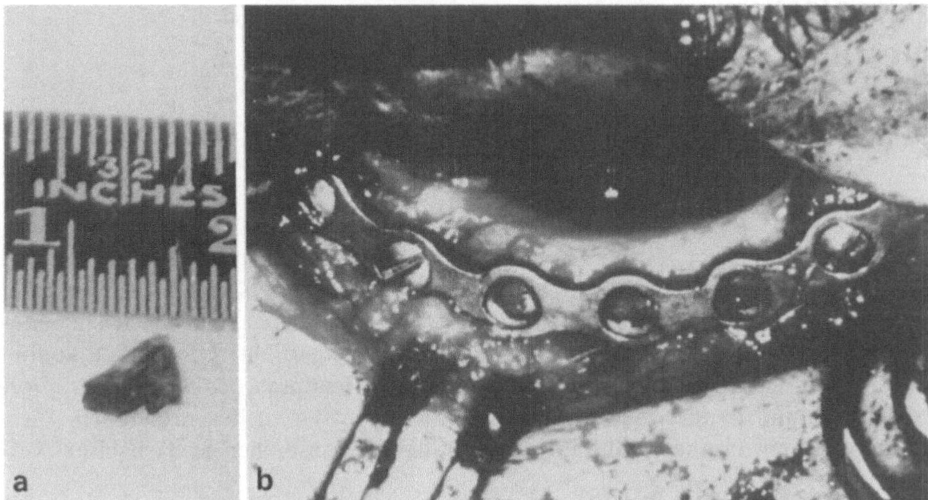

Abb. 2. a Kleines kortikales Fragment. **b** Zustand nach Osteosynthese mit eingeklebtem Fragment im Bereich des Augenbodens

war. Wir führen dies darauf zurück, daß mit der Fibrinklebung neben einer besseren Fixierung und Ruhigstellung der Knochenfragmente die Ausbildung eines Hämatoms im Anlagerungsspalt mit überschießender Kallusbildung vermieden werden kann.

Nach diesen ermutigenden experimentellen Ergebnissen haben wir bei Mittelgesichtstrümmerfrakturen kleine kortikale Knochenfragmente, die sonst nicht zu fixieren gewesen wären, mit dem Fibrinkleber adaptiert (Abb. 2). Die Hauptfragmente müssen jedoch weiterhin mit den bisher üblichen Fixationsmitteln stabilisiert werden.

Literatur

1. Bösch P, Lintner F (1979) Die autologe Spongiosatransplantation unter Anwendung des Fibrinklebesystems im Tierexperiment. Wien Klin Wochenschr 91:628–633
2. Braun A (1980) Neue Behandlungsmöglichkeiten osteochondrotischer Frakturen am Kniegelenk. Ergebnisse tierexperimenteller Studien mit dem Fibrinklebesystem. Habilitationsschrift, Heidelberg
3. Matras H, Dinges HP, Lassmann H, Mamoli B (1972) Zur nahtlosen interfaszikulären Nerventransplantation im Tierexperiment. Wien Med Wochenschr 122:517
4. Passl R, Plenk H jr, Radaszkiwicz T, Sauer G, Holle J, Spängler HP jr (1976) Die homologe reine Gelenksknorpeltransplantation im Tierexperiment. Arch Orthop Unfall Chir 86: 243–256
5. Spängler HP (1976) Gewebeklebung und lokale Blutstillung mit Fibrinogen, Thrombin und Blutgerinnungsfakor XIII. Wien Klin Wochenschr 88 [Suppl 49] 1–18
6. Schuh E, Braun F, Kovac W (1978) Knochenersatz bei schwerer Paradontopathie unter Verwendung des Fibrinklebersystems. Öst Z Stomatol 75:411–420
7. Zilch H, Fuchs W (1978) Verbessert die Fibrin-Spongiosaplombe die Einheilung der Spongiosa? Vortrag anläßlich der 16. Jahrestagung der Deutsch. Gesell. für Plastische- und Wiederherstellungs-Chir., Düsseldorf

Alveolarkammerhöhung und gleichzeitige Vestibulumplastik mit dem Fibrinkleber

G. Schargus, C. Neckel und J. Reuther

Nach Entfernung der letzten Zähne und längerem Tragen einer totalen Prothese kommt es durch den unphysiologischen Druck des Zahnersatzes immer zu einer Atrophie des Alveolarkammes. Bei den meisten Menschen reicht die leicht reduzierte Kieferhöhe aus, um einer Prothese Halt zu geben. Nur gelegentlich kommt es zu einem erheblichen Höhenverlust der Kiefer, wodurch das Vestibulum abgeflacht wird und Bänder- wie Muskelansätze kammnäher zu liegen kommen. Hierdurch wird den Prothesenrändern ein Umfassen des restlichen Kieferkammes verwehrt.

Bei diesen Patienten kann auch durch ausgefeilte prothetische Maßnahmen kein Zahnersatz mehr Halt finden.

Außer der Druckatrophie sehen wir selten bei Patienten, die noch nie eine Prothese getragen haben, eine Inaktivitätsatrophie des Alveolarknochens. Während sich im Unterkiefer der Alveolarkammschwund meist frühzeitig durch den Verlust der Funktionsfähigkeit des Zahnersatzes bemerkbar macht, führen im Oberkiefer erst erhebliche Knocheneinbußen dazu. Dann können nur noch chirurgische Maßnahmen Abhilfe schaffen. Hierfür gibt es je nach Stärke der Atrophie zwei Methoden:

1. Die relative Alveolarkammerhöhung durch Verlagerung von Bändern und Muskelansätzen sowie die Vertiefung von Mundvorhof und Sulcus circumlingualis im Unterkieferbereich.
2. Die absolute Alveolarkammerhöhung durch Auflagerung von Knochen oder Knorpel auf den atrophischen Kiefer.

Unterschreitet die Mandibula eine Höhe von 15 mm, so ist, wie Schwenzer 1981 erneut betonte, eine absolute Alveolarkammerhöhung angezeigt. Knochentransplantate vom Beckenkamm oder von den Rippen verwendeten Heiss 1941, Pichler 1948, Schmid 1954, Schuchardt und Fröhlich 1959 sowie Krüger 1962 und später Schmelzle 1978.

Die Knochentransplantation ist wegen der erneut auftretenden Resorption der Implantate, die nach Wang et al. (1976) 80%–90% beträgt, von vielen wieder aufgegeben worden. Heute kann man wohl die Implantation von Rippenknorpel als die Methode der Wahl bezeichnen. Sie wurde von Verlotzky und dann von Brachmann 1950 sowie später von Popesco 1956, Schuchardt und Fröhlich 1959 sowie Krüger 1964 und Schmelzle 1978 durchgeführt. Es wurde sowohl autologer wie konservierter homologer Knorpel verwendet.

Obwohl autologer Knorpel ein idealeres Transplantationsmaterial als homologer sein müßte, hat sich dies bei der Wiederherstellung des Prothesenlagers nicht immer gezeigt.

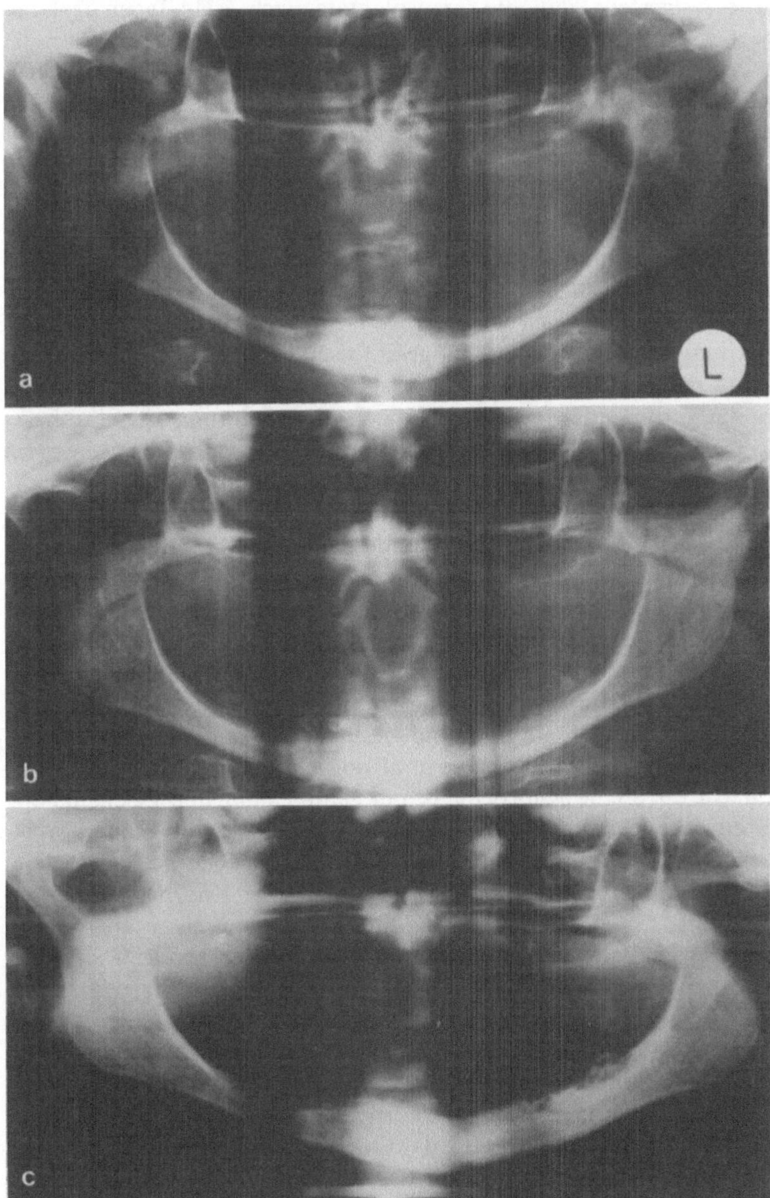

Abb. 1. a Hochgradige Alveolarkammatrophie. **b** Status nach absoluter Alveolarkammerhöhung mit autologem Knorpel direkt postoperativ. **c** Status nach absoluter Alveolarkammerhöhung 12 Jahre post operationem mit deutlichem knöchernen Höhenzuwachs des Unterkiefers gegenüber **a**

Klinisch wurde festgestellt, daß die Transplantate nach 7–14 Tagen fest im Lager inkorporiert waren. Manchmal konnte sogar eine teilweise Verknöcherung im Bereich der Verbindungsflächen zwischen Knorpel und Os gesehen werden. Bei einer Patientin unserer Klinik kam es zu einer totalen Verknöcherung des Transplantates, also einer echten knöchernen Alveolarkammerhöhung durch ein Knorpeltransplantat (Abb. 1).

Trotz dieser gelegentlich guten Einheilungen autologen Knorpels entwickelt sich bei vielen Patienten postoperativ ein echtes Martyrium. Durch das Untertunneln und den Druck des Implantates wird das darüber gespannte Mukoperiost desensibel. Häufig wird die vestibuläre Schleimhaut durch den Eingriff weiter angespannt und der Mundboden noch weiter abgeflacht, so daß eine Vestibulumplastik nach Einheilung des Transplantates angeschlossen werden muß.

Die dabei notwendige Mobilisation der Schleimhaut trägt sicherlich zum weiteren Sensibilitätsverlust bei, weshalb es nach Eingliederung der Prothese trotz regelmäßiger Nachkontrollen zu Druckulzera der den Knorpel bedeckenden Mukosa kommen kann. Das Implantat liegt dann frei und wird oberflächlich infiziert. Der Knorpel muß in diesem Bereich abgetragen und die Schleimhaut wieder verschlossen werden. Nach Abheilung der Wunde sollte die Prothese im Druckstellenbereich ausgeschliffen und paßgenau mit weichbleibendem Kunststoff unterfüttert werden. Nach mehrfachen Ulzerationen kann es zur Infektion des Transplantatlagers kommen, so daß der ganze restliche Knorpel entfernt werden muß (Steinhäuser et al. 1982). Es gibt auch Patienten, bei denen jede Ulzeration zu einer schmerzhaften Abszedierung der Umgebung führt und sie veranlaßt, nach langjährigem Leiden auf einer Knorpelentfernung zu bestehen. Erstaunlicherweise wird dies nach Implantation konservierten homologen Knorpels kaum gesehen.

Seitdem Schmelzle 1978 eine Knorpelbank mit cialitbehandelten Leichenknorpeln in Tübingen einrichtete, wurden dort, wie er 1981 berichtete, 129 Cialitknorpel implantiert. Selten kam es zu Ulzerationen und niemals zum Knorpelverlust. Die Implantate heilten zu 98% reizlos ein. Auch der homologe Knorpel kann sich nach Schmelzles Arbeiten knöchern mit der Mandibula verbinden. In unserer Klinik haben wir seit dem letzten Jahr die gleichen guten Erfahrungen gemacht und uns deswegen eine Knorpelbank eingerichtet.

Nach Schmelzle kommt es gelegentlich zu geringen Resorptionen, aber auch in manchen Fällen zur Revitalisierung des Implantates. Die Ätiologie der besseren Einheilung ist noch nicht vollkommen' geklärt worden. Wahrscheinlich rufen die Fremdknorpelimplantate eine größere Fremdkörperreaktion hervor, die zu einer schnelleren und festeren Einscheidung und damit besseren Fixation des Implantates führt. Um die Einheilung zu beschleunigen, haben wir die Knorpelimplantate bei einigen Patienten mit Hilfe des Fibrinklebers durch Andrücken auf die Unterlage besser fixieren können. Hierdurch kam es postoperativ nicht zu einer Lageveränderung des Knorpels, wie es ohne Fixation sonst möglich ist. Gleichzeitig konnte das laterale Mukoperiost durch Adaption am Knorpel durch die Fibrinkleberwirkung fixiert werden (Abb. 2). Hierdurch wurde ein zweiter Eingriff, die Vestibulumplastik, unnötig und damit der zweite stationäre Aufenthalt des Patienten. Das Prothesenlager war genügend profiliert, um einer Prothese Halt zu geben. Auch für die Vestibulumplastik hat sich der Einsatz des Fibrinklebers bewährt, wie Neckel und Mühling (im Druck) berichteten. Wir werden diese Indikation klinisch

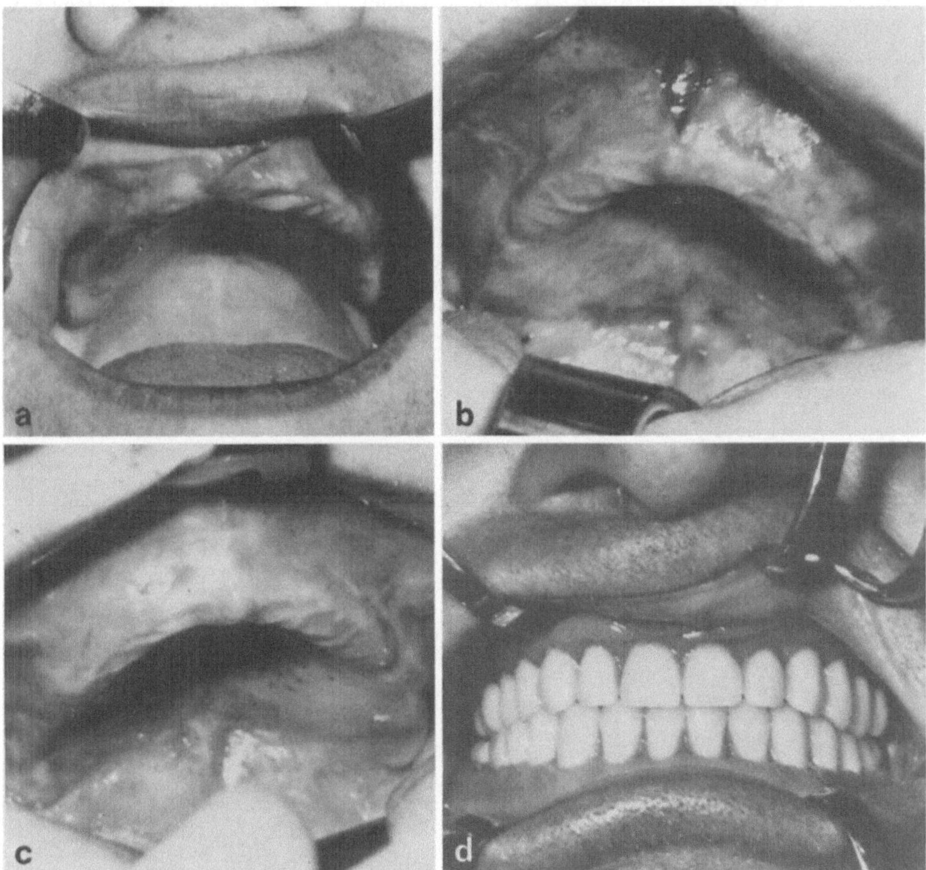

Abb. 2. a Alveolarkammatrophie im Oberkiefer. **b** Absolute Alveolarkammerhöhung mit Knorpel und Fibrinkleberfixation von vestibulärer Schleimhaut und Knorpel. **c** 3 Wochen post operationem. **d** Nach Versorgung mit gut saugender Oberkiefertotalprothese

weiter verfolgen, um unsere Erfahrungen mit einem größeren Patientenkollektiv untermauern zu können.

Literatur

1. Brachmann GB (1950) Die plastische Wiederherstellung des zahnlosen unteren Alveolarfortsatzes durch frischen Leichenknorpel zwecks besserer prothetischer Versorgung. Stomatologija 1:24
2. Heiss J (1971) Die chirurgische Gestaltung des tragfähigen Alveolarkammes. Dtsch Zahnärztl Wochenschr 47:719
3. Krüger E (1964) Die Knorpeltransplantation. Carl-Hanser-Verlag, München
4. Krüger E (1965) Rekonstruktion des atrophischen Alveolarfortsatzes im Unterkiefer durch Transplantation von autoplastischem und homoioplastischem Knorpel. In: Fortschritte der Kiefer- und Gesichtschirurgie, Bd X. Thieme, Stuttgart
5. Neckel C, Mühling J (1982) Submuköse Vestibulumplastik unter Zuhilfenahme von Fibrinkleber. Dtsch Z Mund Kiefer Gesichtschir 6:293–295

6. Popesco V (1956) La plastie de la crête alvéolaire par autotransplants cartilagineux costaus. Rev Stomatol 57:217
7. Schmelze R (1978) Konservierte Transplantate in der Kiefer- und Gesichtschirurgie. Carl-Hanser-Verlag, München Wien
8. Schmelzle R, Schwenzer N (1982) 10jährige klinische Erfahrungen mit cialitkonserviertem Stützgewebe in der prothetischen Chirurgie. Dtsch Zahnärztl Z 37:136
9. Schmid E (1954) Die aufbauende Kammplastik. Österr Z Stomatol 51:582
10. Schuchardt K, Fröhlich E (1959) Vorbereitende chirurgische Maßnahmen zur Eingliederung von Prothesen. In: Häupl-Meyer-Schuchardt (Hrsg) Die Zahn-, Mund- und Kieferheilkunde, Bd III/2. München Berlin, Urban & Schwarzenberg
11. Schwenzer N (1982) Prinzipien und Standardverfahren zur operativen Verbesserung des Prothesenlagers. Dtsch Zahnärztl Z 37:127
12. Steinhäuser EW, Hardt N, Spitzer W (1982) Langzeiterfahrungen mit autoplastischen Transplantaten in der präprothetischen Chirurgie. Dtsch Zahnärztl Z 37:88
13. Wang JH, Wait DE, Steinhäuser EW (1976) Ridge augmentation; an evolution and follow-up report. J Oral Surg 34:600

Fibrinklebung bei Patienten mit hämorrhagischen Diathesen

H. Gastpar

Tonsillektomien und Adenotomien weisen auch bei Patienten mit normaler Hämostase eine relativ hohe Nachblutungsfrequenz auf [7]. Die offenen, ungeschützten Wundflächen disponieren viel häufiger zu manchmal nur schwer stillbaren postoperativen Blutungen als anderweitige, ausgedehntere Operationen [3]. Dies dürfte in erster Linie auf eine gesteigerte lokale Fibrinolyse zurückzuführen sein [2], die durch Aktivierung des Plasminogens in den Koagula durch Gewebsfibrinokinasen sowie durch Streptokinasen und Staphylokinasen aus Bakterienzerfallsprodukten ausgelöst wird, die bei chronischen Entzündungen im Bereich des Rachens vermehrt anfallen [4]. Darüber hinaus weist der Speichel eine hohe fibrinolytische Aktivität auf [10].

Bei hämorrhagischen Diathesen ist das Blutkoagel in Abhängigkeit zur Schwere des Defekts – auch bei ausreichender Substitution des defizienten Gerinnungsfaktors – nicht nur quantitativ vermindert und die kovalente Quervernetzung des gebildeten Fibrins durch Thrombinmangel wesentlich verzögert, sondern es weist auch qualitativ durch unvollständige Aktivierung des Faktor XIII eine verminderte Festigkeit auf [6]. Faktor XIII scheint aber über die Fibrinstabilisierung hinaus ein wesentliches Stimulans für die Fibroblasten [1] und damit für die Einleitung der Wundheilung zu sein [11].

Der enge Zusammenhang zwischen gestörter Hämostase und Wundheilung bei Patienten mit hämorrhagischen Diathesen [7] haben uns veranlaßt, nach Alternativen zu suchen, um bei Operationen im besonders gefährdeten Pharynxbereich durch gezielte, lokale hämostyptische Maßnahmen einen primären und anhaltenden Wundverschluß zu erzielen. Seit 6 Jahren führten wir daher bei Patienten mit hämorrhagischen Diathesen leichteren und mittleren Grades die postoperative Hämostase bei Tonsillektomien und Adenotomien unter völligem Verzicht auf eine prä- und postoperative Substitution mit Faktorenkonzentraten ausschließlich mit Hilfe des humanen Fibrinklebers Tissucol durch [6, 9].

Für die Versiegelung großflächiger Wunden hat sich die Verwendung eines voll resorbierbaren, laminären Vlieses aus denaturiertem Schweinekollagen (Hersteller: Pentapharm Basel) als Trägersubstanz für den Kleber gut bewährt. Wir verwendeten bei Tonsillektomien und Adenotomien dieses Kollagenvlies, das zunächst auf die Größe der Tonsillennische bzw. des Rachendaches zugeschnitten wird, wobei berücksichtigt werden muß, daß das Vlies, sobald es feucht wird, um ca. 10% schrumpft. Das Vlies wird zunächst mit der gebrauchsfertigen Thrombinlösung angefeuchtet. Sodann wird der gelöste Fibrinkleber mit einer Spritze aufgebracht und mit einem Spatel auf dem Vlies gleichmäßig ausgestrichen. Durch Auftropfen der Thrombinlösung im Überschuß wird der Fibrinkleber sodann aktiviert. Sobald die Gerinnung nach 30–60 s eingetreten ist, und der an der Unterlage fest anhaftende Kleber eine zähe Konsistenz angenommen hat, wird das Vlies vorsichtig in die Tonsillennische bzw. das Rachendach aufgebracht und für ca. 1 min leicht antamponiert. Es ist zu beachten, daß das Vlies an keiner Stelle übersteht, da es sonst dort zu Randablösungen kommen kann. Es resultiert eine sofortige und absolut dichte Verklebung des Wundbettes mit dem Kollagenvlies, das sich auch im Laufe der nächsten Tage nicht ablöst.

Wir haben bisher mit dieser Methode 88 Tonsillektomien und 42 Adenotomien bei Patienten mit verschiedenen hämorrhagischen Diathesen mittleren und leichteren Grades im Alter von 3–35 Jahren durchgeführt (Tabelle 1). Es wurde darüber

Tabelle 1. Lokale Anwendung des Fibrinklebers Tissucol als ausschließliches Hämostyptikum im HNO-Bereich bei 191 Patienten mit hämorrhagischen Diathesen (Univ.-HNO-Klinik München)

88 Tonsillektomien

   48 v. Willebrand-Syndrom
   20 Hämophilie A
   12 Hämophilie B
    7 Morbus Werlhof
    1 Ehlers-Dunlos-Syndrom

42 Adenotomien

   23 v. Willebrand-Syndrom
   12 Hämophilie A
    6 Hämophilie B
    1 Ehlers-Dunlos-Syndrom

19 Septeumdermoplastiken nach Saunders bei Morbus Osler

1 Mikrolaryngoskopische Abtragung eines breitbasigen Stimmbandpolypen bei Hämophilie A

41 Epistaxis

   17 v. Willebrand-Syndrom
    7 Hämophilie A
    2 Hämophilie B
   15 Präfinale Leukosen

hinaus keine Substitution mit Gerinnungsfaktorenkonzentraten durchgeführt, und es traten mit Ausnahme von 4 Patienten mit Hämophilie keine postoperativen Nachblutungen auf. In diesen Fällen war es durch Randablösungen im Bereich des oberen Tonsillenpols zu leichteren Nachblutungen gekommen, die durch eine jeweils einmalige Gabe von 200 E Faktor-VII- bzw. -IX-Konzentrat beherrscht werden konnten. Die Wundheilung war nicht nur völlig komplikationslos, sondern beschleunigt und verbessert gegenüber den Patienten mit hämorrhagischen Diathesen, die wir früher unter entsprechender Substitutionstherapie tonsillektomiert hatten [5]. Nach 8–10 Tagen war der Wundbelag völlig resorbiert, das Wundbett hatte sich gereinigt, und es resultierte auch keine verstärkte Narbenbildung.

Durch unsere sehr guten Erfahrungen bei hämorrhagischen Diathesen leichten und mittleren Grades ermutigt, verwenden wir dieses lokale Blutstillungsprinzip seit 2 Jahren nun auch bei Patienten mit schweren Hämophilien mit einer Faktor-VIII- bzw. -IX-Aktivität unter 3%. In diesen Fällen kombinieren wir die lokale postoperative Versiegelung der Wundflächen nach Tonsillektomien mit Hilfe des Fibrinklebers mit einer unterschwelligen Substitution mit Faktorenkonzentraten.

Aufgrund unserer bisherigen Erfahrungen bei 28 Patienten genügt es, die Aktivität des defizienten Faktors im Blut für 10 Tage auf ca. 10% anzuheben. Es ist jedoch noch zu früh, Endgültiges darüber auszusagen.

Bei 19 Patienten mit schwerer rezidivierender Epistaxis bei Morbus Osler haben wir bisher eine Dermoplastik nach Saunders durchgeführt, wobei das freie Spalthauttransplantat unter Vermittlung des aktivierten Fibrinklebers auf das Perichondrium des Septumknorpels tamponiert wurde, analog wie von Staindl [12] angegeben. Bei keinem dieser 19 Patienten trat zwischenzeitlich wieder Nasenbluten auf.

Bei einem 33jährigen Patienten mit Hämophilie A und einer Faktor-VIII-Aktivität von 7% haben wir mikrolaryngologisch einen breitbasig aufsitzenden Polypen des linken Stimmbandes abgetragen und den stark blutenden Gewebsdefekt mit einigen Tropfen des aktivierten Fibrinklebers versiegelt. Der Eingriff verlief völlig komplikationslos, der Patient erkrankte aber 5 Wochen später an einer Virushepatitis vom Typ Non-A-non-B. Wie recherchiert werden konnte, wurde die entsprechende Fibrinklebercharge aus dem Plasma eines Einzelspenders gewonnen, der weder klinisch noch serologisch einen Hinweis auf eine Hepatitis bot. Bisher erkrankten insgesamt nur 2 unserer 1050 Patienten, die mit dem Fibrinkleber behandelt wurden, postoperativ an einer Hepatitis.

Abschließend möchte ich über unsere Erfahrungen mit dem Fibrinkleber bei rezidivierender, schwerer, flächenhafter Epistaxis bei 41 Patienten mit hämorrhagischen Diathesen berichten. Diese Patienten bieten erfahrungsgemäß bei der üblichen Behandlung häufig große Probleme, da es bei Ziehen der Tamponade durch dabei auftretende, unvermeidbare Mikroläsionen häufig zu Rezidivblutungen kommt. Besonders Patienten mit v. Willebrand-Syndrom und präfinalen Leukosen sind dabei bevorzugt betroffen. Wir haben daher in diesen Fällen den Kollagenschwamm Tachotop (Hersteller: Hormonchemie, München) leicht mit Thrombinlösung angefeuchtet, den Fibrinkleber aufgetragen und mit Thrombinlösung aktiviert. Sodann wurde die blutende Nasenhöhle mit dem aktivierten Fibrinkleber-Kollagenschwamm unter Druck austamponiert. Dieses Verfahren bietet neben der hervorragenden Hämostase den Vorzug, daß das Tamponadenmaterial innerhalb von 5–8 Tagen vollständig resorbiert wird und damit das Risiko von erneuten Schleimhautblutungen bei Ziehen der Tamponade entfällt. Bisher kam es in keinem Falle zu einer Rezidivepistaxis innerhalb von 6 Wochen nach der Fibrinkleberbehandlung.

Fazit

Bei Patienten mit hämorrhagischen Diathesen stand für uns der Wunsch im Vordergrund, die gestörte primäre Hämostase durch die wirkungsvolle, lokale hämostyptische Wirkung des Fibrinklebers Tissucol zu normalisieren und somit auf eine

Tabelle 2. Eigenschaften des Fibrinklebers Tissucol

1. Gute Gewebsverträglichkeit
2. Vollständige Resorption
3. Optimale hämostyptische Wirkung
4. Optimale Klebeeigenschaften
5. Hohe Elastizität
6. Hohe Reißfestigkeit
7. Gute Speichelstabilität
8. Gewisse bakteriostatische Wirkung
9. Anscheinend keine Kontamination mit Hepatitisviren (bei bisher 1050 Fällen)

aufwendige, kostspielige und noch immer nicht risikolose Substitution mit Gerinnungsfaktorenkonzentraten völlig verzichten zu können. Daß dies zumindest bei leichteren und mittelschweren hämorrhagischen Diathesen möglich ist, konnten wir erstmals bei Tonsillektomien und Adenotomien demonstrieren. Aber auch bei Morbus Osler und Nasenbluten bei hämorrhagischen Diathesen anderer Provenienz bietet diese Methode überzeugende Vorteile. In allen Fällen gelang eine optimale primäre Blutstillung allein durch lokale Versiegelung des Wundbettes mit dem Fibrinkleber auf einem allogenen Kollagenvlies bzw. -schwamm als Trägersubstanz. Die Eigenschaften des Fibrinklebers Tissucol sind in Tabelle 2 zusammengefaßt.

Literatur

1. Beck E, Duckert F, Vogel A, Ernst M (1962) Der Einfluß des fibrinstabilisierenden Faktors (FSF) auf Funktion und Morphologie von Fibroblasten in vitro. Z Zellforsch 57:327
2. Branchi PP, Bandini A (1961) Considerazioni clinostatistiche sulle emorragie post tonsillectomia in sogetti con prove emogeniche normali. Oto Rhinol Laringol Ital 30:337
3. Gastpar H (1971) Für den Hals-, Nasen-, Ohrenarzt bedeutsame hämorrhagische Diathesen im Kindesalter. Z Laryngol Rhinol 50:227
4. Gastpar H (1977) Tonsillektomie bei blutungsgefährdeten Patienten. Fortschr Med 95:1277
5. Gastpar H (1978) Tonsillektomie bei Hämophilen. In: Landbeck G, Marx R (Hrsg) 8. Hämophiliesymposium Hamburg 1977. Global, Heidelberg, S 157
6. Gastpar H (1980) Blutstillung bei haemorrhagischen Diathesen mit dem Fibrinkleber Human-Immuno bei Operationen im HNO-Bereich. In: Vinazzer H (Hrsg) Trans 1st Danube Symposium on Thrombosis and Haemostasis, Linz 1979: Fortschr. Transfusionsmedizin und Immunhaematologie, Vol 6, Medicus, Berlin, S 105
7. Gastpar H (1981) Die Tonsillektomienachblutung: Ursachen, Verhütung, therapeutische Maßnahmen. Laryngol Rhinol 60:1
8. Gastpar H (1981) Clinical experience with a human fibrin seal during head and neck surgery in patients with bleeding disorders. In: Abe T, de Vreker RA, Nagao T, Jamada K (eds) Proc 2nd int. symp. on hemophilia treatment. Kyoritsu Printing, Tokyo, pp 233–238
9. Gastpar H, Kastenbauer ER, Behbehani AA (1979) Erfahrungen mit einem humanen Fibrinkleber bei operativen Eingriffen im Kopf-Hals-Bereich. Laryngol Rhinol 58:389
10. Gastpar H, Marx R (1977) Das Verhalten der Hämostase bei nicht septischen bakteriellen und viralen Infekten im Bereich der Nase und des Rachens. In: Marx R, Thies HA (Hrsg) Infektion, Blutgerinnung und Haemostase. Schattauer, Stuttgart New York, S 155
11. Hörmann H, Kühn K (1977) Das Zusammenspiel von humoralen Faktoren extrazellulärer Matrix und von Zellen der Wundheilung. Fortschr Med 96:1299
12. Staindl O (1977) Die Saunders-Plastik bei Morbus Osler unter Verwendung hochkonzentrierten humanen Fibrinogens als Gewebekleber. Laryngol Rhinol 56:887

Hepatitisrisiko der Fibrinklebung in der HNO-Chirurgie

R. PFISTER, T. HAID und R. PANIS

Daß gepoolte Plasmaderivate, insbesondere die gerinnungsaktiven Präparate, eine Serumhepatitis übertragen können und daß die Hepatitisinzidenz nach Verabreichung der Produkte mit der Größe der Pools, aus denen sie präpariert wurden, ansteigt, wurde schon 1948, also kurz nach der ersten Verwendung von Plasmaderivaten in der Medizin erkannt.

Kleinste Mengen bis hin zu 5×10^{-5} ml Serum reichen zur Übertragung einer Inokulationshepatitis (Typ-B) aus.

Anläßlich dieser engmaschigen kontrollierten Studie nach Verwendung des Fibrinklebers (Tissucol) über einen Beobachtungszeitraum von 8 Monaten wurden 19 Patienten mit Anwendung des Fibrinklebers und 25 Patienten ohne Verwendung des Fibrinklebers als Kontrollgruppe während der ersten 8 postoperativen Monate hinsichtlich einer Infektion mit Hepatitis-B-Viren überwacht.

Präoperativ sowie 12 Wochen und 24 Wochen postoperativ wurden HB_s-AG, Anti-HB_s, Anti-HB_c, HB_e-AG und Anti-HB_e bestimmt. Darüber hinaus wurden zum Ausschluß einer Hepatitis Non-A-Non-B präoperativ und postoperativ im Abstand von 14 Tagen bis hin zur 16. Woche und in der 24. postoperativen Woche zusätzlich die Transaminasen S-GOT, S-GPT sowie Gamma-GT und Bilirubin bestimmt. Alle Untersuchungen wurden in dem selben Labor angefertigt.

Zur Studie gelangten ausschließlich Patienten, die präoperativ aufgrund der Anamnese und aufgrund der präoperativen laborchemischen Daten unauffällig waren.

Die beiden Patientengruppen waren bezüglich Geschlechtsverteilung, Altersstruktur und Dauer der Operation ausgeglichen.

Die Patienten, bei denen der Fibrinkleber in einer Menge bis zu 3 ml zur Verwendung kam, wurden entweder einer transtemporalen oder einer translabyrinthären Operation am inneren Gehörgang einschließlich des Kleinhirnbrückenwinkels unterzogen. Der operative Zeitaufwand betrug im Durchschnitt 5–6 h. Bei zwei Patienten mit Fibrinkleber wurde eine einmalige Gabe einer Fremdblutkonserve (500 ml Blut) erforderlich.

Patienten der Kontrollgruppe wurden einer endonasalen Kieferhöhlen- und Siebbeinoperation mit einer Operationszeit von etwa 4 h unterzogen. Zwei dieser Patienten erhielten ebenfalls eine Blutkonserve (500 ml Fremdblut). Der durchschnittliche Klinikaufenthalt war bei beiden Patientengruppen in etwa gleich.

Bei 19 Patienten, bei denen Fibrinkleber intraoperativ zur Anwendung kam, ergab sich bei keiner der neun Kontrolluntersuchungen eine positive Serokonversion. Ebenfalls zeigte kein Patient aus der Kontrollgruppe eine positive Reaktion der Marker. Bei keinem der vier Patienten, bei denen intra- und postoperativ Fremdblut in einer Menge von 500 ml verwendet wurde, ist eine „hospital-aquired-serum-hepatitis" aufgetreten.

Die im Zytoplasma vorkommenden weitgehenden leberspezifischen Serumglutamatpyruvattransaminasewerte (S-GPT) und die sowohl in den Mitochondrien als auch im Zytoplasma vorhandenen Seroglutamattoxalattransaminasewerte (S-GOT) unterlagen leichten Schwankungen. Das Ansteigen der Transaminasen auf Werte oberhalb des Normbereiches ist nicht allein bei einer Hepatitis festzustellen. Eine große Anzahl von Organ- und Systemerkrankungen ruft Enzymveränderungen im Serum hervor. In fast allen Fällen von Arzneimittelschäden der Leber können ebenfalls Transaminaseerhöhungen in mehr oder weniger leichtem Ausmaß festgestellt werden.

Aufgrund dieser noch laufenden Untersuchungen und einer früheren Studie [1] ist folgendes festzustellen:

1. Durch keine der verwendeten Fibrinogenchargen trat bei den Patienten eine Hepatitis-B-Infektion auf.
2. Dringliche Hinweise für das postoperative Auftreten einer Hepatitis Non-A-non-B ergaben sich weder bei Patienten mit noch ohne Fibrinkleberanwendung.
3. Eine erhöhte Hepatitis-B-Inzidenz bei Fibrinkleberanwendung bis zu 3 ml im Rahmen HNO-ärztlicher Operationen liegt nicht vor.
4. Leicht bis mäßig pathologische Transaminasewerte lassen sich nicht im Sinne einer Hepatitis B interpretieren.
5. Bei keinem der mit Fremdblut behandelten Patienten trat eine „hospital-aquired-serum-hepatitis-B" auf.

Literatur

1. Panis R, Scheele J (1981) Hepatitisrisiko bei der Fibrinklebung in der HNO-Chirurgie. Laryng Rhinol 60:367–368

Sachverzeichnis

Die halbfetten Seitenzahlen beziehen sich auf die Seiten, auf denen das entsprechende Thema im Detail abgehandelt wird.